생체역학 — 치료사 중심으로 —

Biomechanics For therapists

치료사 중심으로

생 체 역 학

Biomechanics

For therapists

정 형 국

영 문 출 판 사

■ 저자

정 형 국 안산대학교 물리치료과 교수

Biomechanics For therapists

치료사 중심으로
생 체 역 학

2013년 12월 2일 초판인쇄
2013년 12월 6일 초판발행

저 자 : 정 형 국
발행인 : 박 병 조
발행처 : 도서출판 영문출판사
등 록 : 1987년 12월 21일 제 2-419호
주 소 : 서울시 강남구 삼성동 69-1
전 화 : (02)514-5590, 776-5590
팩 스 : (02)756-8943
홈페이지 : www.ymsbook.net
e-mail : yeongmunsa@empal.com
정 가 : 25,000원

ISBN 978-89-7224-325-0 93510

• 파본은 교환해 드립니다.

목 차

단원 Ⅰ. 생체역학의 기본 개념

단원 Ⅱ. 인체조직의 생체역학

단원 Ⅲ. 인체 운동학

서 문

생체역학은 우리 실생활과 밀접한 학문일 뿐만 아니라, 임상적으로도 매우 중요한 학문이다. 특히 인체 움직임을 다루는 분야들은 반드시 생체역학을 공부해야 한다. 25년 전 저자가 물리치료학을 처음 공부할 때는 생체역학이라 학문이 약간 생소한 학문이었던 것도 같다. 그러나 그 당시에도 미국을 비롯한 물리치료의 선진 국가들은 생체역학의 중요성을 알고, 물리치료 교과과정에 생체역학을 포함시켰을 뿐만 아니라, 3 학점~12 학점까지 많은 학점을 생체역학에 배당했다. 우리나라도 생체역학의 중요성을 알고 많은 학교에서 생체역학을 교과과정에 편성하고 있다. 그러나 치료사를 위한 생체역학 교재가 많지도 않고, 또 있다고 해서, 우리나라 물리치료사와 작업치료사에게는 약간 어려운 것도 사실이다. 본 저자가 생체역학 교재를 준비하는 것도 바로 이런 이유 때문이다. 생체역학을 보다 쉽게, 그리고 생체역학과 관련된 용어를 치료사의 입장에서 다시 정의할 필요가 있기 때문이다.

본 교재는 크게 3 단원으로 구성된다. 첫째 단원은 생체역학의 개념이고, 둘째 단원은 생체조직을 다루는 인체조직의 생체역학 단원이다. 끝으로 세 번째 단원은 인체 운동과 관련된 인체 운동학 단원으로 구성되어 있다. 각 단원들은 5장으로 구성되어 있도록 설계했다. 그리고 본 교재의 가장 큰 특징은 본문의 내용을 보다 잘 이해할 수 있도록 돋보기 상자를 제공하고 있다. 돋보기 상자는 임상적인 내용뿐만 아니라, 기본적인 내용을 담고 있다.

많은 사람들의 도움과 질책이 있었기에, 힘들게나마 본 교재가 출간될 수 있어 너무나 기쁘다. 책의 전 과정을 주관하신 하나님께 감사드립니다. 특히 본 교재를 집필하는데 정신적으로나 경제적으로 많은 도움을 주신 영문사 박병조 사장님과 직원분들에게 감사드린다. 그리고 책의 설계에서부터 교정에 이르기까지 모든 과정에 참여한 아내이자 물리치료사인 박은희 선생님께 감사하고, 언제나 저를 지켜봐 주시는 부모님(정수길 님과 손도연 님)과 착하고 귀여운 두 딸인 정다연과 정세린에게도 감사드리며...

2013년 9월

정 형 국

단원

I. 생체역학의 기본 개념

1 장

기본 생체역학

생체역학은 일상생활에서 많이 경험되는 분야이고, 물리치료, 작업치료, 의지보조기학, 의학, 공학, 체육학 등의 많은 전공 분야에서 다양한 측면으로 다루어지고 있다. 본 교재는 여러 분야 중 물리치료와 작업치료 분야에 초점을 맞춰 생체역학을 다루고자 한다. 생체역학은 운동형상학(kinemactics)과 운동역학(kinetics)로 분류된다(그림 1-1). 먼저, 운동형상학은 움직임, 위치, 자세 등과 같이 시간-공간적 변위를 연구하는 학문이고, 운동역학은 힘, 모멘트, 일률, 일 등과 관련된 힘의 학문이다.

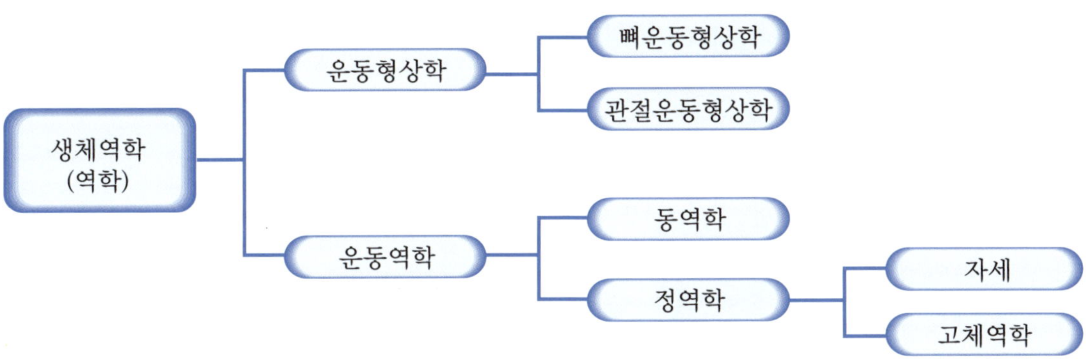

그림 1-1. 생체역학의 분류.

운동형상학

축과 면

운동을 표현할 때 축과 면의 개념을 이용하는 것이 편리하며, 축과 면을 이용하지 않으면, 운동의 형태나 위치를 정확하게 표현할 수 없고, 운동을 관찰하는 사람의 위치에 따라 운동방향이 달라져 객관화시키기 힘들다. 축은 기본적으로 공간축을 이용하며, 기본 공간축은 접근하는 분야에 따라 다른 양상으로 나타난다(그림 1-2).

사람을 대상으로 한 축은 독특한 용어를 사용하는데, 주로 머리뼈의 관절면을 따라 이름이 붙여졌다. 예를 들어, 시상축과 시상면은 시상봉합에서 명명되었고, 이마축과 이마면은 이마봉합에서 명명되었다(그림 1-3).

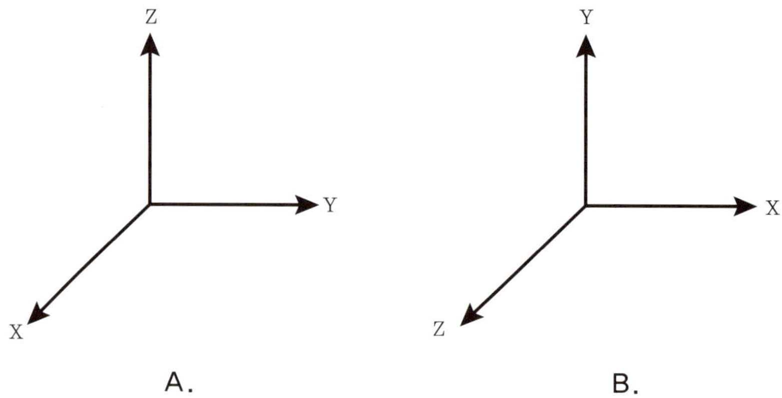

그림 1-2. 기본 공간축. A: 공학에서 많이 사용하는 축. B: 물리치료학에서 많이 사용하는 축.

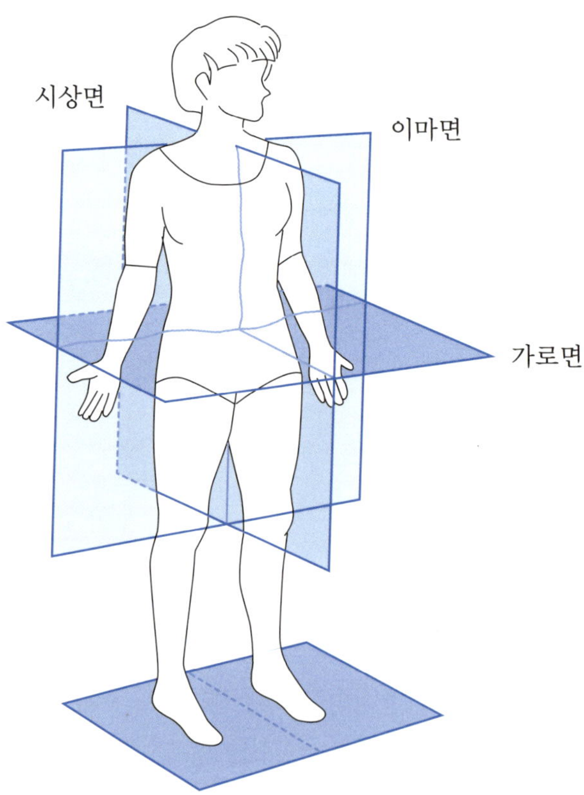

그림 1-3. 인체의 축과 면.

운동

인체에서 일어나는 운동 형태는 두 가지이다: 각운동(angular motion)과 선운동(linear motion). 각운동은 회전운동 혹은 원운동으로 불리고, 육안으로 쉽게 할 수 있는 동작들이며, 뼈운동형상학적 운동(osteokinematic motion) 혹은 생리적 운동(physiological motion)이라고도 한다. 선운동은 주로 한쪽 관절면이 다른 관절면 위에서 그 관절면과 나란하게 움직이는 운동으로 관절운동형상학적 운동(arthrokinematic motion), 병진운동(translatory motion) 혹은 비생리적 운동(non-physiological motion)이라고 한다. 각운동은 운동축을 중심으로 신체분절의 특정 지점이 일정한 거리를 유지하면서 움직이는 것이고(그림 1-4A), 선운동(linear motion)으로 직선 운동(rectilinear motion)과 곡선 운동(curvlinera motion)이 있다(그림 1-4B). 예로, 보행은 다리의 관절들은 각운동을 하지만, 무게중심 즉, 사람은 선운동을 한다.

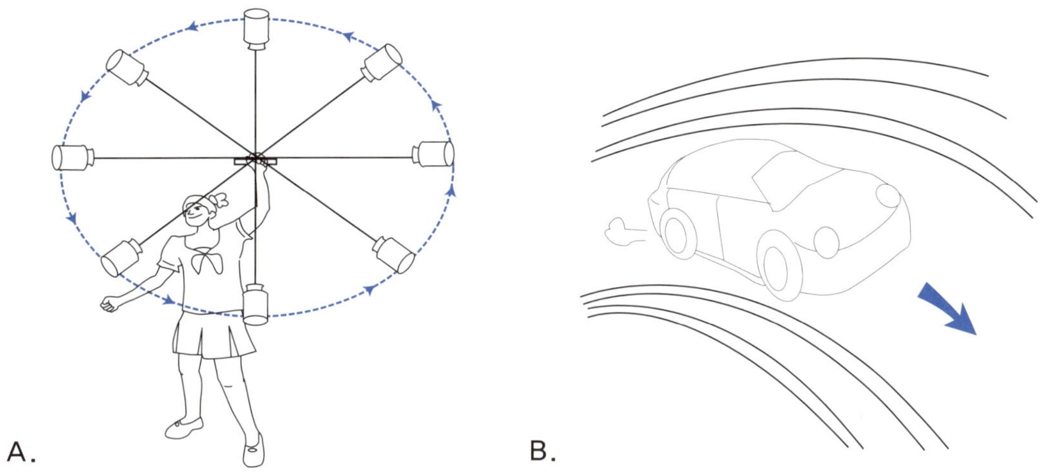

그림 1-4. 각운동과 선운동. A. 각운동, B. 선운동

병진운동에 대해서는 "단원 Ⅱ의 10장. 관절의 생체역학"에서 자세히 다룰 것이다. 인체에서 일어나는 각운동은 크게 굽힘/폄, 벌림/모음, 안쪽돌림/가쪽돌림, 휘돌림, 엎침/뒤침 등이 있다.

굽힘/폄

이마축을 중심으로 시상면상에서 일어나는 운동으로서 관절의 각도가 감소되면 굽힘(flexion)이라 하고, 관절의 각도가 증가되면 폄(extension)이라고 한다(그림 1-5A).

발등굽힘/발바닥굽힘

발에서 일어나는 운동으로서 발등쪽으로 가동분절이 움직이면 발등굽힘(dorsoflexion)이고, 발바닥쪽으로 가동분절이 움직이면 발바닥굽힘(plantar flexion)이다(그림 1-5B).

벌림/모음

시상축을 중심으로 이마면상에서 일어나는 운동으로서 분절의 움직임이 몸 중심에서 멀어지면 벌림(abduction)이라 하고, 반대로 가까워지면 모음(adduction)이라 한다(그림 1-5C).

돌림

세로축을 중심으로 가로면상에서 일어나는 운동이며, 신체 중심쪽으로 돌림하면 안쪽돌림(internal rotation)이고, 바깥쪽으로 돌림하면 가쪽돌림(external rotation)이다(그림 1-5D).

휘돌림

휘돌림(circumduction)은 어깨관절과 엉덩관절, 손목/발목, 손가락관절 등에서 일어나는 운동으로서, 굽힘/폄과 벌림/모음이 복합되어 일어나는 동작이다(그림 1-5E). 휘돌림은 다른 운동과는 달리 면 운동(2차원 운동)이 아니라, 3차원 운동이다.

엎침/뒤침

엎침(pronation)/뒤침(supination)은 돌림의 일종으로서, 아래팔과 발의 관절에서만 적용되는 용어이다(그림 1-5F). 아래팔의 엎침은 자뼈와 노뼈가 서로 교차되는 형태이고, 뒤침은 자뼈와 노뼈가 나란하게 배치되는 경우이다. 발에서의 엎침은 엄지발가락이 새끼발가락보다 아래쪽으로 움직일 때 일어나고, 뒤침은 반대 양상이다.

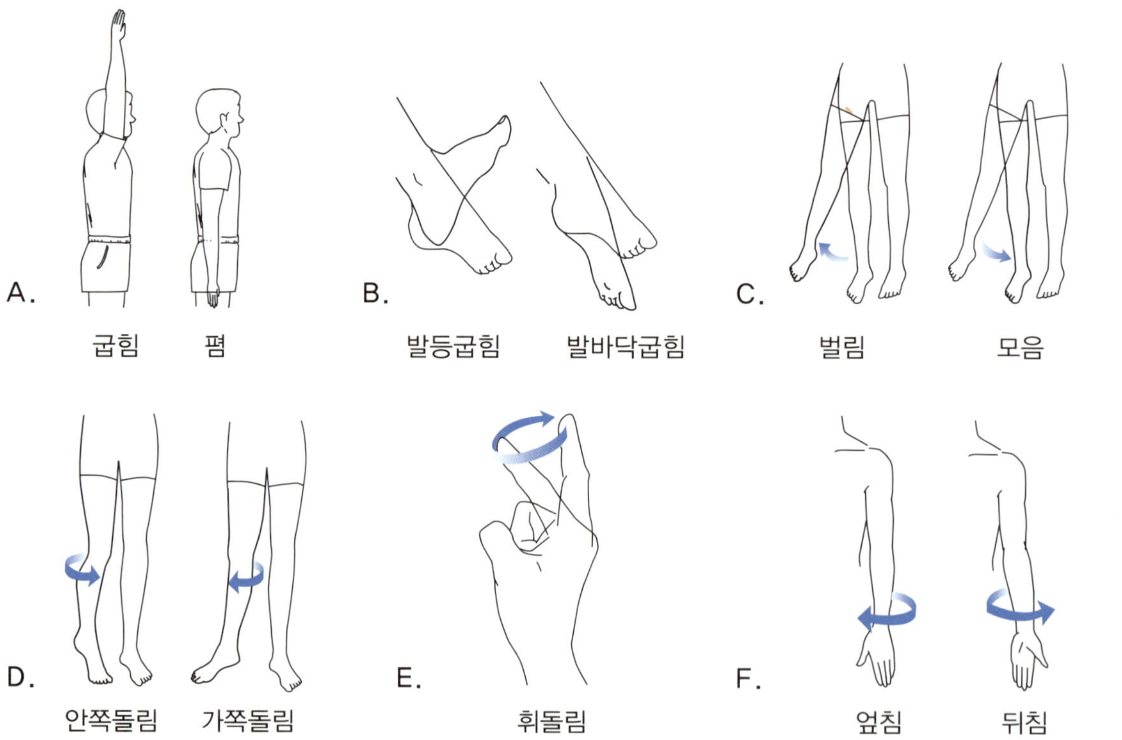

그림 1-5. 인체에서 일어나는 각운동.

관절면의 위치

관절을 형성하는 양쪽 관절면은 각 분절간의 위치에 따라 달라질 수 있다. 어떤 상황에서는 양쪽 관절면이 잘 접촉되어 있고, 또 다른 상황일 때는 양쪽 관절면이 느슨하게 맞물려 있을 수도 있다. 관절면이 잘 맞물려 있는 위치를 닫힘 위치(Closed packed Position)라고 하고, 느슨하게 맞물려 있는 위치를 풀림 위치(Open packed Position)라고 한다(그림 1-6). 닫힘 위치일 때는 외부의 힘에 의해 관절의 움직임이 잘 일어나지 않게 되고, 풀림 위치는 관절주머니와 인대들이 가장 느슨하게 작용하는 위치로서 임상적으로 매우 중요하게 생각한다. 예를 들면, 관절을 고정할 때 풀림 위치로 하는데, 그 이유는 고정을 제거한 후, 도수치료를 보다 쉽게 적용할 수 있기 때문이다. 표 1-1은 관절의 닫힘 위치와 풀림 위치를 잘 제시하고 있다.

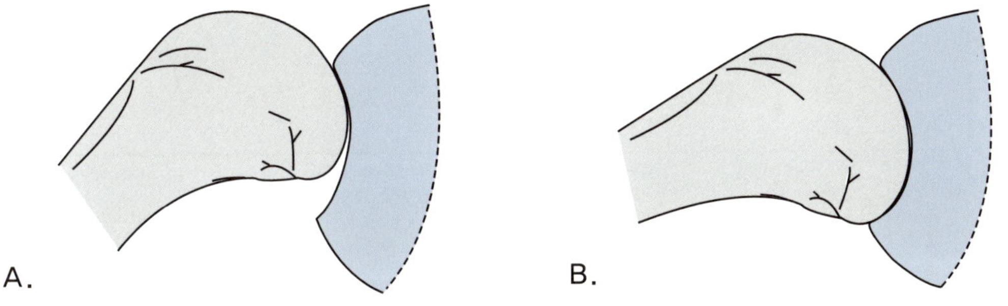

그림 1-6. 관절면의 위치. A는 풀림 위치이고 B는 닫힘 위치이다.

표 1-1. 주요 관절의 닫힘 위치와 풀림 위치

관절	닫힘 위치	풀림 위치
오목위팔관절	최대 벌림-가쪽돌림	벌림 55°; 가로모음 30°
팔꿉관절	완전 폄	굽힘 70°
위팔자관절	폄/뒤침	뒤침 10°
위팔노관절	굽힘 90°; 뒤침 5°	폄; 뒤침 10°
손목	폄 + 노쪽치우침	굽힘-폄의 중간
손허리손가락관절	완전 굽힘	중간 굽힘
손가락마디관절	완전 폄	약간 굽힘
엉덩관절	완전 폄; 안쪽돌림; 벌림	굽힘 90°; 벌림 30°; 약간의 가쪽돌림
무릎관절	폄	굽힘 20°
발목관절	완전 발등굽힘	발바닥굽힘 10°
발가락	완전 폄	약간 굽힘
척주	완전 폄	약간 굽힘
턱관절	완전 다뭄	약간 열림

무게중심

사람의 무게중심은 그 사람의 자세나 위치에 따라 달라지지만, 선 자세를 취하고 있다고 가정했을 때 무게중심은 엉치뼈 2번 앞쪽에 위치한다. 그러나 이때의 무게중심 위치는 팔다리 길이가 상대적으로 긴 편인 서양 사람을 대상으로 한 것이기 때문에 동양 사람에게는 맞지 않을 수 있다. 추론컨데, 동양사람의 무게중심은 서양사람의 무게중심보다 약간 내려갈 것으로 생각된다. 일반적으로 무게중심은 낮을수록 안정적이고, 또 무게중심이 기저면 중앙에 위치할수록 안정성이 좋다(그림 1-7).

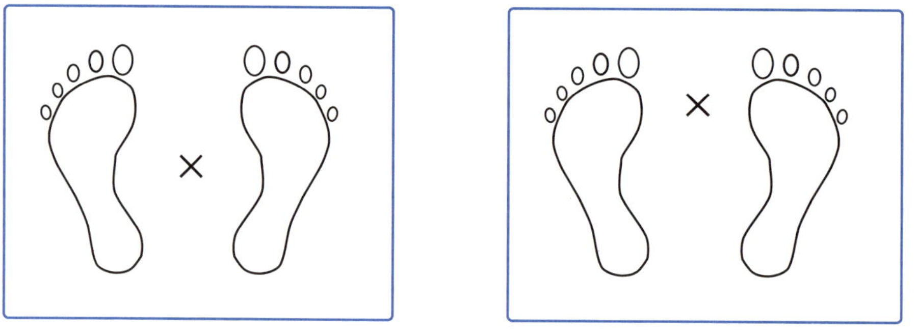

A. B.

그림 1-7. 무게중심이 기저면 중앙에 있을수록 안정성이 좋다. A 가 B 보다 더 안정적이다.

무게중심 구하기

널빤지와 저울을 이용한 무게중심 구하기 방법을 설명하겠다. 그 절차는 다음과 같다.

1. 사람의 신장과 체중을 측정한다. 측정된 사람의 신장은 180㎝이고, 체중은 72㎏ 였다고 가정하자(그림 1-8).
2. 사람이 누울 수 있는 큰 널빤지를 구하고, 계산이 쉽도록 널빤지의 무게를 "0"으로 한다. 그리고 널빤지의 양쪽 끝을 받쳐 주기 위해, 뾰족한 나무블록과 저울을 준비한다. 나무블록은 다리쪽에 배치하고, 저울은 머리쪽에 배치한다.
3. 사람을 그 널빤지 위에 눕게 한다.
4. 저울의 눈금을 읽는다. 측정된 눈금은 40㎏이었다.
5. 무게중심을 구할 수 있다. 무게중심이 발에서 얼마나 떨어져 있는지를 측정한다. 우리가 구하고자 하는 무게중심의 위치를 모르니까 미지수 "x"라고 한다. "x"를 구하기 위해서, 평형의 조건인 "$\Sigma M = 0$"을 이용한다. 반시계방향의 모멘트를 방정식의 왼편에 배치하고, 시계방향의 모멘트를 오른편에 배치한다. 이때 축은 나무블록이 된다.

$$180\text{cm} \times 40\ \text{kg} = x \times 72\text{kg}$$
$$x = 100\text{cm}$$

여기에서 x는 발에서 시작된 길이기 때문에 무게중심은 발에서 100㎝ 떨어진 지점에 있는 것이다.

측정된 저울의 눈금이 35㎏라면,

$$180\text{cm} \times 35\ \text{kg} = x \times 72\text{kg}$$

x = 87.5㎝ 이라면, 무게중심은 낮아진다.

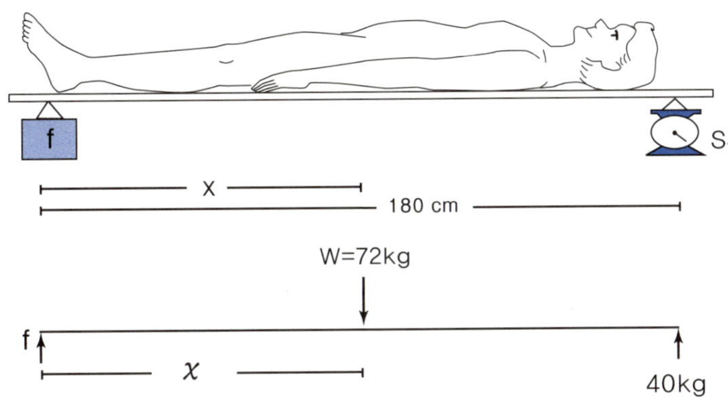

그림 1-8. 알고 있는 수는 사람의 체중, 신장, 저울의 눈금이고, 이를 이용해 무게중심을 구한다.

사슬 시스템을 이용한 무게중심 구하기

사슬 시스템(linkage system)에 대해서는 11장에서 자세히 설명할 것이다. 사슬 시스템을 이용하려면, 각 분절의 무게중심을 먼저 알아야 한다. Dempster는 팔다리 분절의 무게중심은 몸쪽 관절과 먼쪽 관절의 중간지점(50%)이 아니라, 몸쪽으로 약 5%가 올라간 45% 지점에 위치한다고 했고, 또 Elftman은 머리-몸통 분절의 무게중심은 복장뼈 칼돌기 바로 아래쪽에 위치한다고 했다. 그림 1-9을 통해 무게중심 구하기를 설명하겠다. 그림 1-9A에서는 위팔뼈와 아래팔뼈의 분절 무게가 큰 차이를 보이지 않기 때문에, 이등분 지점을 이들 분절 무게의 합으로 규정할 수 있지만, 그림 1-9B처럼, 몸통의 무게는 위

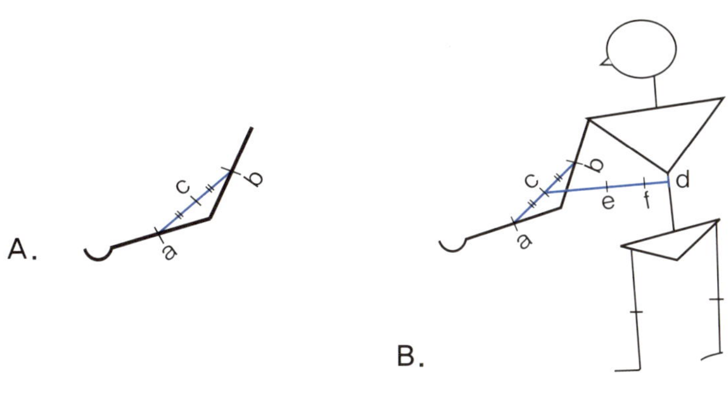

그림 1-9. A. 위팔-아래팔의 무게중심: a = 아래팔의 무게중심, b = 위팔의 무게중심, c = 아래팔과 위팔의 무게중심. B. 위팔-아래팔-몸통의 무게중심: a = 아래팔의 무게중심, b = 위팔의 무게중심, c = 아래팔과 위팔의 무게중심, d = 몸통의 무게중심, e = c와 d의 이등분점, f = 위팔-아래팔-몸통의 무게중심.

팔뼈-아래팔뼈의 무게보다 6배 정도 크기 때문이다. 이등분 점을 무게중심으로 할 수 없다. 그래서 몸통 쪽으로 무게중심이 크게 이동하게 되며, 이때의 무게중심은 몸통에 위치할 것이다.

자유도

흔히 우리는 움직임이나 운동과 관련하여 자유도(Degree of Freedom)란 개념을 자주 사용하고 있다. 그런데 자유도라는 개념을 왜 사용하는가? 자유도란 무엇인가? 동일한 인체 관절의 자유도에 대해서도 왜 교재마다 다르게 표현되고 있는가? 이런 물음에 대한 답은 자유도에 대한 정의가 크게 두 가지로 나누어지기 때문이다. 일반적으로 자유도는 공간에서 물체의 위치나 움직임을 정확하게 표현하는데 필요한 좌표의 수로 정의되고 있지만, 이런 자유도의 수 만으로는 그 물체의 움직임을 정확하게 표현할 수가 없다. 그래서 또 다른 자유도의 정의로서, 그 물체가 실제로 일으킬 수 있는 움직임의 수로 표현되고 있다. 이렇게 자유도의 정의가 2가지이기 때문에, 동일한 인체 관절의 자유도 숫자가 교재마다 다르게 표현되고 있는 것이다. 예를 들어, 어깨관절의 자유도는 교재에 따라 3도 이거나 6도로 표현되고 있다. 그리고 물체의 움직임에 대한 자유도는 모든 물체에서는 적용되지 않는다. 예를 들어, 풍선을 입으로 분 후 그 풍선의 끝을 묶지 않고 손을 놓으면, 그 풍선은 비특정적인 궤적을 그리면서 날아갈 것이다. 우리는 이런 풍선의 움직임을 자유도로 표현할 수는 없다. 그렇기 때문에, 자유도란 용어를 사용하기 위해서는 물체가 강체(rigid body)의 특성을 가져야 한다.

돋보기: 강체(rigid body)

강체란 특정의 힘이 그 물체에 적용되더라도, 변형이 일어나지 않는 물체를 의미한다. 이런 관점에서 보면, 인체는 강체라고 볼 수 없다. 그러나, 생체역학에서는 인체를 강체로 간주하고 있다. 그 이유는 강체의 개념을 상대적으로 강한 물체로 보기 때문이다. 예를 들어, 강철로 나무를 누르면, 나무에 변형이 일어나게 된다. 여기에서 강철은 강체이지만, 나무는 강체가 아니다. 나무로 풍선을 누르면, 나무에는 변형이 일어나지 않고 풍선에서만 변형이 발생할 것이다. 이때 나무는 강체가 된다(그림 1-10).

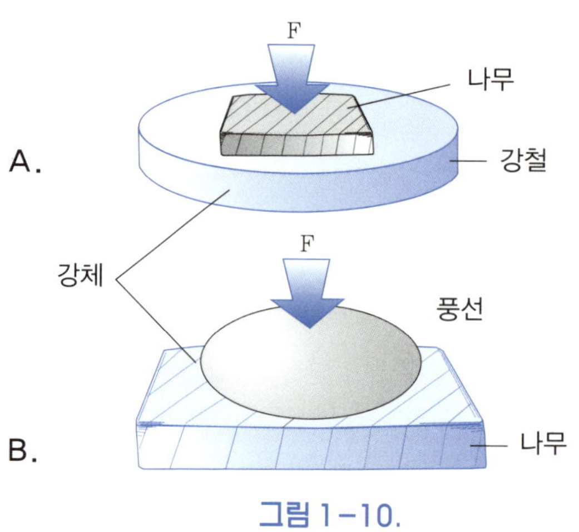

그림 1-10.

돋보기: 척추의 자유도

척추의 축은 x, y, z 축으로 위치나 움직임을 표현할 수 있기 때문에, 자유도는 3도이다. 그러나 척추에서 일어나는 움직임의 수는 3개 축을 중심으로 회전하는 돌림운동(굽힘/폄, 옆굽힘, 돌림)과 3개의 축을 따라 일어나는 3개의 병진운동이다(그림 1-11). 이들 운동을 합하면 6개가 되기 때문에, 자유도를 6도라고 할 수 있다. 자유도가 3도일 때보다는 자유도가 6도일 때, 정교하고 어색하지 않는 움직임을 표현할 수 있다.

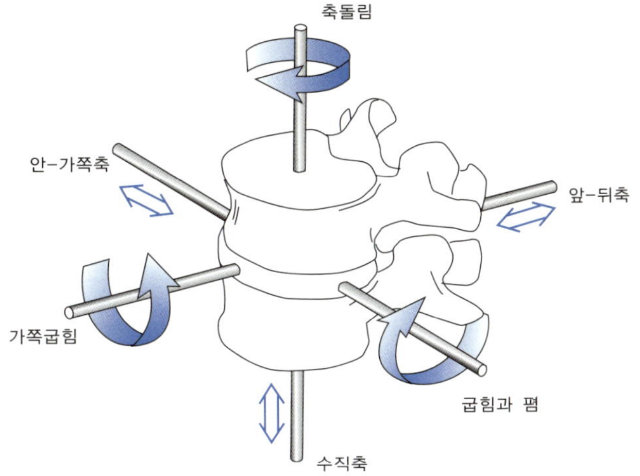

그림 1-11.

운동역학

운동역학에서 다루는 주요 영역은 힘과 모멘트이지만, 힘과 모멘트에 대해서는 다음 장인 2장에서 자세히 다룰 것이고, 뉴톤의 운동법칙에 대해서 먼저 설명하겠다.

운동법칙

운동법칙 1: 관성의 법칙

관성(inertia)은 외부의 힘이 적용되지 않는 한, 그 물체는 계속 움직이거나 정지해 있으려는 성질이다. 특히 움직이는 물체의 관성은 움직임을 멈추는 것은 물론, 방향과 속도를 바꾸려 하지 않는 성질이다. 관성은 질량과 질량의 분포에 영향을 받는다. 첫 번째, 동일 물체의 경우, 물체의 질량이 클수록 관성이 크다. 질량은 중력으로 무게로 나눈 것이기 때문에, M(질량) = W(무게)/32. 두 번째는 동일 질량을 가진 물체라도, 질량의 분포가 넓게 분포할수록 관성이 크다(그림 1-12).

"관성" 대신에 "관성모멘트(moment of inertia)"라는 용어를 사용하는데, 관성모멘트는 회전운동 즉, 각운동의 관성이고, 이에 반해 관성은 선운동의 관성이다. 관성모멘트에 대해서는 2장. 힘과 모멘트 단락에서 자세히 설명하겠다.

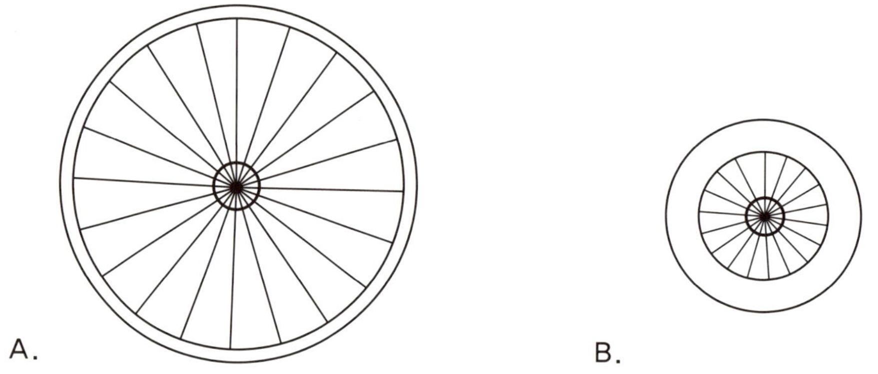

그림 1-12. A 바퀴와 B 바퀴의 질량이 같고 바퀴의 반지름이 A 바퀴가 B 바퀴보다 크면, A 바퀴가 B 바퀴 보다 관성이 더 크다.

돋보기: 관성의 크기

질량 크기는 같고, 지름 크기가 다른 두 개의 바퀴가 있다. A 바퀴의 지름은 50㎝이고, B 바퀴의 지름 30㎝이라고 하자. 같은 힘으로 양쪽 바퀴를 동시에 돌리려고 할 때, 어느 쪽 바퀴가 더 잘 돌아가는가? 답은 지름의 크기가 작은 B 바퀴이고, B 바퀴의 관성이 더 작는 의미이다. 돌림시킨 바퀴 중 어느 쪽 바퀴가 더 오래 동안 돌아가겠는가? 답은 A 바퀴 즉, A 바퀴의 관성이 더 크다는 의미가 된다.

운동법칙 2: 가속도 법칙

뉴턴의 운동법칙 2는 가속도의 법칙이다. 가속도의 법칙은 힘과 질량, 가속도의 관계를 나타내는 것이다: F = ma이다. 여기에서, F는 힘이고, m은 질량이고, a는 가속도이다. 가속도는 시간에 대한 속도의 비율이다. 공식으로 표현하면, a = (vf − vi)/t이다. 가속도(a)는 나중 속도(vf)에서 처음 속도(vi)를 뺀 후 다시 시간(t)로 나눈 값이다. 가속도의 공식에서 알 수 있듯이, 힘이 크면 클수록, 가속도는 증가된다. 동일한 질량을 가진 물체에 크기가 다른 두 힘을 적용했다고 생각해 보자. 큰 힘을 적용하면, 큰 가속도가 생성되고, 적은 힘을 적용하면 가속도는 작을 것이다. 힘이 벡터량이기 때문에, 음의 힘은 음의 가속도를 발생시킬 것이고, 양의 힘은 양의 가속도를 발생시킬 것이다.

운동법칙 3: 작용-반작용 법칙

뉴턴의 운동법칙 3은 작용과 반작용의 법칙이라고도 한다. 운동법칙 3에 따르면 모든 작용은 크기는 같고 방향인 반대인 반작용을 생산한다는 것이다. 이 법칙은 인체와 관련된 생체역학적 분석을 할 때, 기본이 되는 법칙이다. 대표적인 예는 힘판을 이용한 보행 분석이다. 이것은 사람이 힘판 위를 걸을 때, 체중이 힘판(force plate)에 가하는 만큼 지면반응력이 발생한다는 원리를 이용한 것이다. 운동법칙 3의 예는 일상에서 흔히 볼 수 있다. 높이뛰기 활동이나 팔굽혀 펴기 등이 여기에 해당한다.

돋보기: 채찍질 손상(whiplash injury)

채찍질 손상은 자동차의 후미가 다른 차에 의해 충돌되었을 때 발생하는 손상이다. 많은 책에서 손상 기전을 몸통에 대한 머리의 관성 때문이라고 설명하고 있다. 그러나 이런 설명은 절반만 맞지 옳고, 나머지 절반은 틀린 설명이다. 정확하게 말하면, 머리의 관성 법칙과 가속도의 법칙에 따른다(그림 1-13).

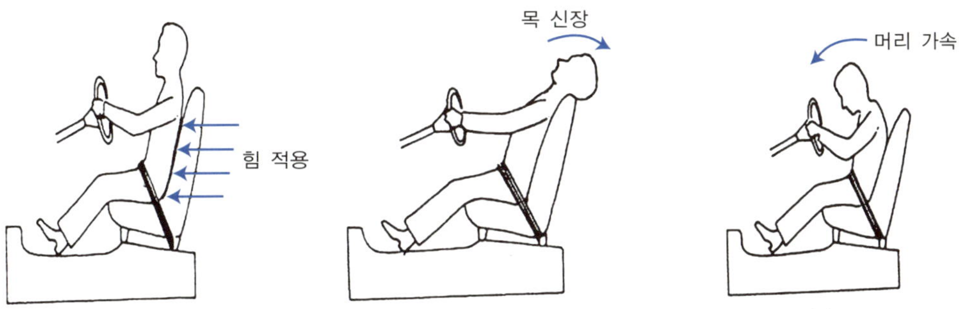

(a) (b) (c)

그림 1-13.

돋보기: 양의 가속도와 음의 가속도

양의 가속도는 나중 속도가 처음 속도보다 빠를 때 일어나고, 음의 가속도는 나중 속도가 처음 속도보다 느릴 때 일어난다. 특히 음의 가속도는 감속(deceleration)으로 표현된다. 가속이란 개념이 들어가면, 물체가 움직이고 있고 또 속도가 계속 변하고 있음을 의미하기 때문에, 관성의 개념과는 상대되는 것이면서 일(work)이 발생한다는 것이다. 양의 가속도는 양의 힘을 발생시켜, 양의 일을 하게 만들고, 음의 가속도는 음의 힘을 발생시켜, 음의 일을 하게 만든다. 양의 일은 구심성 수축과 관련되고, 음의 일은 원심성 수축과 관련된다.

운동량과 충격량

운동량(모멘텀)은 움직이는 물체가 가지는 운동의 양으로서, 선형 운동량은 질량에 속도를 곱한 것이고, 각운동량은 관성모멘트에다 각속도를 곱한 값이다. 선형 운동량의 단위는 kgm/s이고, 각운동량의 단위는 kgm^2/s이다. 여기에서, kg은 질량이고, m은 미터, s는 시간이다.

운동량의 공식은 질량 × 속도임으로, 운동량의 표기는 $p = mv$인데, 여기에서의 m은 질량이고, v는 속도이다. 운동량이 벡터량이기 때문에, p 위에 화살표가 붙는다. 운동량은 운동량 보존의 법칙을 따른다.

움직이는 물체의 관성은 운동량에 비례하고, 동등한 질량을 가진 두 물체가 서로 다른 속도로 움직일 때, 빠른 속도를 가진 물체가 멈추기 더 어려울 것이다. 그리고 질량이 다른 두 물체가 같은 속도로 움직일 때는, 더 무거운 물체가 움직임을 중단하기 더 어려울 것이다.

이번에는 운동량과 충격량에 대해 설명해 보자. 충격량은 두 물체가 접촉하는 순간에 발생하는 힘으로써 운동량이 클수록 충격량도 커진다. 예를 들어, 공을 찰 때 다리 속도를 빠르게 하면, 다리의 운동량이 커져서, 공을 차는 순간 공과 다리의 충격량도 커진다(속도에 비례하고). 가벼운 공보다 무거운 공을 찰 때 더 큰 충격량이 일어난다(질량에 비례한다).

운동량은 지레팔의 길이와도 관련이 있다. 즉, 긴 지레팔이 짧은 지레팔보다 더 큰 운동량을 생성한다. 예를 들어, 지렛대를 움직이는 힘이 일정할 때, 지렛대 끝지점에서의 선형 속도는 지레팔의 길이에 비례한다. 골프채로 공을 때렸을 때, 골프채의 운동량이 공으로 전달되어 공의 운동량을 일으킨다. 공을 더 멀리 보내려면, 더 긴 골프채를 사용해야 하는 것이다. 이를 설명하기 위해 5번 아이언과 9번 아이언을 비교해 보자. 5번 아이언이 9번 아이언 보다 지레팔이 더 길기 때문에, 9번 아이언의 속도만큼 5번 아이언의 속도를 가지려면, 골프 선수는 더 큰 힘을 발휘해야 할 것이고, 5번 아이언이 9번 아이언 보다 더 큰 선형 속도를 가지고 있어 즉, 운동량이 더 커서 공을 더 멀리 보낼 수 있다.

돋보기: 스포츠와 운동량

골프나 야구에서처럼, 공을 멀리 날려 보내려면 팔의 스윙 속도를 빠르게 하거나 골프채나 야구방망이의 무게가 증가시키면 된다. 그리고 축구 공을 찰 때도 마찬가지이다. 다리의 스윙 속도를 빠르게 하여 공을 차면, 공이 멀리 날아간다. 그림 1-14는 공을 차는 순간의 다리 속도와 다리의 질량인 처음 운동량(mLvL)이 멈춰 있는 공을 차면(공의 운동량은 "0"), 그 공은 운동량(mBvB)을 가지고 날아가고, 다리도 계속 앞쪽으로 움직여(mLvL')간다.

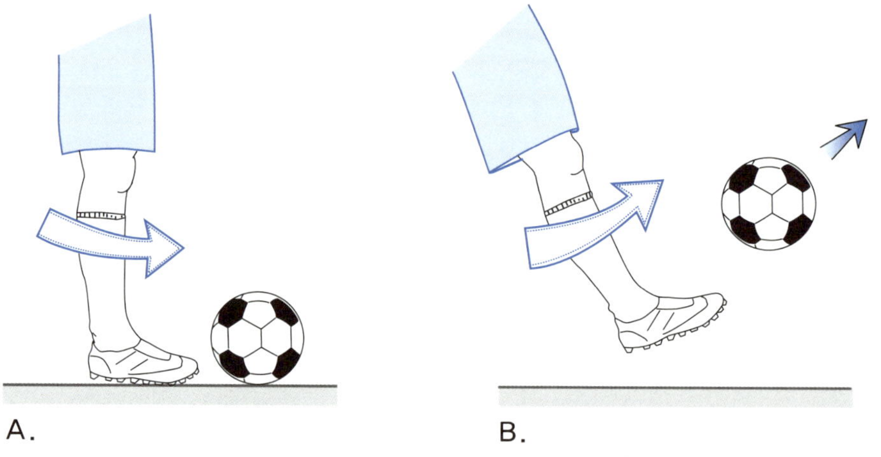

그림 1-14. 운동량.

운동량 보존법칙에 따라, mLvL = mBvB + mLvL'

위의 식을 통해 알 수 있는 것은, 공을 찬 이후의 다리를 앞으로 멀리 뻗을수록 다리 속도가 감소되어 다리의 나중 운동량이 줄어들고, 공의 운동량이 증가한다. 결과적으로 공의 운동량이 증가되면, 공이 멀리 날아간다.

충격량(impulse)은 I로 표기되고, 처음 운동량에서 나중 운동량을 뺀 값이기 때문에, 단위는 운동량과 동일하다. 충격량의 단위는 kgm/s이고, 힘의 단위는 kgm/s^2 이기 때문에, 충격량에다 시간을 나누면 힘이 된다. 반대로, 힘에다 시간을 곱하면, 충격량이 된다. 충격량은 처음 운동량이 일정하고 나중 운동량이 일정하면, 충격량이 일정해진다. 야구공을 같은 속도로 벽에 다 던졌을 때와 쿠션 위에 던졌을 때, 충격량은 벽에 던졌을 때가 쿠션에 던졌을 때 보다 더 클 것이다. 그 이유는 공이 벽에 부딪힐 때가 쿠션에 부딪혔을 때 보다, 접촉하는 시간이 짧기 때문이다.

돋보기: 타격과 충격량

나무 판자를 격파할 때를 생각해 보자. 나무 판자가 파괴되면, 주먹이 계속 앞쪽으로 움직이는 나중 운동량이 발생하여 작은 충격량을 가지고 큰 통증을 느끼지 않지만, 파괴가 되지 않으면 나중 운동량이 "0"이기 때문에, 처음 운동량이 그대로 충격량으로 되어서, 큰 충격이나 통증이 발생하게 된다.

돋보기: 권투와 충격량

권투 경기에서 글로브를 끼고 경기하는 이유는, 신체와 글로브의 접촉시간을 길게 만들어 상대 선수에게 큰 손상을 주지 않게 하기 위함이다. 이런 권투 경기에서 상대방에게 큰 손상을 주려면, 주먹과 상대방의 신체가 접촉하는 시간을 짧게 만들면 된다. 즉, 주먹을 때린 후, 빠르게 주먹을 회수하면 큰 타격을 줄 수 있다.

자유물체도 분석

자유물체도 분석(free body diagram analysis)은 하중이 인체에 적용되었을 때, 인체에서 발생하는 내적 힘을 결정하는 방법이다(그림 1-15). 이 방법은 분리된 부위가 모든 힘과 모멘트 즉, 내적 하중과 외적 하중이 완전한 평형상태에 있다는 전제 아래에서 이루어진다. 실제로 인체에 하중이 가해질 때, 인체 내에서 일어나는 힘을 결정하기란 쉬운 일이 아니다. 그래서 자유물체도를 이용한 분석을 실시하는데, 이런 분석이 쉽게 이루어지려면 그 상황을 가급적 단순화시킬 필요가 있다.

자유물체도 분석은 기본적으로 3 단계로 구성된다:

1. **자유물체도 그리기:** 분석할 인체의 일부를 독립시키거나 가상의 경계선까지 나머지 부분을 제거시켜 자유물체도를 그린다.
2. **내적 힘과 모멘트:** 가상 경계선에서 인체 나머지 부위에 의해 적용된 하중처럼, 내적 스트레스를 내적 힘과 모멘트로 표현한다.
3. **평형 상태:** 내적 힘과 모멘트를 결정하기 위해서, 평형방정식이나 그림을 이용하여 분리된 인체 부위에 적용한다.

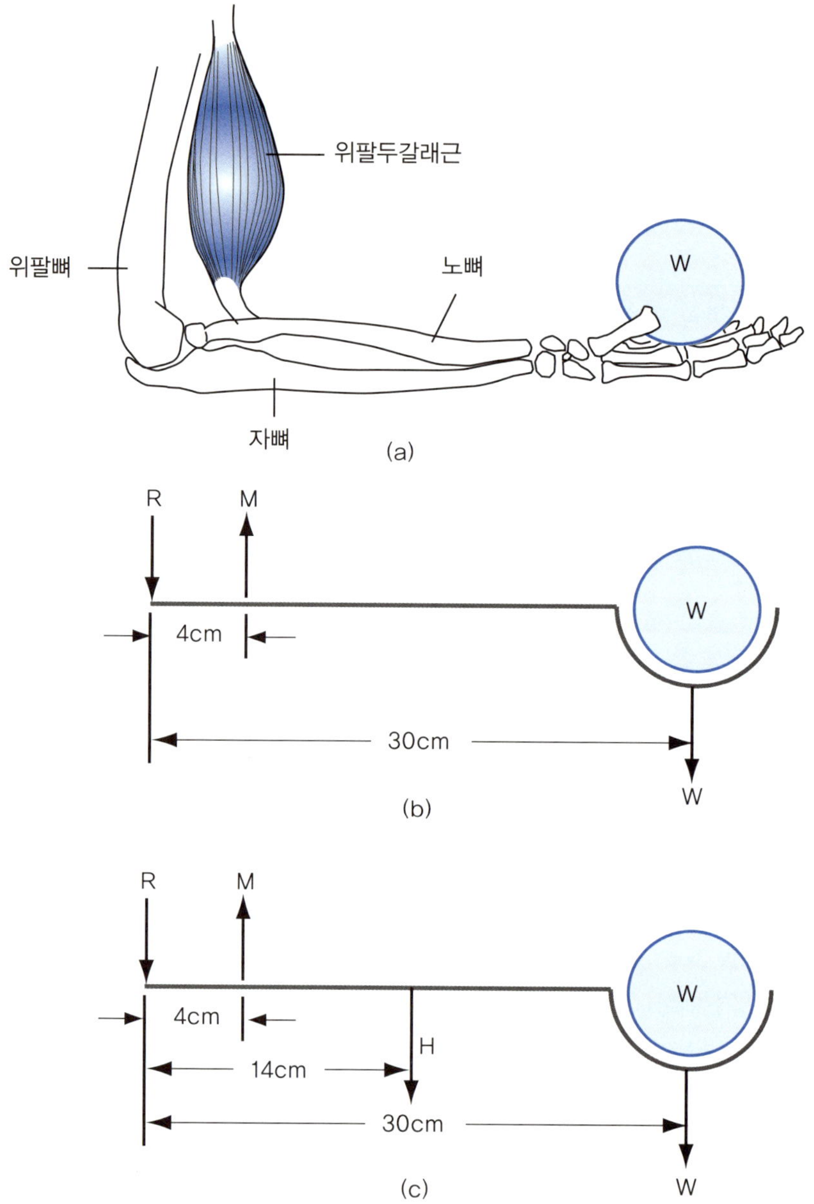

그림 1-15. (a)는 실제 인체 그림이고, (b)와 (c)는 자유물체도이다.

자유물체도 분석을 하기에 앞서 우리는 몇 가지 기본 지식을 가져야 하는데, 그 중 가장 중요한 것은 힘(특히, 외적 하중)의 방향을 결정하는 것이다. 저항이나 하중이 공중에 떠 있으면, 하중의 방향은 중력 방향 즉, 아래쪽으로 향하고, 하중이 지면이나 바닥에 접촉되어 있으면 중력의 역방향 즉, 위쪽 방향으로 향한다.

자유물체도 분석의 예로서 손에 무게를 들고 있는 상황을 제시하고자 한다. 이때 근육의 힘과 관절반응력은 얼마나 되는가? (단, 인체에서 힘으로 작용하는 것은 위팔두갈래근의 수축 뿐이다. 그리고 위팔두갈래근의 수축 방향은 아래팔과 수직으로 작용한)

자유물체도 분석을 이용한 풀이 과정은 다음과 같다:

1. **자유물체도 그리기:** 자유물체도의 가상 경계선은 관절과 근육을 통과하도록 그린다.
2. **내적 힘과 모멘트**

   아래팔에 작용하는 내적 힘벡터와 외적 힘벡터를 그린다. W는 손에 들고 있는 무게이고, H는 아래팔의 무게이고, M는 위팔두갈래근의 힘이고, R는 팔꿉관절의 관절반응력이다. 그리고 힘팔의 길이는 4 ㎝이고, 아래팔 무게팔의 길이는 14 ㎝이고, 무게(W)의 지렛팔 길이는 30 ㎝의 그림을 그린다:
3. **평형방정식:** 먼저, 모든 모멘트의 합이 "0"이라는 방정식($\Sigma M = 0$)을 이용하여, 공식을 만든다. 반시계방향의 모멘트는 방정식의 왼편에 적고, 시계방향의 모멘트는 오른편에 적는다:

$$4\text{cm} \times M = 14\text{cm} \times H + 30\text{cm} \times W$$

W = 4kg이고, H = 2kg 이고, 1 kg = 10 N 이라면,

이때 위팔두갈래근의 수축력(M)은 ?

$$4\,M = 14 \times 20 + 30 \times 40$$

$$4\,M = 1480,$$

즉, 위팔두갈래근의 힘(M) = 370 N

이때 팔꿉관절의 관절반응력은 얼마나 되겠는가? 모든 힘의 합은 "0"이라는 방정식($\Sigma F = 0$)을 이용한다. 반시계방향의 힘은 방정식의 왼편에 적고, 시계방향의 힘은 오른편에 적는다:

$$M = R + H + W$$

$$370 = R + 20 + 40$$

관절반응력(R) = 310 N

그림 1-15에서 사람이 손에 어떤 무게를 들고 있지 않을 때, 위팔두갈래근의 힘과 관절반응력은 어떻게 되는가?

$$4\text{cm} \times M = 14\text{cm} \times H + 30\text{cm} \times W(=0)$$

$$4\,M = 14 \times 20 + 30 \times 0$$

$$4\,M = 280$$

위팔두갈래근의 힘(M) = 70 N

이때 팔꿉관절의 관절반응력은 얼마나 되겠는가? 모든 힘의 합은 “0”이라는 방정식($\Sigma F = 0$)을 이용한다. 반시계방향의 힘은 방정식의 왼편에 적고, 시계방향의 힘은 오른편에 적는다:

$$M = R + H + W(=0)$$

$$70 = R + 20 + 0$$

$$\text{관절반응력}(R) = 50\ N$$

이번에 사람이 6 ㎏ 물체를 들고 있을 때, 위팔두갈래근의 힘과 관절반응력은 어떻게 되는가? 위팔두갈래근의 힘(M)은

$$4\text{cm} \times M = 14\text{cm} \times H + 30\text{cm} \times W$$

$$4\ M = 14 \times 20 + 30 \times 60$$

$$4\ M = 2080$$

$$\text{위팔두갈래근의 힘}(M) = 520\ N$$

관절반응력(R)은

$$M = R + H + W(=0)$$

$$520 = R + 20 + 60$$

$$\text{관절반응력}(R) = 440\ N$$

위의 계산들을 통해, 우리는 물체의 작은 무게 변화에도 근육의 힘과 관절반응력이 상당히 많이 변하는 것을 알 수 있다.

2장

힘과 모멘트

힘

지구에서 살아가는 모든 유기체는 4 종류의 자연의 힘(중력, 전자기력, 강력 및 약력)에 지배를 받게 되는데, 그 중 우리가 쉽게 인식할 수 있는 힘은 중력이다. 중력은 지구가 지구 중심으로 물체를 잡아당기는 힘으로써, 지구상에 있는 모든 물체에 작용한다. 그러나 중력의 크기는 항상 일정하지 않다. 즉, 물체의 질량이 클수록 중력은 커지고, 지구의 중심에서 멀어질수록 중력의 크기는 작아진다. 예를 들어, 1 kg에 작용하는 중력은 약 9.8 N이고, 30 kg의 경우는 약 294 N이 된다.

장애나 질병으로 인해 중력을 이겨낼 수 없는 사람도 있지만, 일반적인 사람이라면 누구나 쉽게 중력을 이겨낼 수 있다. 우리는 공기처럼 중력를 인식하지 못하면서 살아가고 있다. 생체역학적으로 어떤 문제를 생각할 때 반드시 중력의 개념을 고려해야 한다. 생체역학(biomechanics)이란 무엇인가? 간단하게 정의하면, 생체역학은 어떤 종류의 힘과 그 힘이 인체(유기체)에 영향을 미치는 효과를 연구하는 학문이다. 생체역학은 사람의 움직임과 손상 기전을 파악하고, 또 근뼈대계 손상에 대한 예방, 평가 및 치료의 원리로 이용된다. 생체역학은 장애인이나 정상인 모두에게 적용되고, 그들의 출생에서부터 사망에 이르기까지 적용된다. 앞에서 생체역학을 정의했듯이, 생체역학은 힘을 다루는 학문이기 때문에, 힘이 있는 곳이라면, 어디든지 생체역학적 원리가 적용될 수 있다.

일반적으로 생체역학의 원리와 개념은 물리치료, 작업치료, 운동과학, 스포츠의학, 재활공학, 정형외과, 족부의학, 치과, 인간공학 등의 분야에서 중요하게 다루어지고 있다.

우리들은 생체역학을 공부하기에 앞서, 해부학, 생리학, 운동학습, 수학, 물리학 및 임상과학을 먼저 학습하는 것이 필요하다. 임상가들이 생체역학적 지식을 가지게 되면, 힘이 어떻게 인체에 작용을 하는지, 인체가 다른 물체에 힘을 어떻게 발휘하는 지를 분석하고 평가할 수 있게 될 것이고, 또 재활을 강화하고 손상을 예방할 수 있는 프로그램들을 연구하고 설정할 수 있을 것이다.

힘(force)은 생체역학을 공부하는데 있어 중요한 개념이다. 단순하게 힘은 물체를 당기고 미는 것으로 정의될 수 있지만, 힘을 통해 어떤 물체를 움직일 수도 있고, 움직임을 방해할 수도 있고, 또 움직임의 방향을 바꿀 수도 있다. 힘이 분해되고 합성될 수 있듯이, 우리는 힘을 쉽게 분해하고 합성시킬 수 있다. 우리는 이런 과정을 통해 힘이 물체에 어떻게 작용하는지, 그리고 힘이 다양한 물질에 적용될 때 어떤 결과가 일어나는지를 아는 것은 생체역학을 공부하는데 있어 중요한 관점이 된다.

힘 크기는 질량의 크기에 가속도에 따라 결정되는데, 이런 관계는 $F = ma$ 라는 방정식으로 표현된다. 여기에서 F는 힘이고, m는 물체의 질량이고, a는 물체의 가속도(+/−)를 의미한다. 이 공식은 다시 $a = F/m$로 전환될 수 있고, 뉴톤의 제 2 법칙, 즉 가속도법칙이다. 물체의 가속도는 힘에 비례하고, 질량에 반비례한다. 힘이 뉴톤의 법칙을 근간으로 하기 때문에, 힘의 단위로 뉴톤(N)을 이용하기도 한다.

힘은 크기와 방향을 가지는 벡터량이다. 보통 힘을 정의할 때 4가지 특성으로 기술해야 한다: 작용점, 작용선, 방향 및 크기(그림 2−1). 위팔근이 수축하면서, 덤벨을 움직이고 있다고 생각해 보자. 이런 상황에서 힘으로 작용하는 것은 3가지이다. 첫째는 근육의 힘이고, 둘째는, 아래팔의 무게이고, 셋째는 무게인 덤벨이다. 먼저, 각 힘들의 작용점을 알아보자. 근육 힘의 작용점은 뼈부착점이고, 분절무게의 작용점은 분절의 무게중심이고, 물체의 작용점은 덤벨의 무게중심이다(그림 2−2). 두 번째, 작용선은 화살표 방향으로 표기되지만, 활차에 의해 방향이 바뀔 수도 있다. 예를 들어, 가쪽복사뼈는 긴종아리근에 의해 발생된 힘의 방향을 바꾸어 주는 고정활차의 예를 보여주고 있다(그림 2−3). 세 번째 힘의 특성은 방향이며, 이것은 화살표머리다. 앞의 예에서, 근육 힘의 방향은 중력과 반대되는 방향이고, 아래팔과 덤벨에 작용하는 힘의 방향은 중력의 방향과 일치한다. 일반적으로 힘의 방향은 (+) 혹은 (−)로 표기되는데, 여기에서는 시계방향은 (−)으로, 반시계방향은 (+) 방향으로 할 것이다. 네 번째 힘의 특성은 힘의 양인 크기이다. 모든 힘은 위의 4가지 특성을 가지고 있고, 힘을 연구할 때 4가지 특성 모두를 고려해야 한다. 힘의 단위는 뉴톤(N) 혹은 파운드(pound)이다.

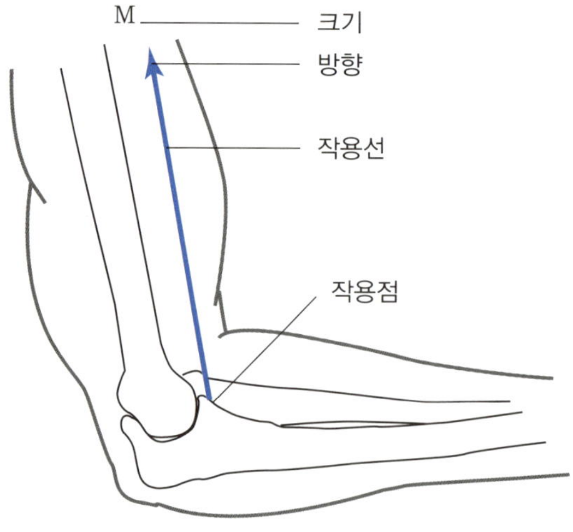

그림 2−1. 힘의 4가지 특성.

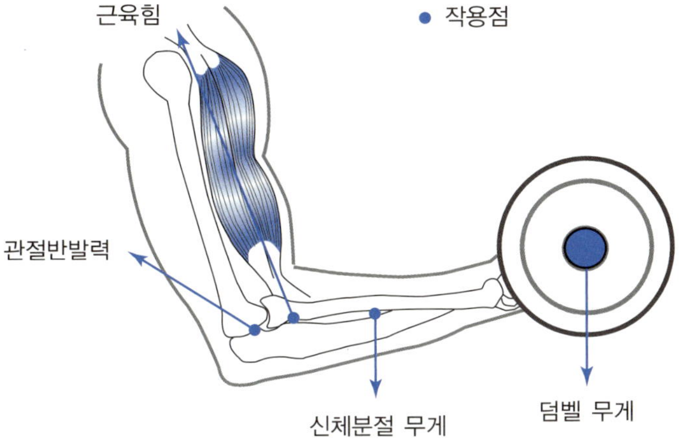

그림 2-2. 덤벨을 들고 팔꿉관절을 굽힘할 때, 작용하는 힘들의 종류.

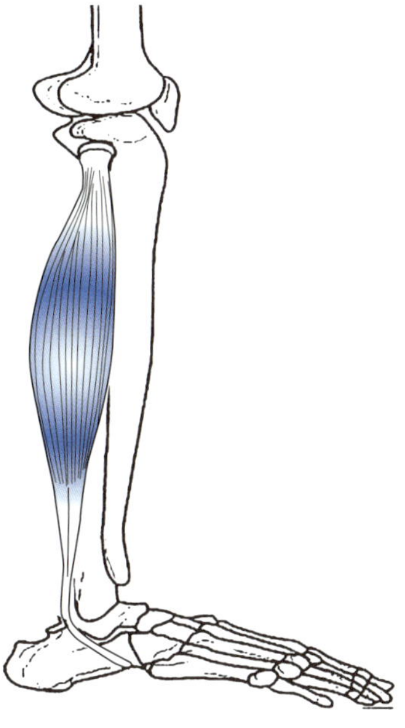

그림 2-3. 도르래(뼈)에 의해 긴종아리근의 수축 방향이 바뀐다.

힘의 종류

앞에서 설명한 중력을 제외하고, 접촉력, 마찰력, 관성, 탄성, 부력 등에 대한 힘만을 설명하겠다. 그러나 힘으로 작용하거나 힘처럼 작용하는 것들은 무수히 많은데, 그 중에서 근육에 대해서도 간단하게 설명하겠다.

접촉력(contact)

접촉력은 두 물체가 접촉해 있을 때, 작용하는 힘이다. 접촉력은 하중(load)이 작용했을 때만 발생하며, 뉴톤의 3법칙인 작용과 반작용의 법칙과 관련된다. 대표적인 접촉력은 관절반응력이다(그림 2-4). 뼈에 작용하는 힘들은 관절에 접촉력을 일으켜, 연골과 그 밑에 있는 뼈를 압박한다.

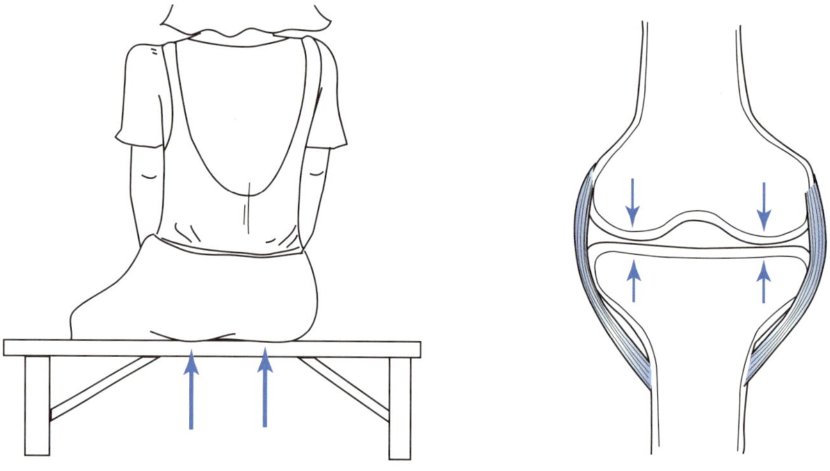

그림 2-4. 접촉력.

마찰력(friction)

마찰력도 두 물체가 접촉된 상태에서 발생하는 힘이지만, 여기에서는 접촉력과 분리해서 설명하겠다. 접촉력이 수직의 힘이라면, 마찰력은 수평의 힘이다. 마찰력(Fs)의 크기는 이웃한 표면의 구성에 좌우된다(표 2-1). 2개의 표면은 마찰계수(μ)를 가지는데, 이것은 마찰력과 정상 힘(N) 사이의 비율이다. 정상 힘은 지지면에 수직하는 힘성분이다. 움직임 동안 접촉력이 크면 클수록 더 큰 마찰력이 발생된다. 마찰력은 정상 힘에다 마찰계수를 곱합 것이다:

$$Fs = \mu N$$

움직임 동안 접촉력이 크면 조직 손상을 일으킬 수 있다. 이런 손상의 예가 바로 엉덩관절의 퇴행성 관절염, 무릎넙다리관절 증후군, 그리고 체조선수에게서 발생하는 손의 찢어짐이나 다양한 운동기구에 의한 손 찢어짐 등이다.

혈액의 흐름도 마찰현상으로 간주할 수 있다. 혈액의 점성이 크면 클수록, 혈관 내에서 내적 마찰력이 커진다. 예를 들어, 액체가 관을 통과할 때, 관의 내벽과 액체사이에서 마찰력이 발생하여 액체의 흐름을 방해하게 된다.

표 2-1. 각종 물체 간의 마찰계수(μ)

물체 간의 표면	마찰계수(μ)
마른 나무 - 마른 나무	0.23 - 0.50
금속 - 금속(윤활체 적용)	0.03 - 0.05
금속 - 금속(건조)	0.15 - 0.20
금속 - 타일	0.10 - 0.15
고무 - 콘크리트	0.60 - 0.70
목발 고무팁 - 타일	0.30 - 0.40
지팡이 팁 - 타일	0.18 - 0.22
목발 고무팁 - 나무	0.70 - 0.75
지팡이 팁 - 나무	0.38 - 0.44
지면 - 돌	0.75
강철 - 얼음	0.01
윤활체 베어링	0.01
윤활관절의 관절면	0.005

관성(inertia)

이미 1장의 뉴톤의 운동법칙에서 자세히 다루었다. 관성은 변화를 두려워하는 것으로 간단하게 설명할 수 있다. 물체는 고정되든지 혹은 움직이든지 간에, 그 물체는 관성의 특성을 갖는다. 관성의 법칙에서 알 수 있듯이, 움직이지 않는 물체는 외적 힘이 적용되지 않는 한, 계속 움직이지 않으려는 성질이 있고, 반대로 움직이는 물체는 계속 움직이려는 성질을 가지게 된다. 관성도 힘의 한 종류이기 때문에, 움직이는 물체에 대한 관성의 작용선은 움직이려고 한다. 힘은 움직이는 물체와 같은 방향으로 작용한다. 힘의 작용점은 그 물체의 무게중심이다. 관성의 예로는, 자동차를 갑자기 멈추거나, 움직이거나, 자동차 후미가 충돌되었을 때 운전자의 머리 움직임과, 무거운 하중을 실은 트럭의 출발과 멈춤 등이다. 관성은 많은 운동장비에도 적용되는데, 그 이유는 움직임의 변화에 저항하기 때문이다.

탄성(elasticity)

탄성은 물질이 변형된 후 원래의 크기와 형태로 되돌아오는 능력을 말한다. 탄성 물질의 경우, 변형의 크기는 물질을 변형시키는데 이용되는 힘에 비례한다(Hooke 법칙). 이런 종류의 힘을 탄성이라 부른다. 탄성의 크기는 물질의 종류와 변형의 크기에 좌우된다($F = -Ks$). 여기에서 K 는 각종 물질의 상수이고, s 는 발생된 변형의 크기를 의미한다(그림 2-5). 탄성의 작용선은 변형의 힘을 따라 작용하지만, 방향은 변형력의 반대 방향이다. 작용점은 외적 힘이 탄성 물질에 닿는 접촉지점이다. Theraband 와 같은 많은 운동도구들이 탄성을 이용해 개발된 것이다.

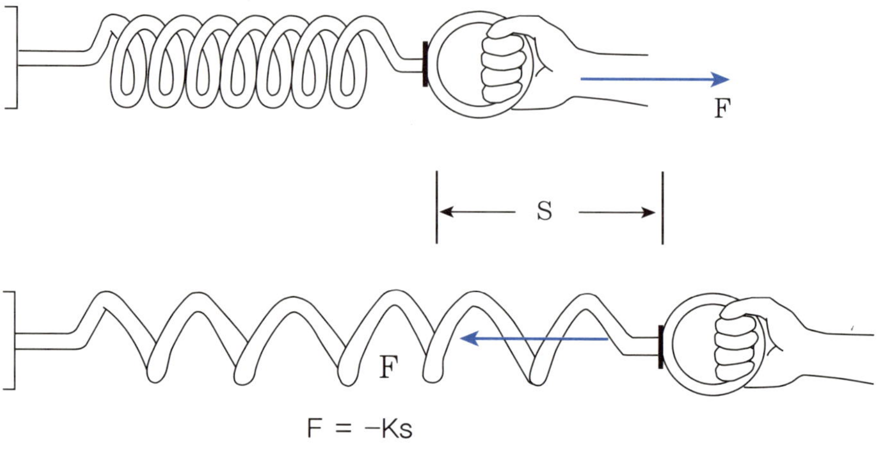

그림 2−5. 탄성. F는 적용된 힘, s는 이동 거리.

부력(bouyancy)

부력은 물체가 물속에 잠겨 있을 때 물체에 대해 위쪽 방향으로 작용하는 힘으로서, 부력의 크기는 물체에 의해 변위된 액체 무게와 동등하다(그림 2−6). 부력의 작용선은 수직이고, 작용점은 물체의 무게중심이 된다. 우리는 다리에 가해지는 중력을 줄이기 위해 물의 부력을 종종 이용하는데, 사람이 물속에 서 있을 때, 사람의 발에 가해지는 힘(F)은 체중(W)에서 물의 무게(B)를 뺀 것과 동등하다.
즉, F = W − B. 부력은 사람이 물 속에 서 있을 때 다리에 가해지는 하중을 감소시킨다.

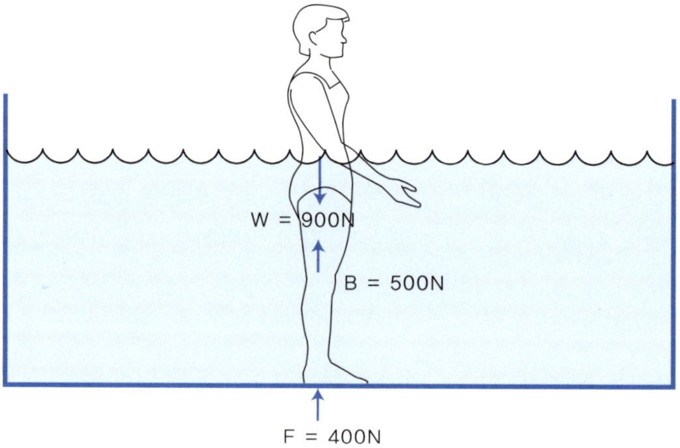

그림 2−6. 부력. B = W−F

부력의 크기는 물체의 무게와 같다. 여기에서 물체의 무게는 물체의 체적에다 유체의 비중을 곱한 값이다. 그리고 부력은 유체의 밀도가 높을수록 커진다. 예를 들어, 바닷물이 민물보다 밀도가 높기 때문에, 물체의 부력은 바닷물에서 더 커서, 물체가 쉽게 뜰 수 있다. 그리고 부력의 크기는 물체의 부피에 직접적으로 영향을 받기 때문에, 부력이 작용하는 지점을 부력중심 혹은 체적중심(center of volume)을 고려해야 한다. 사람이 물 위에서 뜨는 조건은 부력과 체중에 좌우된다. 예를 들어, 부력과 사람의 체중이 같다면, 정적 평형원리에 따라 움직임 없는 상태로 사람의 몸이 완전히 잠긴 상태에서 뜨게 되고, 체중이 부력보다 크면 물속에 완전히 가라앉게 된다. 반대로, 부력이 체중 보다 크면 신체의 일부가 잠긴 상태로 물속에서 뜨게 된다. 이때 물체의 무게와 같은 부력을 발생하기 위해 필요한 자유부향 물체의 부피는 가라앉는 부위의 부피와 같다. 각각의 사람은 인체 구성성분(밀도)이 다르기 때문에, 물 위에 뜰 수도 있고, 가라앉을 수도 있다. 지방 보다 근육이나 뼈의 밀도가 크기 때문에 두 사람의 체중이 같다면, 근육량이 적고 지방량이 많은 사람이 그렇지 않는 사람보다 쉽게 뜰 수 있을 것이다.

힘의 합성과 분해

힘의 합성

한 물체에 작용되는 여러 힘들을 하나의 힘으로 합성할 수 있다. 힘의 합성은 동일 면상에서 이루어지는 방법과 공간에서 이루어지는 힘 합성으로 나눌 수 있다. 먼저 동일 면상에서의 힘 합성은 다시 동일선 상의 힘 합성과 다른 선상의 힘 합성으로 나눌 수 있다. 동일선 상의 힘 합성은 선형 힘 체계(그림 2-7A)이고, 다른 선상의 힘 합성은 공점 힘 체계(그림 2-7B)이다.

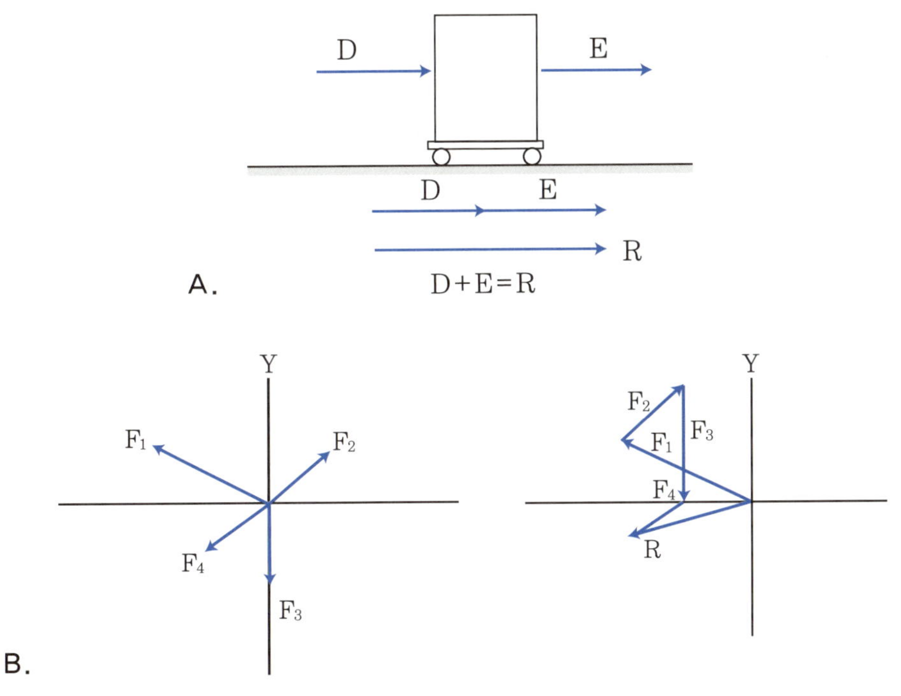

그림 2-7. 선형 힘체계(A)와 공점 힘체계(B).

두 번째, 공간상의 힘 합성은 동일면이 아닌, 다른 면상에 있는 힘들을 합성하는 방법으로서, 삼각법과 평행사변법이 있다. 삼각법은 두 힘의 작용점을 하나의 지점에 일치시키지 않고 합성하는 방법(그림 2-8A)이고, 평행사변법은 두 힘의 작용점을 한 지점으로 일치시켜 합성하는 방법이다(그림 2-8B).

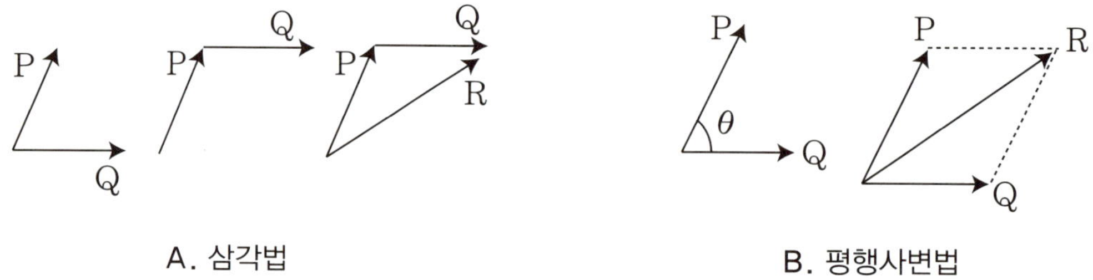

그림 2-8. 삼각법(A)와 평행사변법(B).

힘의 분해

힘의 분해는 합성의 반대 개념으로 하나의 힘을 여러 개의 힘으로 분해하는 방법이다. 물리치료분야에서는 힘의 합성도 중요하지만, 힘의 분해도 매우 중요하다. 실제로 힘을 분해하는 방법은 무한대로 많지만, 생체역학에서 이용되는 방법은 직각 분해 방법이다. 분해된 힘 성분은 수직 성분과 수평 성분으로 나누어진다. 여기에서 수직 성분은 인체 분절을 회전하는 회전성분이 되고, 수평 성분은 상황에 따라 관절을 압박하는 압박 성분과 관절을 분리하는 견인 성분으로 나누어질 수 있다(그림 2-9).

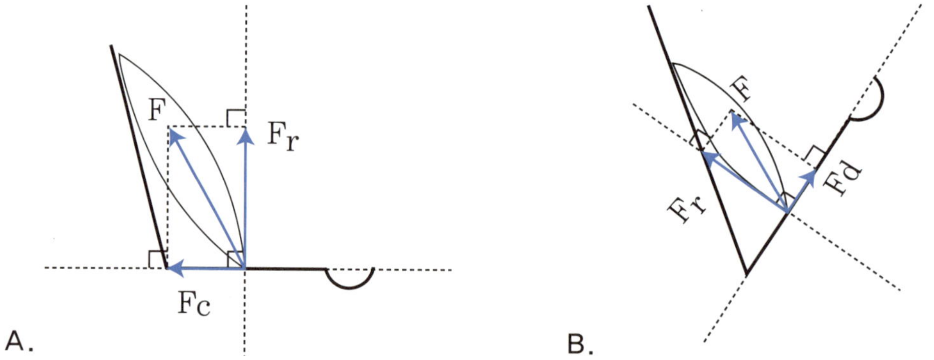

그림 2-9. 위팔근의 힘 분해. A. F = Fr + Fc. B. F = Fr + Fd. 여기에서 Fr 는 회전성분, Fc 압박성분, Fd는 견인성분이다.

힘을 쉽게 분해한 방법으로 수평 힘성분을 먼저 그린다. 그림 2-9에서는 가동분절을 통과하는 직선을 수평 힘성분으로 그리지만, 그림 2-10에서는 엉치뼈의 윗면을 따라 수평 힘성분을 그리면 된다. 두 번째는 수평 힘성분과 수직되는 수직 힘성분을 그린다. 그림 2-10 은 허리뼈의 앞굽음증 정도에 따라 엉치뼈와 허리뼈 5번 사이에서 발생하는 힘의 변화를 보여준다. 그림 2-10A는 허리뼈 앞굽음증이 감소된 편평등의 경우로, 이때는 전단력보다 압박력이 크고, 그림 2-10B는 정상적인 허리뼈 앞굽음증인 상태로 수평 힘성분인 전단력과 수직 힘성분인 압박력이 거의 비슷하게 발생한다. 그리고 그림 2-10C는 허리뼈 앞굽음증이 증가된 경우로서 전단력이 상대적으로 압박력 보다 커져, 척추전방전위증의 위험이 증가된다.

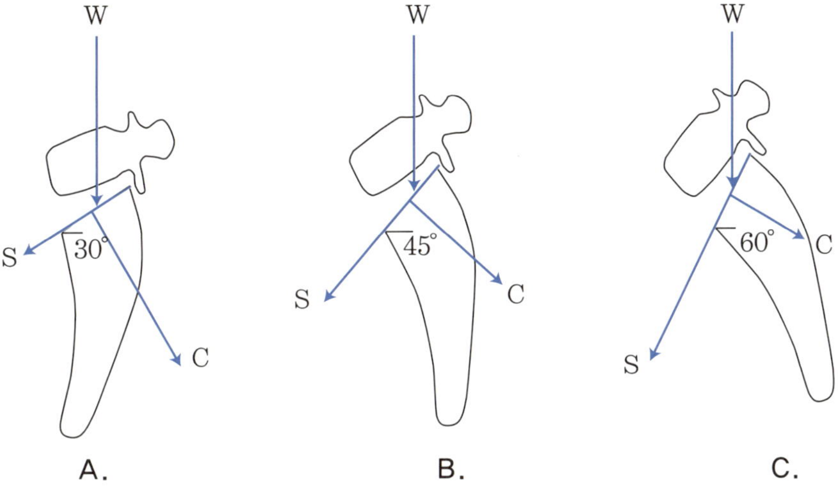

그림 2-10. 체중이 엉치뼈 윗면에 걸렸을 때 수평 힘성분은 전단력이 되고, 수직 힘성분은 압박력이 된다.

모멘트

모멘트는 회전의 힘이다. 힘과 마찬가지로, 화살표로 표기되지만, 화살표와는 달리 회전 화살표로 표기된다. 모멘트는 힘과 함께 대표적인 운동역학의 분야이다. 모멘트(M)는 힘-회전중심 간의 거리(r)에다 힘(F)을 곱한 값이다. 모멘트는 회전을 일으키는 경향이 있고, $M = r \times F$ 로 정의된다. 모멘트는 특정 지점을 통과하는 벡터로 표현되고, 힘과 거리 모두에 수직으로 작용한다(그림 2-11). 모멘트는 회전축으로부터 힘팔이 무게팔보다 길 때 가능하고, 무게팔보다 힘팔의 길이가 짧다면, 문을 거의 열 수 없을 것이다. 모멘트의 방향은 시계방향일 때 (+)로 표기하고, 반시계방향일 때 (-)로 표기한다(그림 2-12). 모멘트는 같은 회전중심에서 작용할 때만 서로 더할 수도 있고, 뺄 수도 있다. 모멘트는 정역학에서 힘을 계산할 때 꼭 필요한 개념이고, 이때 모든 모멘트의 합은 "0"이 되어야 한다.

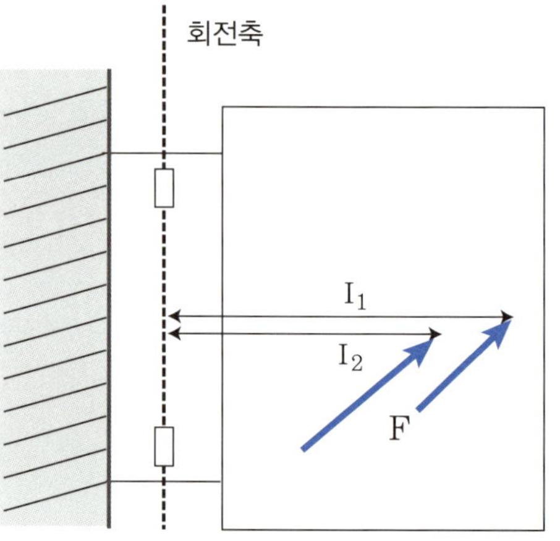

그림 2-11. 문의 모멘트. 회전축으로부터 손잡이가 멀수록, 문을 여는데 힘이 적게 들고, 회전축으로부터 손잡이가 가까울수록, 문을 여는데 큰 힘이 필요하다. I_1은 I_2보다 모멘트팔 길기 때문에, 문을 여는데 작은 힘이 필요하다.

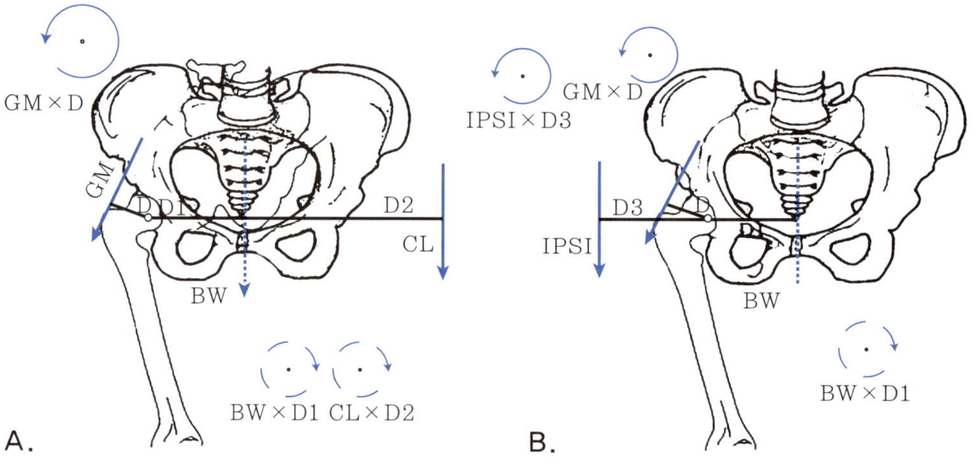

그림 2-12. 모멘트의 방향 표시. A. (+) 방향은 BW × D1와 CL × D2이고, (−) 방향은 GM × D이다. B. (+) 방향은 BW × D1이고, (−) 방향은 GM × D와 IPSI × D3 이다.

관성모멘트(moment of inertia)

관성모멘트(I)는 회전관성이라고도 하며, 회전하고 있는 물체의 질량이 회전축에 대해 얼마만큼 어떻게 분포하고 있는가에 대한 척도입니다. 관성모멘트는 선운동에서의 관성과 동일한 의미이고, 관성 모멘트의 크기($I = mr^2$)는 물체의 질량과 질량이 분포되는 방법에 좌우된다. 물체는 무수히 많은 작은 미립자들로 구성되어 있고, 그 미립자들은 질량을 가지고, 또 질량중심으로부터 수직거리를 가진다. 각 미립자(m)들은 회전중심으로부터 특정 거리(d)만큼 떨어져 있어, mr^2 값만큼 회전운동에 저항을 한다. 전체 관성 모멘트는 이들 각 미립자들의 합 즉, $I = \Sigma mr^2$ 이다.

면적 관성모멘트

면적 관성모멘트(area monent of inertia)는 굽힘 모멘트와 관련된 용어로 굽힘 스트레스에 저항하는 구조물의 능력을 의미한다. 물체의 형태에 따라 면적 관성모멘트의 크기가 달라진다(그림 2-13와 표 2-1). 면적 관성모멘트(I)가 크다는 것은 구조물의 굽힘 강도가 크다는 의미로서 굽힘 하중에 잘 저항하게 된다.

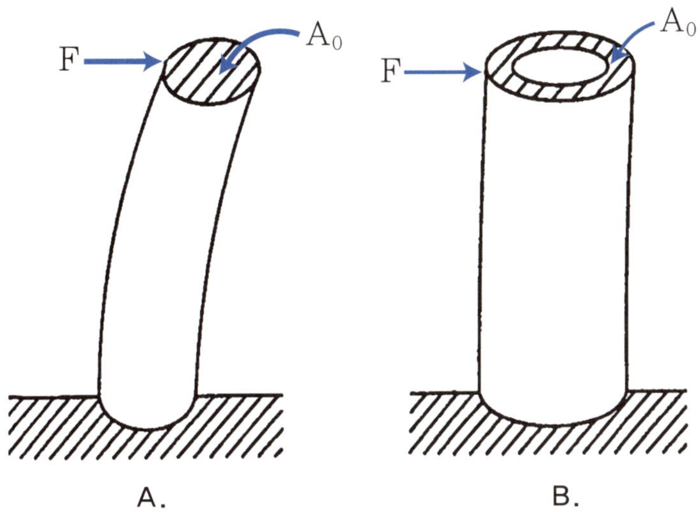

그림 2-13. 물체의 형태에 따른 면적 관성모멘트의 크기. B가 A 보다 면적 관성모멘트가 더 크다.

형태	면적 관성모멘트
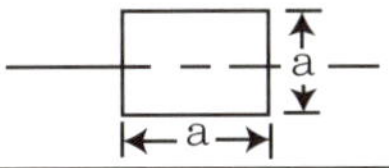	$\frac{1}{12}a^4$
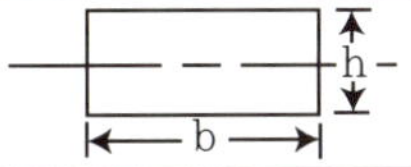	$\frac{1}{12}bh^3$
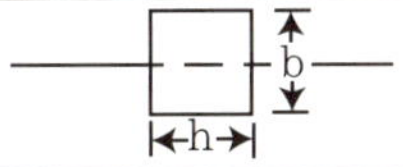	$\frac{1}{12}hb^3$
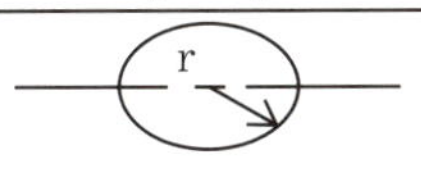	$\frac{\pi}{4}r^4$
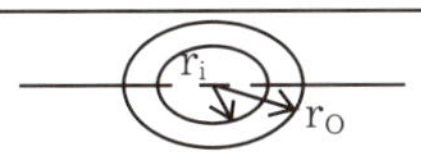	$\frac{\pi}{4}(r_o^4 - r_i^4)$

표 2-1. 구조물 형태에 따른 면적 관성모멘트.

극 관성모멘트

굽힘 스트레스의 면적 관성모멘트와 비슷한 개념으로, 비틀림 스트레스에는 극 관성모멘트(polar moment of inertia) 가 있는데, 이것은 비틀림 스트레스에 저항하는 구조물의 능력이다(그림 2-14와 표 2-2). 극 관성모멘트(J) 가 크다는 것은 물질의 비틀림 강도가 크다는 의미이다.

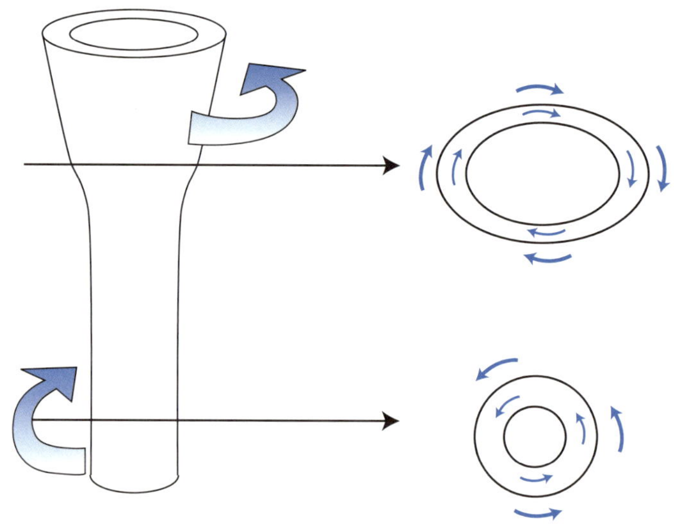

그림 2-14. 극 관성모멘트. 비틀림 모멘트가 튜브의 원통에 적용되었을 때, 위쪽 부위가 아래쪽 부위보다 중심에서 멀리 떨어져 있기 때문에 스트레스의 발생이 적게 일어나서, 위쪽 부위의 극 관성모멘트가 아래쪽 부위의 극 관성모멘트 보다 더 크다. 즉, 위쪽 부위가 아래쪽 부위보다 비틀림 모멘트에 더 강하게 작용한다.

형태	극 관성모멘트
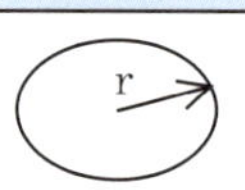	$\frac{\pi}{2} r^4$
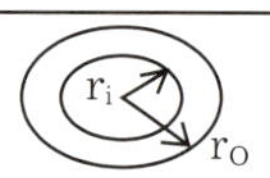	$\frac{\pi}{2}(r_o^4 - r_i^4)$
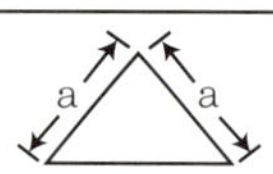	$\frac{\sqrt{3}}{80} a^4$
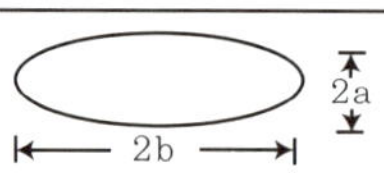	$\frac{\pi a^3 b^3}{a^2 + b^2}$
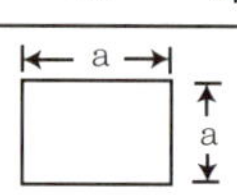	$0.1406\ a^4$

표 2-2. 구조물 형태에 따른 극 관성모멘트.

3장

인체의 기계적 장치

지렛대

지렛대는 일을 수행하는데 이용되는 장비이고, 움직이는 인체는 지렛대처럼 작용한다. 지렛대는 받침점(A; 관절의 축), 힘점(F; 힘이 적용하는 지점), 저항점(R; 저항이 작용하는 지점)으로 구성되며, 일반적으로 저항점은 움직이는 무게중심에 외적 힘이 합쳐진 것이고, 힘점은 근육의 작용점이다. 그리고 받침점에서 저항점까지의 거리를 저항팔(RA)이라고 하고, 받침점에서 힘점까지의 거리를 힘팔(FA)이라고 한다(그림 3-1). 지렛대는 힘, 운동 속도 및 가동범위와 같은 역학적 요소를 증가시키기도 혹은 감속시키기도 한다.

지렛대에서 힘점으로 작용하는 것으로는 근육, 무게, 중력, 외적 힘 등이 있고, 저항점으로 작용하는 것으로는 가동분절의 무게중심, 무게, 중력, 외적 힘 등이 있다. 그리고 받침점으로 작용하는 것으로는 관절축과 고정분절이 있다. 지렛대의 유형으로는 3 종류가 있는데, 이들은 받침점, 힘점 및 저항

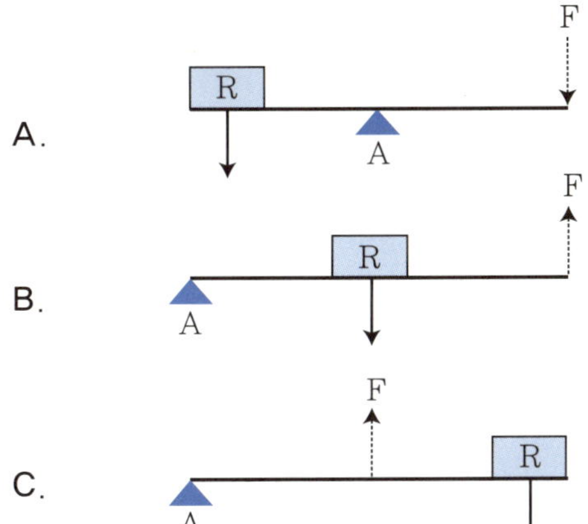

그림 3-1. 지렛대의 유형. A: 축, R: 저항(무게), F: 힘.

점의 위치 배열에 따라 결정된다. 먼저 1형 지렛대의 위치 배열은 힘점과 저항점 사이에 받침점이 있는 것이고, 2형 지렛대는 받침점, 저항점 및 힘점의 순서로 배열되어 있고, 3형 지렛대는 받침점, 힘점, 저항점의 순서로 배열되어 있다. 인체의 지렛대는 일을 수행하는 장치로 작용하기 때문에, 근육의 작용에 의해 결정된다. 즉, 근육의 수축이 지렛대의 유형을 결정한다.

1형 지렛대

1형 지렛대는 받침점이 저항점과 힘점 사이에 위치하는 것으로서, 대표적인 장비의 예는 시소(see-saw)이고, 대표적인 인체의 예는 목의 폄근이다(그림 3-2). 인체의 지렛대는 근육의 작용에 의해 결정된다. 즉, 근육의 어떤 작용을 하는지에 따라 1형, 2형, 3형으로 결정되며, 1형 지렛대 근육은 안정과 균형, 서기 자세를 유지하는 근육이다. 1형 지렛대이라도 힘팔 보다 저항팔이 더 긴 1형 지렛대라면 힘의 이점을 갖고, 운동 속도와 가동범위의 감소가 일어난다. 즉, 저항팔은 힘팔 보다 짧은 거리로 움직이고, 느리게 움직인다. 반대로 저항팔이 힘팔보다 더 길면, 3형 지렛대처럼 속도의 이점으로 인해, 빠르고 큰 가동범위로 움직인다.

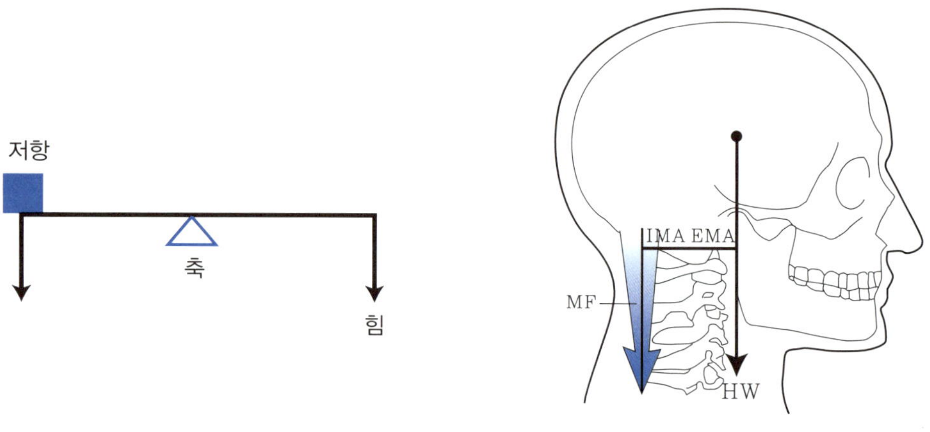

그림 3-2. 1형 지렛대. 머리가 저항(무게)은 되고, 축은 머리고리뼈이고, 힘은 목 폄근이다.

2형 지렛대

2형 지렛대는 저항점이 받침점과 힘점 사이에 위치하는 것으로, 대표적인 장비의 예는 손수레이고, 대표적인 인체의 예는 까치발 들기를 할 때 작용하는 장딴지근이다. 2형 지렛대는 항상 힘팔이 저항팔보다 항상 길다(그림 3-3). 그래서 힘의 이점을 갖는다. 저항이 힘보다 더 크지만, 저항팔이 느리게 움직이고 짧은 가동범위로 움직인다. 2형 지렛대의 경우는 힘팔이 저항팔보다 더 길기 때문에, 적은 힘으로 더 큰 저항을 이겨낼 수 있다.

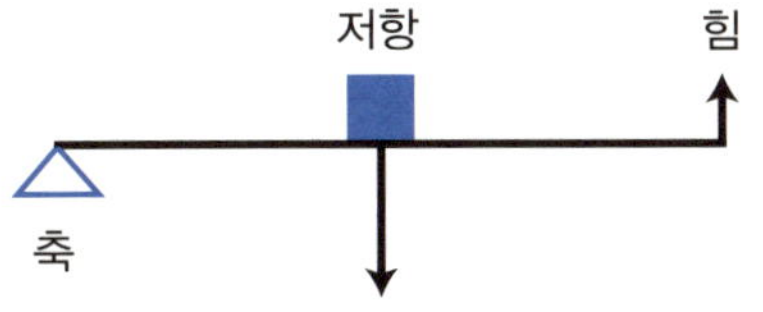

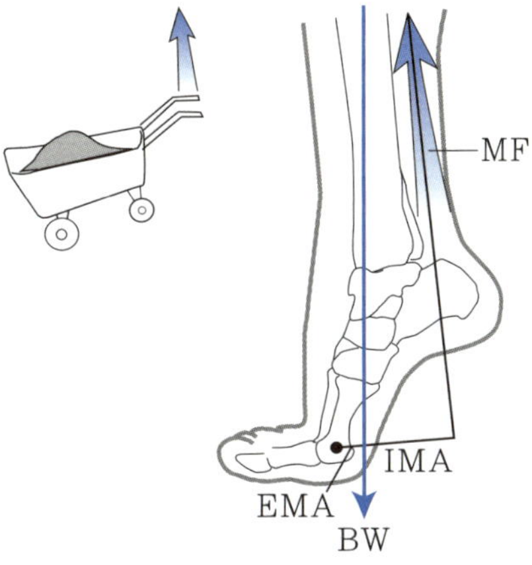

그림 3-3. 2형 지렛대. EMA: 무게팔, BW: 체중, IMA: 힘팔, MF: 장딴지근의 수축.

3형 지렛대

3형 지렛대는 힘점이 받침점과 저항점 사이에 위치하는 것으로, 대표적인 장비의 예는 삽이고, 인체의 예는 구심성 수축하는 위팔근이다(그림 3-4). 3형 지렛대는 빠르게 그리고 큰 가동범위로 움직인다.

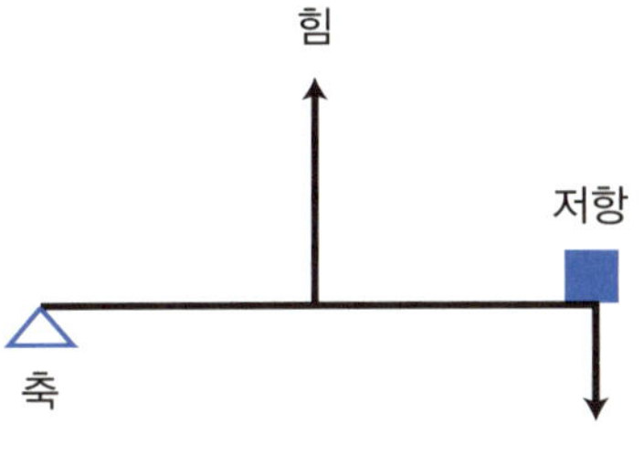

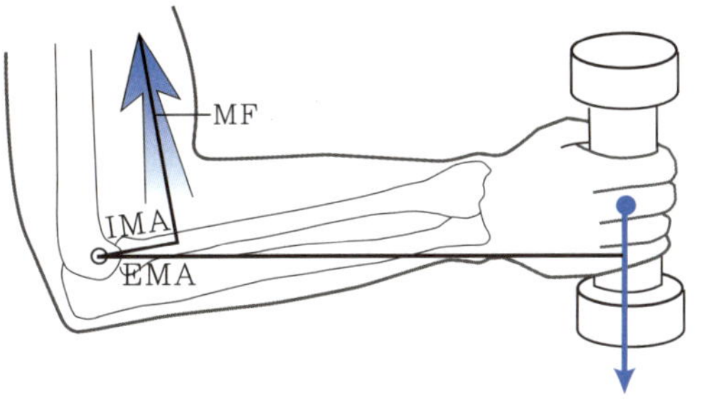

그림 3-4. 3형 지렛대. EMA: 무게팔, EW: 무게, IMA: 힘팔, MF: 위팔근의 수축.

표 3-1. 3 종류 지렛대의 비교

지렛대 유형	FA과 RA의 관점	역학적 이득	하중 속도에 따른 효과	이동 거리에 대한 효과
1형	FA = RA	= 1	같은 속도	같은 거리
	FA > RA	> 1	느린 저항	저항이 덜 움직임
	FA < RA	< 1	빠른 저항	저항이 많이 움직임
2형	FA > RA	> 1	느린 저항	저항이 덜 움직임
3형	FA < RA	< 1	빠른 저항	저항이 많이 움직임
FA 는 힘팔 길이이고, RA 는 저항팔 길이				

돋보기: 팔꿉관절의 근육과 지렛대의 작용

팔꿉관절은 3개의 주요 굽힘근(위팔근, 위팔두갈래근, 위팔노근)과 1개의 폄근(위팔세갈래근)이 있다(그림 3-5). 손에 아무런 무게를 들고 있지 않을 때, 아래팔의 무게가 저항점으로 작용하고, 힘점은 근육이 된다. 그리고 받침점은 팔꿉관절이 된다. 위팔세갈래근이 팔꿉관절을 폄할 때, 1형 지렛대로 작용한다. 즉, 팔꿉관절의 고정분절이 위팔세갈래근(힘점)과 아래팔의 무게중심(저항점) 사이에 위치한다. 위팔노근이 팔꿉관절을 굽힘할 때, 그 근육은 2형 지렛대로 작용한다. 팔꿉관절, 아래팔 무게중심, 위팔노근의 가동분절 부착점의 순서로 위치가 배열되어 있다. 위팔근과 위팔두갈래근이 팔꿉관절을 굽힘할 때, 이들 근육은 3형 지렛대로 작용한다. 팔꿉관절, 근육, 아래팔 무게중심 순서로 위치가 배열되어 있다.

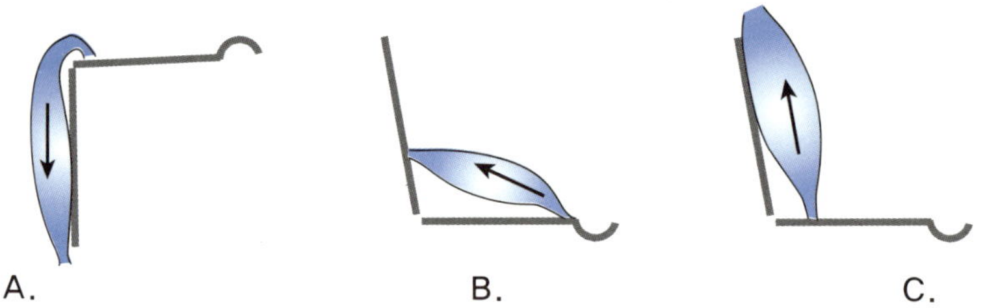

그림 3-5. 팔꿉관절의 근육과 지렛대의 유형: A: 1형 지렛대(위팔세갈래근), B: 2형 지렛대(위팔노근), C: 3형 지렛대(위팔근).

돋보기: 부가적인 무게가 지렛대 유형을 바꿀 수 있다.

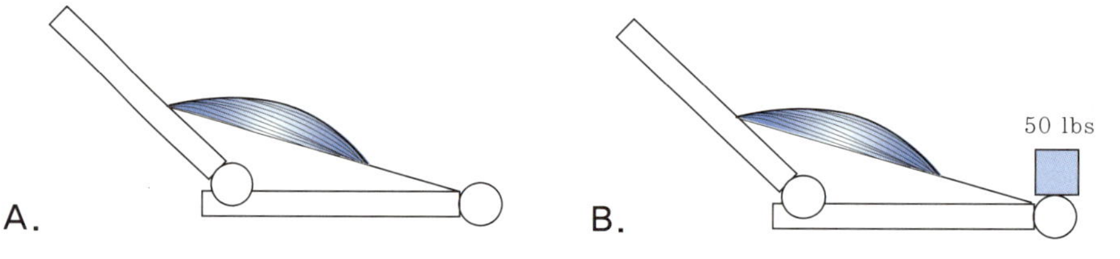

그림 3-6. A: 손에 아무것도 들고 있지 않는 경우는 분절 무게중심이 관절과 근육 사이에 위치하기 때문에, 2형 지렛대이고, B: 손에 50 파운드의 무게를 들고 있는 상태이다. 이때는 분절 무게중심과 외적 힘이 합쳐져 전체 무게중심이 근육의 위치보다 관절에서 더 멀어지기 때문에, 3형 지렛대로 작용한다.

돋보기: 지렛대 유형을 결정하는 방법

1. 고정분절과 가동분절을 결정한다.
2. 분절무게중심을 고려한다.
3. 고정분절(축), 가동분절(무게), 힘(근육)
4. 축, 무게, 힘의관계가 명확하지 않을 때는 가상의선을 긋는다.
5. 동일한 자유물체 도에서도 작용하는 근육의 수축형태와 환경의 변화를 고려한다.
   ⇒ 구심성 수축일 때 근육을 힘으로 간주
   ⇒ 원심성 수축일 때는 저항(무게)로 간주
   ⇒ 특정한 무게가 제공되어 있는지를 파악한다.
6. 쉽게 지레형을 결정하는 방법
   ⇒ 가동분절이 움직이면, 2형이나 3형이 되고, 가동분절이 고정되면 1형이 된다.
7. 가동분절 상에서 축, 힘, 무게의 위치를 파악한다.

도르래

인체에서 기계처럼 작용하는 장치로는 지렛대 이외에, 도르래 장치가 있다. 도르래는 크게 고정 도르래와 가동 도르래로 구분되는데, 고정 도르래(그림 3-7A)는 힘의 이점은 없지만, 힘의 방향을 바꿀 수 있는 장치이다. 그리고 가동 도르래(그림 3-7B)는 힘의 이점을 갖지만, 인체에서 존재하지 않는다.

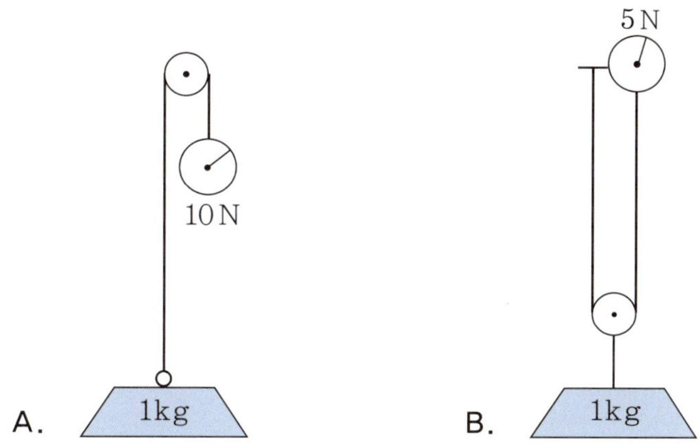

그림 3-7. A: 고정 도르래 장치. B: 가동 도르래 장치. 가동 도르래에 걸리는 힘은 고정 도르래의 절반이다.

고정 도르래

인체의 도르래는 근육의 당김 방향을 바꾸는 장치이다. 인체에서 고정 도르래로 이용되는 구조물은 섬유띠와 돌출된 뼈이다(그림 3-8). 그림 3-8A는 섬유띠에 의해 발가락폄근의 작용 방향이 바뀌고, 그림 3-8B는 가쪽복사뼈에 의해 긴종아리근의 작용 방향이 바뀐다. 도르래 장치는 운동장비에 많이 이용되고 있다(그림 3-9).

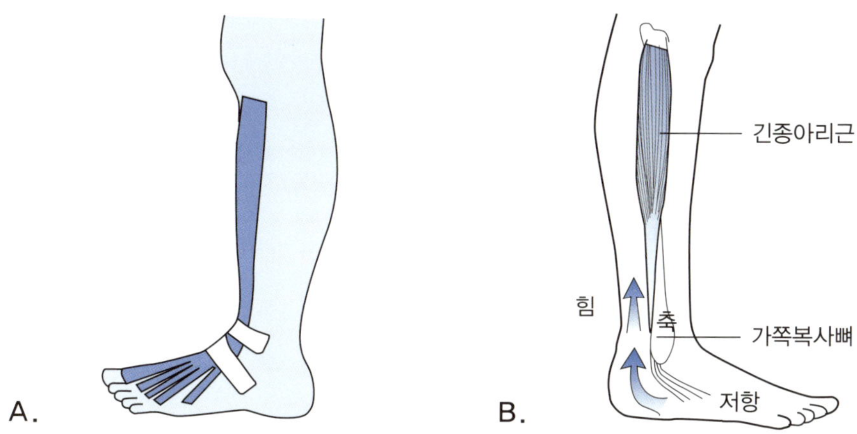

그림 3-8. A: 발가락폄근. B: 긴종아리근.

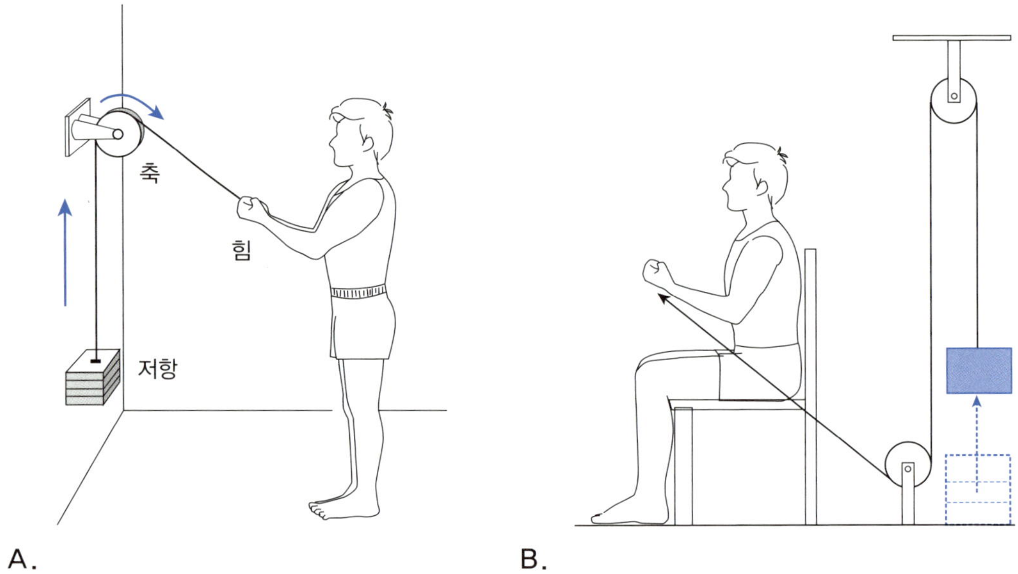

그림 3-9. 도르래 시스템을 이용한 운동 기구. A. 단일 도르래 장치. B. 이중 도르래 장치.

가동 도르래

가동 도르래는 고정 도르래와 달리, 힘의 이점을 가진다. 그러나 실제로 인체에는 가동 도르래의 형태가 존재하지 않는다. 그러나 가동 도르래를 이용하여 환자의 관절을 분리하거나 골절되어 어긋나 뼈 분절을 분리시키는데 도움을 준다(그림 3-10).

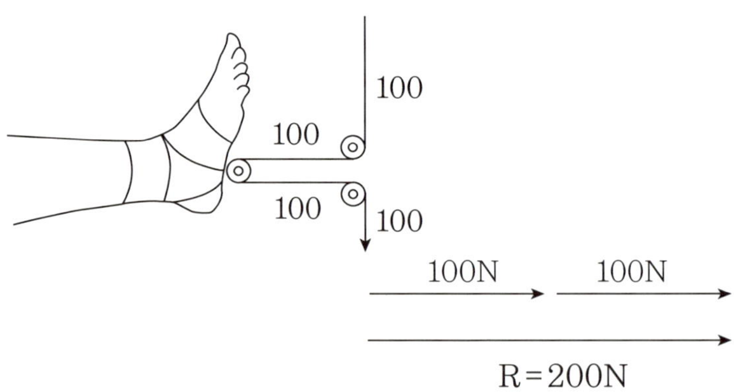

그림 3-10. 관절을 견인하는 장치에 이용되는 고정 도르래와 가동 도르래 장치.

4장

물질의 역학적 특성

1. 탄성 물질의 역학적 특성

하중과 스트레스

하중(load)은 힘의 한 종류로서 외부적으로 물체에 가해지는 힘이며, 단위는 힘의 단위(N)와 동일하다. 하중은 힘 벡터(직선 벡터)와 모멘트 벡터(회전 벡터)를 모두 가질 수 있고, 총 6개 성분까지 가질 수 있다.

스트레스는 하중이 물체에 가해졌을 때, 물체의 내부에서 발생하는 힘으로, 그 물체의 단위표면적당 힘으로 정의되기 때문에, 단위는 N/m^2 혹은 Pa된다. 스트레스의 종류는 정상 스트레스와 비정상 스트레스로 구분되며, 다시 정상 스트레스(normal stress)는 장력 스트레스와 압박 스트레스로 나누어지고, 비정상 스트레스(abnormal stress)는 전단 스트레스라고 한다(그림 4-1). 여기에서 정상 스트레스는 수

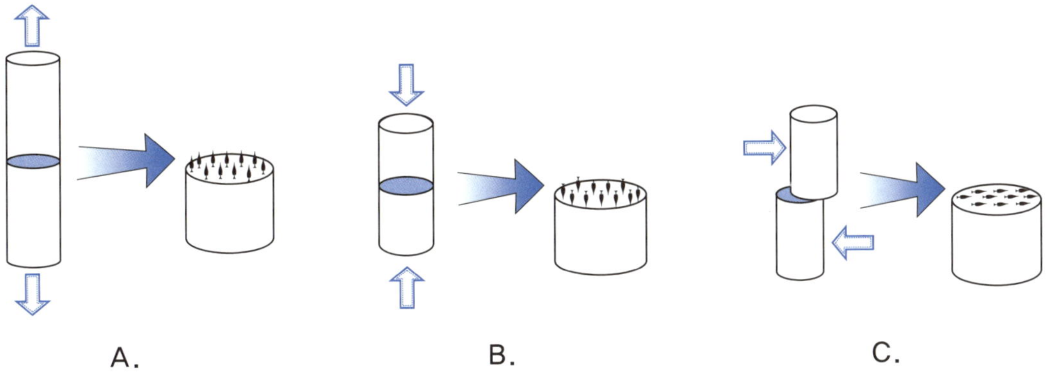

그림 4-1. 정상 스트레스(A와 B)와 비정상 스트레스(C). A는 장력 스트레스 발생, B는 압박 스트레스 발생, C는 전단 스트레스 발생.

직 스트레스이고, 비정상 스트레스는 수평 스트레스이다. 이 외에도 다른 종류의 스트레스들도 있는데, 이들 스트레스는 정상 스트레스와 비정상 스트레스로 설명될 수 있고, 굽힘 스트레스와 비틀림 스트레스 등이 있다(그림 4-2). 굽힘 스트레스는 2개의 정상 스트레스에 의해 발생하는 스트레스이고, 비틀림 스트레스는 정상 스트레스와 비정상 스트레스가 가해질 때 발생하는 스트레스이다.

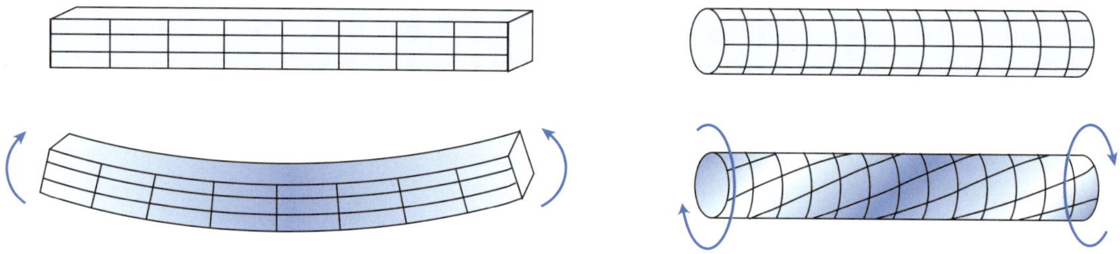

그림 4-2. 굽힘(bending) 스트레스와 비틀림(torsion) 스트레스.

돋보기: 하중과 스트레스의 관계

하중(load)은 물체의 외부에서 가해지는 힘이다.

스트레스(stress)는 하중이 물체에 가해졌을 때, 그 물체가 반응하는 힘으로서 단위면적당 발생하는 힘이고, 응력이라고도 한다.

스트레스-스트레인 곡선

스트레스-스트레인 곡선은 물질의 역학적 특징을 나타내는 대표적인 그래프이며, 이 그래프는 탄성 물질에 대한 그래프이다. x축이 스트레인이고, y축이 스트레스이다. 하중-변형 곡선이라는 그래프도 있는데, 이것은 스트레스-스트레인 곡선과 비슷하지만, 약간의 차이점을 가진다. 하중-변형 곡선은 구조물(structure)에 하중이 가해졌을 때 발생하는 변형의 그래프이고, 스트레스-스트레인 곡선은 구조물이 아니라, 물질(material)에 대한 힘과 변형의 관계를 나타낸 그래프이다. 스트레스-스트레인 곡선은 물질의 탄성에 대한 그래프로서, 정상 스트레스와 비정상 스트레스 모두에 적용될 수 있다.

스트레스-스트레인 곡선에서, 스트레인은 변형률로써 % 변형으로 표기되므로 단위는 없다. 스트레스-스트레인 곡선의 영역은 물질에 따라 다르지만, 대개 말단영역, 탄성 영역, 소성 영역으로 구분된다(그림 4-3). 먼저 말단영역(toe region)은 중립영역이라고 하며, 근육, 힘줄 및 인대 등의 연부조직에서 나타나는 영역이다. 말단영역은 인대검사와 같은 연부조직의 손상 유무를 결정할 때 사용되는 힘의 크기를 나타내는 영역이다. 탄성 영역은 하중에 조직이 저항하는 영역이며, 스트레스-스트레인 곡선상에서 직선이 그려지는 영역이다. 그리고 탄성 영역에 있는 물체는 하중이 제거되었을 때 원래의 형태로 되돌아갈 수 있다. 탄성 영역은 그래프의 기울기를 나타내는 탄성계수를 가지는데, 탄성계수(E)는 정상 스트레스와 정상 스트레인에 해당되는 개념이고, Young 계수라고도 한다. 탄성계수와 똑같은 의미로 사용되는 전단계수(G)도 있는데, 이것은 비정상 스트레스와 비정상 스트레인에 해당되는 개념이다. 끝으로 소성 영역은 조직에 미세손상이 발생하는 영역으로서, 탄성 영역과는 달리 하중이 제거되더라도 물질이 원래 형태로 되돌아가지 못하고, 변형이 발생하는 영역이다. 스트레스-스트레인 곡선에서 물질이 하중을 이겨낼 수 있는 강도(strength)를 알 수 있는데, 강도는 곡선 이하의 면적으로 표현된다. 예를 들어, 탄성 영역 아래의 곡선 면적은 탄성 강도이고, 소성 아래쪽의 면적은 소성 강도이다. 그리고 전체 곡선 아래의 면적은 최종 강도가 된다. 스트레스-스트레인 곡선에서 볼 수 있는 특정 지점인 항복지점(yield point)이 있는데, 이 지점은 탄성 영역에서 소성 영역으로 바뀌는 지점이다. 즉, 항복지점은 초과하면, 물질의 변형이 발생한다는 의미이다. 물질마다 다르지만, 연부조직의 스트레스-스트레인 곡선에서는 병목(necking) 부위가 발생한다. 병목 현상은 물체에 하중을 가했을 때, 특정 지점의 물체 단면적이 다른 부위에 비해 크게 감소되는 부위를 말한다(그림 4-4).

일반적으로 하중이 제거되면, 그 물질의 에너지는 회복된다. 스트레인이 탄성 한계를 초과하면, 그 에너지의 일부는 다른 에너지로 전환되어 완전한 에너지 복구가 일어나지 못한다.

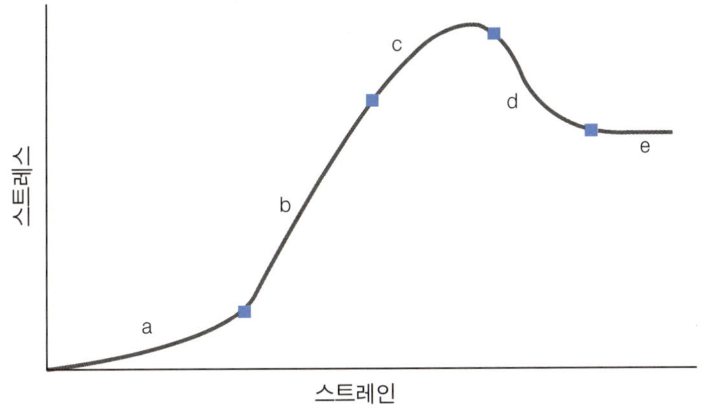

그림 4-3. 연부조직의 스트레스-스트레인 곡선. a: 말단영역, b: 탄성 영역, c: 소성 영역, d: 병목 현상, e: 파괴.

그림 4-4. 병목 현상. 특정 물질에 장력이 가해졌을 때, 물질의 두께가 급속하게 감소되는 부위.

돋보기: 강도와 강성의 관계

강도(strength)와 강성(stiffness)은 비슷한 의미처럼 보이지만, 완전히 다른 의미이다(그림 4-5). 강도는 물질이 하중에 견뎌내는 능력이고, 강성은 변형에너지에 저항하는 능력이다. 여기에서 변형에너지란 물질의 변형을 일으키는 에너지를 의미한다. 즉, 강성이 크면, 변형이 잘 일어나지 않는다는 의미이다. 임상적으로 흔히 관절이 뻣뻣하다는 의미는 관절의 강성이 크다는 의미이고, 관절을 부드럽게 만드는데 많은 힘이 필요하다는 것이다. 강도가 크다고 해서 반드시 강성이 커지지 않는다. 어찌 보면, 강도와 강성은 아무 관계가 없다. 각 종류의 물질들은 다양한 스트레스-스트레인 곡선을 그린다(그림 4-6).

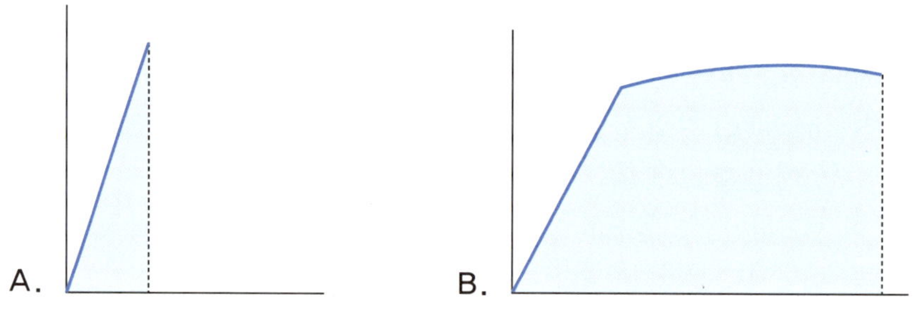

그림 4-5. A 물질은 B 물질 보다 기울기가 크기 때문에 강성이 크고, 그래프의 면적이 작기 때문에 강도는 작다.

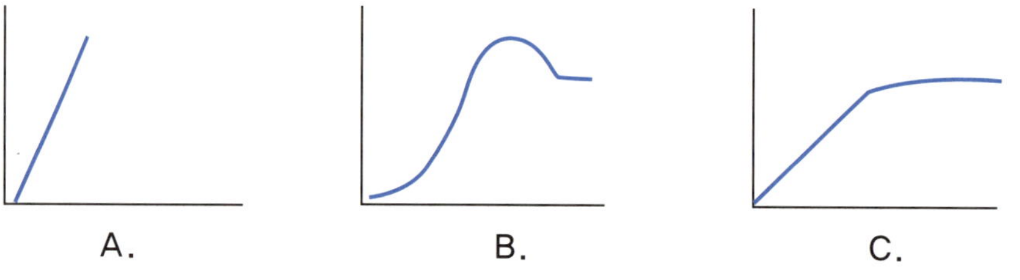

그림 4-6. 여러 물질의 스트레스-스트레인 곡선. A: 섬유 유리, B: 인대, C: 뼈.

돋보기: 구조물과 물질의 관계

구조물(structure)은 역학적 특성이 다른 여러 물질로 만들어진 물체이거나, 혹은 단일 물질로 만들어진 물체이다. 여기에서 단일 물질로 만들어진 구조물과 물질의 차이점은 쉽게 이해할 수 없다. 아래의 그림 4-7을 보면 쉽게 이해할 수 있을 것이다.

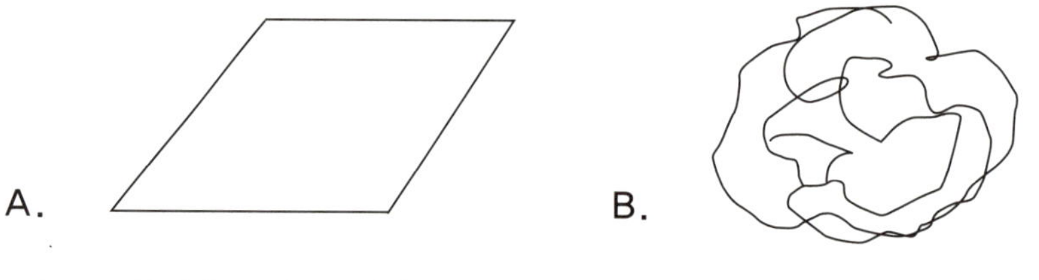

그림 4-7. A는 A4 용지이고, B는 공처럼 만든 A4 용지이다. A와 B의 용지는 동일한 물질이지만, 그것들이 갖는 물리적 특징은 다를 수 있다. 여러분이 A 용지와 B 용지를 힘껏 던졌을 때, 날아가는 거리는 어느 것이 더 멀리 날아갈 것인가?

돋보기: 하중-변형 곡선과 스트레스-스트레인 곡선의 비교

하중-변형 곡선과 스트레스-스트레인 곡선은 상황에 따라 동일한 것으로 간주할 수 있다. 그러나, 이들 곡선에 사용되는 용어들은 약간 다를 수 있다. 가장 대표적인 용어가 탄성계수(elastic modulus)와 강성(stiffness)이다. 탄성계수는 물질에 대한 용어로써 스트레스-스트레인 곡선에서 사용되고, 강성은 구조물에 대한 용어로서 하중-변형의 곡선에서 사용된다. 실제로 인체 조직들은 단일 물질이기 보다는 여러 물질로 만들어진 구조물이기 때문에 스트레스-스트레인 곡선 보다는 하중-변형 곡선이 적합할 것 같다. 그러나 많은 교재들은 하중-변형 곡선 보다는 스트레스-스트레인 곡선을 더 많이 인용하고 있는데, 그 이유는 단일 물질 보다는 구조물이 많은 변수를 가지고 있기 때문이다.

돋보기: 전단계수(G)

전단계수는 전단 스트레인으로 전단 스트레스를 나눈 값이다(그림 4-8). 단위는 스트레스의 단위와 마찬가지로, Pa이나 N/㎡으로 표기된다. 일반적으로 낮은 탄성계수의 물질은 낮은 전단계수를 갖는다. 대부분의 물질의 전단계수는 탄성계수의 35%에 해당한다.

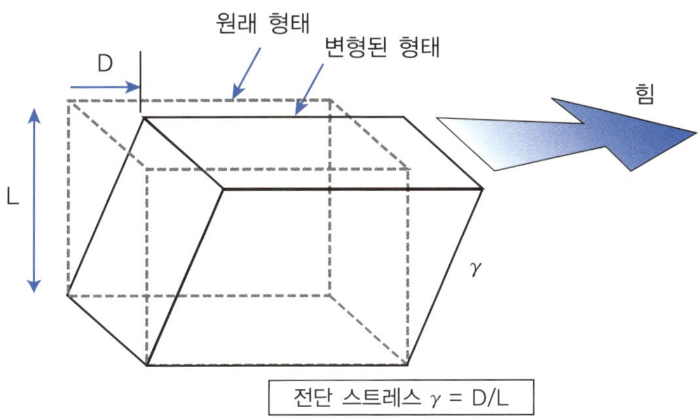

그림 4-8. 전단 현상.

생체조직의 하중 효과

생체조직은 하중의 종류에 따라 다른 반응을 보인다. 뼈 조직에 압박성 하중이 적용되면, 뼈조직은 성장하게 된다.

피로와 파손

물질이 스트레스를 받았을 때, 나타나는 특징 중의 하나는 피로 현상(fatigue)이다. '피로' 라는 용어는 실생활에서 많이 사용되는 용어로, 힘든 일을 하거나 몸이 좋지 않을 때 우리는 쉽게 피로함을 느끼게 된다. 생체역학에서도 '피로' 라는 용어를 많이 쓰는데, 그 의미는 실생활의 용어와 거의 같은 의미이다. '피로파손' 라는 용어를 자주 접하게 되는데, 이것은 물질에 하중이 반복적으로 적용되었을 때, 그 물질이 파손되는 경우이다. 이렇게 하중과 반복횟수의 상호관계를 나타낸 것을 피로곡선이라고 한다(그림 4-9). 피로파손은 강한 충격에 의해 발생하는 파손이 아니고, 작은 힘이 여러 번 반복되어 일어난다. 피로파손은 적용의 최대 하중이 최종강도나 항복강도 보다 작은 경우에 일어난다. 피로 한계는 지구력 한계와 같은 용어이며, 물질이 피로하기 전까지의 스트레스로 정의된다.

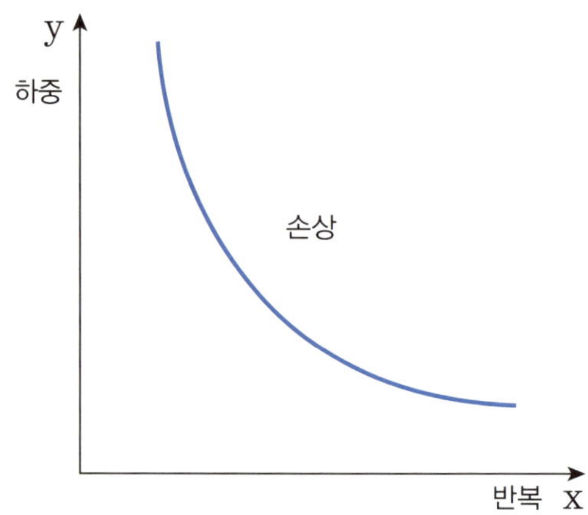

그림 4-9. 피로곡선: x축은 반복횟수이고, y축은 하중의 크기이다.

돋보기: 피로골절

피로파손은 생체 조직에서도 일어난다. 피로는 최종 스트레스보다 작은 강도의 스트레스가 반복적으로 발생할 때 일어난다. 생체조직에서 발생하는 대표적인 피로파손은 뼈의 스트레스 골절이다. 그러나 스트레스 골절은 잘못된 의학용어이다. 그 이유는 모든 골절은 스트레스에 의해 발생한다. 의미적으로 볼 때, 스트레스 골절 대신에 피로골절이라는 용어가 더 적합하다.

스트레스 집중

스트레스 집중(stress concentration)은 구조물의 변형이나 물질의 성질 변화로 인해 구조물의 국소 부위에 스트레스가 증가하는 현상을 말한다. 스트레스 집중는 구조물 파손의 가장 흔한 직접 원인이 된다. 예상치 못한 높은 스트레스가 구조물 내에서 발생하면, 구조물의 형태나 물질의 속성이 갑작스럽게 변하게 된다. 이런 스트레스 집중의 발생은 그 부위를 취약하게 만들어 쉽게 파손되도록 만든다(그림 4-10).

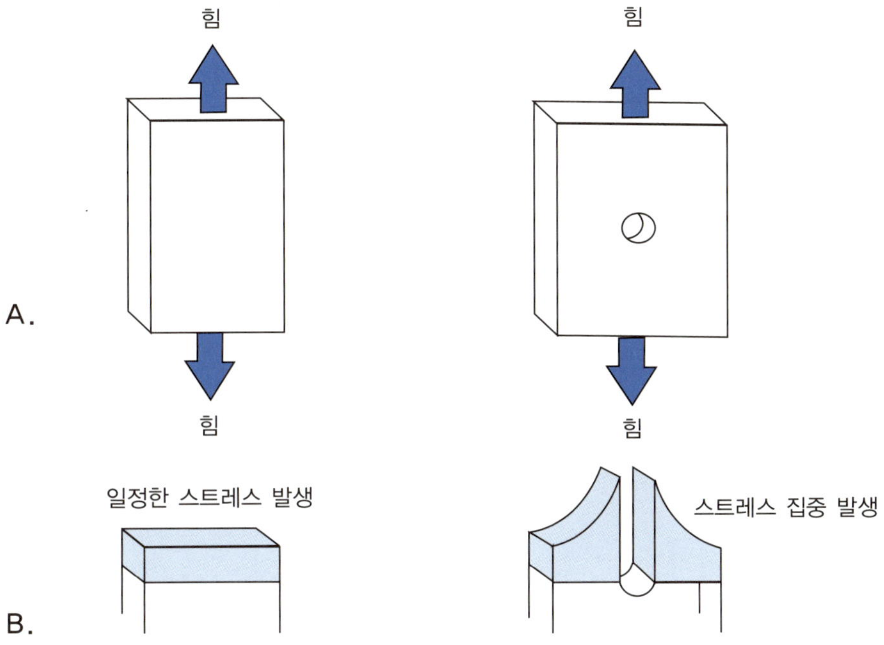

그림 4-10. 그림 B에는 작은 구멍이 있고, 구멍이 있는 지점에서 횡단면적은 그림 A의 횡단면적과 같다. 같은 하중으로 두 물체를 당겼을 때, 왼쪽 물체에는 스트레스가 고르게 분포하지만, 오른쪽 물체에서는 구멍난 부위에서 스트레스가 집중한다.

2. 점탄성 물질의 역학적 특성

인대, 힘줄, 근막, 근육, 연골 및 뼈 등의 인체 조직은 고체 성질과 유체 성질을 모두 갖는 물질로서, 탄성보다는 점탄성의 성질을 가지고 있다. 이름에서 알 수 있듯, 점탄성(viscoelasticity)은 점성과 탄성의 특징을 가지고 있다. 점탄성의 역학적 특성은 탄성과는 달리, 시간의 의존성이 높다. 그래서 점탄성 물질에 변형을 일으키기 위해서는 하중뿐만 아니라, 하중이 적용되는 시간을 고려해야 한다. 다음과 같이 점탄성 물질은 4대 역학적 특성을 가진다: 크립현상, 이완현상, 이력현상 및 하중 속도의 민감성.

1) 크립 현상(creep)

크립 변형은 점탄성 물질의 대표적인 특징이다. 크립 변형을 이루는 조건은 하중을 증감시키지 않고 하중의 적용 시간을 증가시킨다. 스트레칭 방법을 예를 들어 설명하고자 한다. 치료사가 하중을 서서히 증가시키면서 스트레칭하는 방법은 탄성의 특성을 이용한 방법으로써, 조직이 견딜 수 있는 최대 하중을 적용하는 방법이고, 반대로 크립 현상을 이용한 방법은 최대 하중이나 최대하 하중으로 스트레칭한 후, 일정 시간 동안 스트레칭을 유지하는 방법이다. 예를 들어, 최대 스트레칭한 후, 10초 정도 유지하는 방법이 크립 현상을 이용한 방법이라고 할 수 있다. 여기에서 유지시간을 너무 길게 하면 크립 현상이 더 뚜렷하게 나타나지만, 조직 손상이 심하게 일어날 수 있기 때문에 적절한 시간으로 스트레칭을 유지해야 한다. 그림 4-11은 크립 현상을 보여 주는 대표적인 그래프이다.

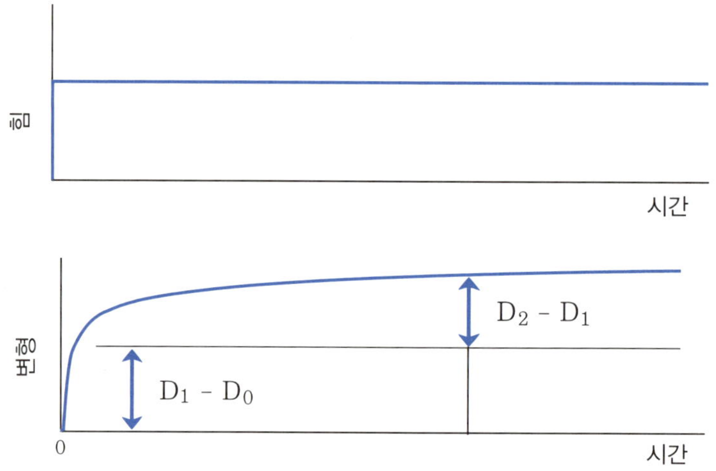

그림 4-11. 크립 현상.

돋보기: 시간의 경과에 따른 크립 현상의 곡선 변화

1차 곡선은 어느 정도 복원이 가능하고, 2차 곡선은 복원이 불가능하고, 스트레인과 시간의 관계가 비례한다. 3차 곡선은 병목현상이나 내부 균열 때문에 스트레스가 커져서 곡선의 경사가 가파르게 올라간다(그림 4-12).

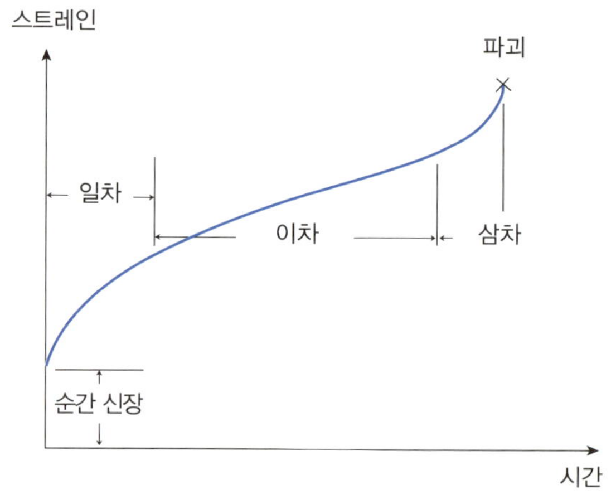

그림 4-12. 시간의 경과에 따른 크립 현상.

2) 이완현상(relaxation)

이완현상은 적용되는 힘이나 스트레스의 감소를 의미하기 때문에, 스트레스-이완 현상 혹은 스트레스-감소 현상이라고 한다. 이완현상이란, 물질을 변형시킨 힘을 약간 빼더라도 그 물질의 변형이 그대로 유지되는 현상이다(그림 4-13).

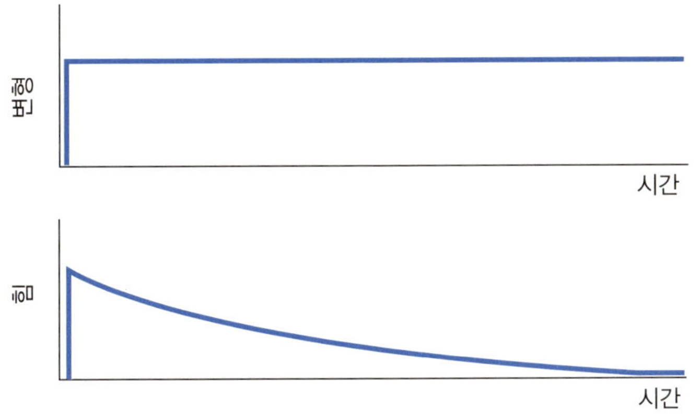

그림 4-13. 이완현상.

3) 이력현상(hysteresis)

이력현상은 어떤 물리량이 현재의 물리 조건만으로는 결정되지 않고, 그 이전에 그 물질이 경과해 온 상태의 변화 과정에 의존하는 현상이다. 점탄성 물질에 하중을 반복적으로 제공하면 에너지 소실이 나타나는 현상이다. 하중을 여러 번 적용했을 때 곡선과 비하중 곡선이 동일하다면, 에너지 소실이 없는 것이고, 이런 역학적 특성을 갖는 물질을 탄성이라고 한다. 그러나 인체 조직과 같은 점탄성 물질은 하중과 비하중을 여러 번 반복하면, 하중 곡선 보다 비하중 곡선이 낮게 그려진다. 하중 곡선과 비하중 곡선의 차이 면적을 에너지 소실이라고 한다. 그림 4-14는 토끼의 앞십자인대를 여러 번 장력을 적용했을 때 나타나는 양상이다.

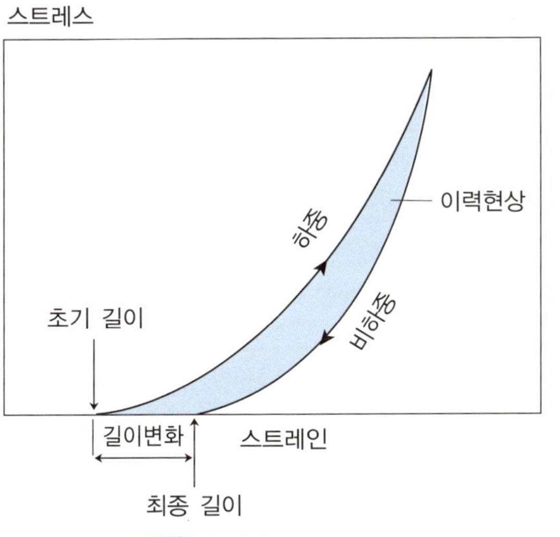

그림 4-14. 이력현상.

4) 하중 속도의 민감성

하중의 속도는 물질의 변형 정도에 영향을 주고, 특히 점탄성 물질이 하중의 속도에 민감하게 반응을 한다. 인체 조직도 점탄성 물질로 고려되기 때문에, 적용되는 하중의 속도에 따라 다른 반응을 보인다. 그림 4-15은 점토를 여러 속도로 당겼을 때 나타나는 양상을 보여 주고 있다. 빠르게 당기면, 변형없이 점토가 끊어지지만, 중간 정도나 느리게 점토를 당기면 속도가 느릴수록 더 큰 변형을 보이면서 점토가 끊어지게 된다. 이런 현상은 인대를 당겼을 때도 마찬가지다.

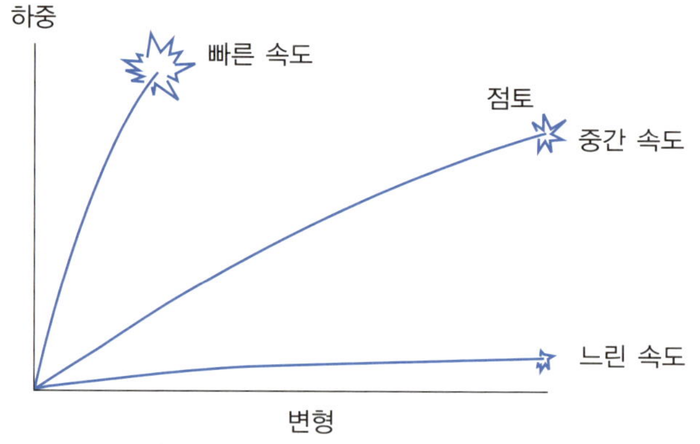

그림 4-15. 점토의 하중 속도 민감성.

돋보기: 점탄성의 역학적 모델

점탄성을 나타내는 모델은 반드시 두 가지 물체를 가지고 있어야 한다. 하나는 스프링이고, 다른 하나는 완충장치이다. 점탄성을 나타내는 역학적 모델은 주로 3가지로 분류된다: 1) Maxwell 모델, 2) Kelvin 모델, 3) 복합 모델. Maxwell 모델은 스프링과 완충장치가 직렬로 연결된 모형이고, Kelvin 모델은 스프링과 완충장치가 병렬로 연결된 모형이다. 그리고 복합 모델은 Kelvin 모델에 스프링이 직렬로 다시 연결된 형태이다(그림 4-16).

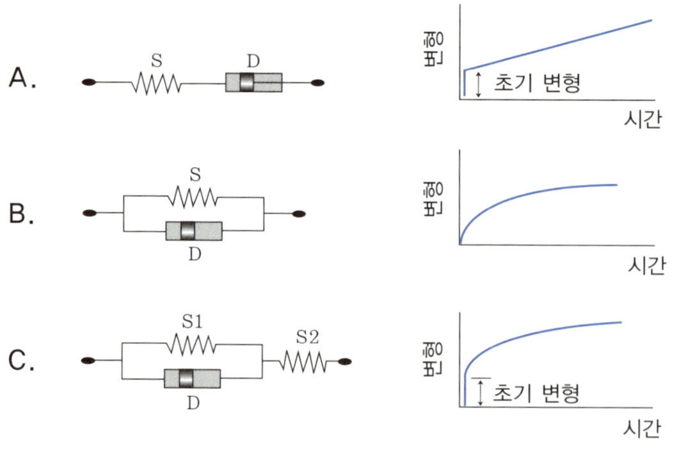

그림 4-16. 점탄성의 역학적 모델. A: Maxwell 모델, B: Kelvin 모델, C: 복합 모델. S는 스프링을 의미하고, D는 완충장치를 의미한다.

돋보기: 연부조직과 신장의 적용 관계

1. 연부조직을 빠르게 신장하면 조직의 강성(stiffness)이 증가하고, 천천히 신장하면 조직의 강성이 감소한다.
2. 연부조직은 높은 하중에 노출될수록 파손의 위험이 증가하지만, 빠른 신장을 적용할수록 잘 신장되지 않는다.
3. 일정한 하중을 연부조직에 적용한 후, 그 적용 시간이 길면 길수록, 연부조직의 변형이 커진다.

3. 물질의 기타 역학적 성질

연성(ductility)은 파손이 일어나기 전까지 큰 변형이 일어나는 물질이고, **취성**(brittleness)은 연성과 반대되는 물질로서 파손되기 전까지 변형이 거의 없거나 적게 일어나는 물질이다. 인체조직에서 대표적인 연성 물질은 연부조직이고, 대표적인 취성 물질은 치아이다. 연성은 파손지점까지 발생하는 변형률로써 변형률이 6% 미만이면, 물질의 취성이고, 6% 이상이면 연성이다(그림 4-18). 연성을 쉽게 정의하면, 물질이 탄성 한계를 넘는 힘을 받아도 파괴되지 않고 실처럼 늘어나는 성질이다. 이와 반대로, 취성은 물체가 외력을 받았을 때 소성 변형을 거의 보이지 않고 파괴되는 성질이다.

연성과 비슷한 개념의 물질 성질이 있는데, 바로 **인성**(toughness)이다. 인성은 파손되기 전까지 물질이 견뎌내는 성질로, 소성 강도 혹은 소성 에너지라고도 한다. 일반적으로 취성 물질일수록, 파손 스트레스가 크고, 연성 물질일수록 인성이 크다. 그림 4-17에서 y축의 최대 높이가 파손 스트레스이고, 빗금친 면적이 인성을 나타낸다.

경도(hardness)는 소성 변형의 정도를 의미한다. 경도의 값을 구하는 방법은 평평한 물체에 일정한 모양의 물체로 압박을 가해, 오목하게 패인 정도를 하중과 패인 면적의 관계로 구한다.

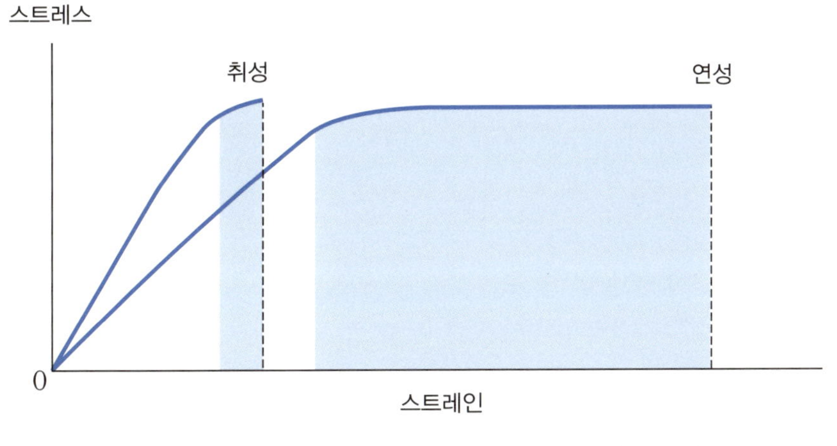

그림 4-17. 연성과 취성. 연성 물질은 취성 물질에 비해 변형이 잘 일어나고 소성 에너지가 큰 편이다. 그러나 최종 하중 혹은 최종 스트레스는 연성 물질이 취성 물질보다 작은 편이다.

돋보기: 물질의 역학적 성질

점탄성, 연성, 취성 및 인성은 물질의 소성과 많은 관련성이 있고, 탄성과는 관련성이 적다. 스트레스-스트레인 곡선에서 탄성은 직선 부분이고, 소성, 연성, 취성 및 인성은 곡선 부분에 해당한다.

5장

유체역학과 진동

유체역학

유체역학은 액체와 기체의 흐름에 대한 학문이다. 유체역학을 이용한 물리치료장비들이 많이 있고 또 유체역학이 인체에 많은 영향을 주기 때문에, 물리치료사들은 유체역학에 대한 기본적인 지식을 가질 필요가 있다. 물리치료사들이 기본적으로 알아야 할 유체역학의 내용으로는, 크게 외적으로 적용되는 기체와 액체에 대한 인체의 반응, 혈액의 흐름 및 숨을 쉴 때의 공기의 흐름 등이다. 주로 스포츠 물리치료 프로그램으로 많이 이용되는 수중운동치료는 지상에서 운동할 수 없는 환자나 고난이도의 운동을 제공하기 위해 물의 부력과 저항으로 환자들에게 많은 도움을 주고 있다. 수중운동은 부력을 통해 환자의 움직임을 돕기도 하지만, 부력을 통해 환자의 서기 균형 능력을 향상시키고 물의 저항을 통해 근력과 지구력을 향상시킬 수 있다. 본 단락은 생명 유지와도 직결되는 혈액과 공기의 흐름에 대해서도 공부하고자 한다. 혈액은 단순한 물과는 달리, 높은 점성을 가지고 있기 때문에 지속적으로 흘러야 한다.

유체(fluid)란 물리학적으로 열이나 압력을 가하지 않은 본래 상태의 기체와 액체를 의미하고, 역학적 의미로는 전단력, 수직력, 점선력에 의해 지속적으로 저항할 수 없는 물질 즉, 형태를 바꾸거나 흘러가는 경향을 가진 물질이다. 유체에서 발생하는 힘은 크게 부력, 항력 및 양력 등이 있고, 이들 유체의 힘은 유체의 밀도, 비중 및 점성에 의해 영향을 받게 된다. 먼저 부력은 물체를 뜨게 하는 힘($F = Vr$)으로서, 물체 부피(V)에다 비중(r)을 곱한 값이고, 항력은 유체의 흐름에 의해 발생하는 힘으로, 유체 속의 물체가 갖는 저항의 힘이고 또 물체의 움직임을 느리게 만드는 힘($F = \rho CAv^2$)으로서 유체 밀도(ρ), 항력계수(C), 물체의 표면적(A), 유체의 속도(v)에 영향을 받는다. 그리고 양력은 유체 흐름에 수직으로 작용하는 힘($F = \frac{1}{2}\rho CAv^2$)으로서 항력과 비슷한 공식을 갖는다. 이들 공식을 통해 알 수 있듯이, 물체를 둘러싸고 있는 유체가 무겁거나 밀도가 높을수록 물체에 작용하는 유체의 힘도 커진다. 그리고 유체의 점성이 크면 클수록 유체 흐름에 대한 저항이 커진다. 정지되어 있지 않고 이동할 때 발생하는 스트레스가 유체의 점성이기 때문에, 유체를 점성 유체와 비점성 유체로 나눈다. 대표적인 점성 유체는 물이다. 물은 점성 계수가 일정하기 때문에 뉴턴의 점성 법칙을 따르고, 이를 뉴턴 유체라고도 한다. 그러나 혈액이나 우유 등과 같은 유체는 점성 계수가 일정하지 않기 때문에 뉴턴의 점성 법칙을 따르지 않아 비뉴턴 유체라고 한다.

유체역학은 크게 유체 정역학과 유체 동역학으로 나누어진다. 유체 정역학은 압력을 다루는 학문이고, 유체 동역학은 유체의 흐름 즉, 유동을 다루는 학문이다.

유체 정역학

정수압이 인체에 미치는 효과

흐르지 않는 물속에 사람이 들어가면, 그 사람의 신체 표면은 물의 정수압에 의해 균등한 압박을 받게 된다. 신체 부위와 관계없이 모든 신체 표면은 수직의 압력을 받기 때문에 신체 내부에서는 수직의 스트레스가 발생하여, 신체의 형태를 변형시키지 않고 신체 체적만 감소시킨다. 이렇듯 정수압과 물체의 체적 감소 관계는 체적 탄성 계수를 통해 상관관계를 맺게 되고, 체적 탄성계수가 커질수록 정수압에 대한 물체의 저항력은 커져서 체적 변화는 감소한다. 정수압(hydrostatic pressure)은 흐르지 않는 물의 압력이고, 단위면적당 받는 압력의 크기이다. 정수압은 물의 양과 깊이에 따라 달라진다. 우리가 목욕탕 속에 들어갔을 때 물의 정수압에 의해 신체 둘레가 1~6㎝ 정도 작아지고, 또 수영장에서 가만히 서 있을 때 가슴 부위가 받는 압력은 종아리 부위의 압력과 다르다(그림 5-1).

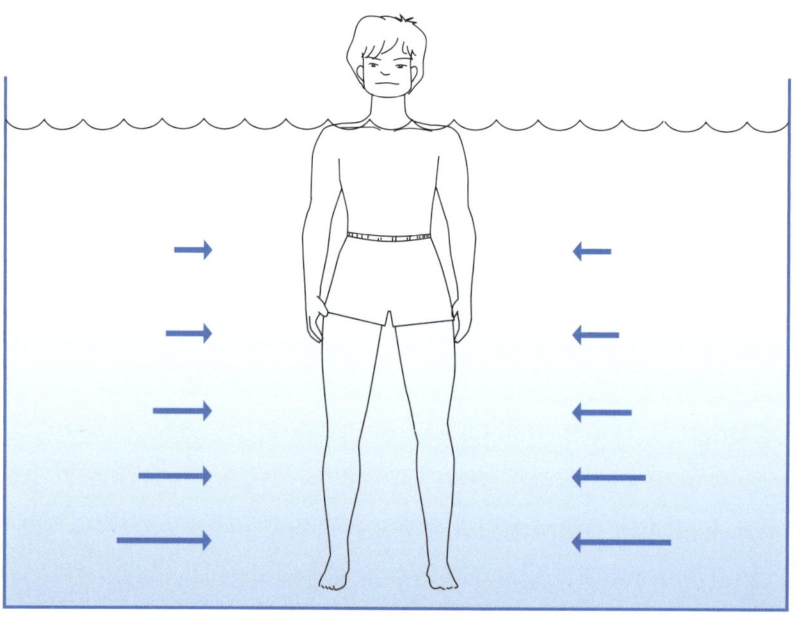

그림 5-1. 물의 깊이가 1 ㎝ 씩 깊어질 때, 사람이 받는 수압은 0.73 ㎜Hg씩 증가된다.

돋보기: 척수손상환자의 수중 활동

목뼈 척수손상환자는 배근육이 마비되어 호흡량이 적지만, 그 환자가 물속에서 수영을 하면 물의 정수압이 배와 가슴을 압박하여 폐활량을 증가시켜 호흡을 용이하게 만든다.

돋보기: 퇴행성 관절염 환자의 수중 활동

관절염 환자가 허리까지 오는 물속에서 수중활동을 하면, 육상활동에 비해 무릎관절에 가해지는 관절 압박력이 크게 감소되어, 환자의 활동이 수월해진다. 그 이유는 육상활동 시 무릎 관절 위의 모든 신체 무게가 무릎관절에 가해지지만, 수중활동 시에는 수면 위쪽에 있는 신체 무게만이 무릎관절에 가해지기 때문이다. 그리고 육상활동 시에는 엉덩관절, 무릎관절 및 발목관절에 가해지는 하중이 서로 다르며, 발목관절, 무릎관절 및 엉덩관절 순으로 커지지만, 반대로 수중활동 시에는 엉덩관절, 무릎관절 및 발목관절에 가해지는 하중은 동일하다.

돋보기: 아르키메데스 원리와 부력의 효과

아르키메데스의 원리란 유체 속에 정지된 있는 물체는 중력과 반대 방향으로 힘을 받는데, 그 힘의 크기는 물체를 유체로 바꾸었을 때 작용하는 중력의 크기와 같다는 것이다. 여기에서 중력의 반대 방향으로 작용하는 힘을 우리는 부력(buoyancy)이라고 부른다. 아르키메데스의 원리는 물속에 어떤 물체를 넣었을 때, 물의 부피가 커지고, 물의 부피만큼 물체의 무게가 감소하는 것이다.

사람의 몸이 물속에 잠기는 높이에 따라 체중의 감소가 달라진다(그림 5-2). 어깨까지 잠기면, 체중이 90% 감소된다: 100kg이라는 실제 느껴지는 무게는 10kg이 된다. 복장뼈의 칼돌기까지 잠기면 66%의 체중 감소 효과가 있고, 배꼽 높이까지 잠기면 55%의 체중 감소 효과가 있다. 그리고 엉덩관절 까지 잠기면 체중이 50%까지 감소된다.

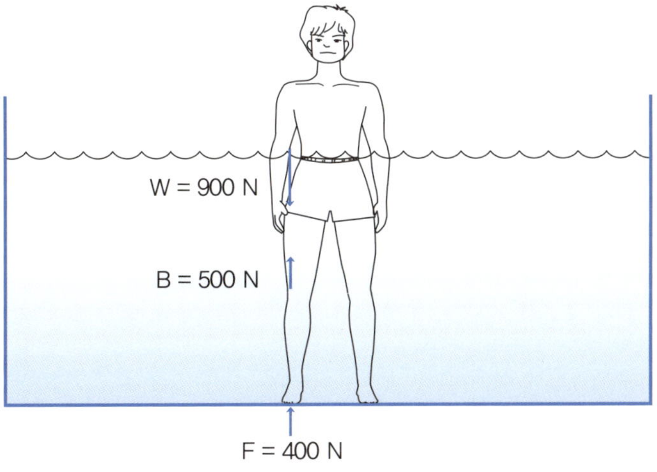

그림 5-2. 체중(W)이 900 N인 사람이 배 높이까지 물속에 잠겨 있으면, 부력(B) 500 N이 발생하여 실제 느껴지는 체중은 400 N이 된다.

유체 동역학

물이나 공기는 작은 역학적 변화에도 쉽게 이동하게 된다. 수영장에서 가만히 서 있어도 옆에 있던 다른 사람의 움직임에 의해 물의 압력이 변화되거나 물의 압력이 강해지면 균형을 잡기 위해 움직임을 일으켜야 할 때가 있다. 이것은 파스칼 원리에 따른다. 실제로 이런 원리를 이용해 신체 균형 능력을 향상시키는 재활 프로그램을 수행할 수 있다. 반대로 고요한 수영장에서 사람이 움직여도 인체의 역학적 변화를 일으킬 수도 있다. 수중 물리치료 프로그램에서 움직임 속도를 증가시켜 물의 저항을 이용하는 운동을 많이 한다. 이것은 항력을 이용하는 것이다. 앞에서 설명했듯이, 항력(drag)은 물체가 유체 내에서 운동하거나 흐르는 유체 내에 물체가 정지해 있을 때 유체에 의해서 운동에 방해되는 힘이다. 유체에 대한 물체는 반대방향의 항력을 가진다. 즉, 항력은 태풍 속을 걸어갈 때 느끼는 저항감이다. 공기나 물속을 다루는 기계를 설계할 때는 항력을 감소시킬 수 있는 유선형으로 설계하는 것이 바람직하다. 예를 들어, 자동차, 비행기, 배, 잠수함 등이 그러하다. 항력에 대한 공식은 다음과 같다.

$$D = \rho C A v^2$$

항력의 크기 D는 유체에 대한 상대속력을 v, 유체의 밀도를 ρ, 물체의 단면적을 A라고 할 때이다. 여기서 C는 물체형태나 표면의 상태에 의해서 결정되는 상수로 보통 이것을 항력계수(drag coefficient)라 한다.

밀폐된 공간에서 유체 흐름은 파스칼 원리에 의해서 이루어지는데, 이 원리는 물리치료 장비는 물론, 일상에서 자주 접하게 된다.

돋보기: 물의 저항

물의 저항력은 저항을 받는 신체 분절의 면적에 비례하기 때문에 허벅지 부위가 발 부위 보다 더 크고, 또한 저항력은 속도의 제곱에 비례하기 때문에, 사람이 빠르게 움직일수록 더 큰 저항을 받게 된다. 그리고 수중 보행을 할 때, 발이 허벅지 보다 더 빠르게 움직이기 때문에 발에 걸리는 저항이 허벅지에 걸리는 저항 보다 더 커질 수 있다.

돋보기: 유체흐름에 대한 파스칼 원리

파스칼 원리는 밀폐된 공간 속에 있는 기체나 액체의 한쪽 부위에 압력을 가하면, 유체의 일부분에 가해지는 압력은 줄어들지 않고 유체 전체로 퍼져 나간다는 것이다. 예를 들어, 치약을 짜는 경우를 생각해 보자. 치약의 밑부분을 누르면 그 압력이 치약 전체에 똑같이 전해진다. 그러나 치약의 두껑이 열려 있으면, 치약 내부의 압력에 의해 밖으로 나오게 되는 것이다. 이런 원리를 이용해 부종을 감소시키거나 심부정맥 혈전증을 예방하는 물리치료기구가 있는데, 바로 간헐적 공기압박치료기이다(그림 5-3).

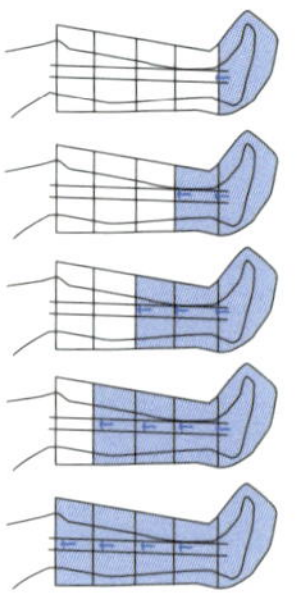

그림 5-3. 간헐적 압박치료기구의 원리.

돋보기: 베르누이의 원리

사람이 유체 속에 있으면, 다양한 압력과 속도를 경험하게 된다. 흐르는 유체 속에서 일정한 밀도를 가진 물체가 에너지 소실이 없다면, 혈관처럼 직경이 달라지는 물체의 전체 에너지는 동일해야 한다는 것이 베르누이 원리이다: 전체 에너지 = 위치에너지 + 운동에너지 + 압력에너지. 이런 공식에서 볼 때, 유속이 증가하면 압력이 감소하게 된다. 비행기의 날개를 보면 날개 위쪽이 아래쪽보다 유체의 흐름이 더 빠르도록 설계되어 있다. 다시 말해, 날개 아래쪽의 압력이 날개 위쪽 보다 더 커 양력이 발생하여 비행기가 위로 올라가게 된다.

혈관

실제로, 생체역학에서 유체 정역학적 해석 보다는 유체 동역학적 분석이 더 관심사이다. 유체 흐름(유동)의 조건이 시간과 무관하게 일정한 흐름을 가지는 유동을 정상 유동(steady flow)이라고 한다. 이것은 단면적이 일정한 관에서 일어난다. 반대로 비정상 유동은 시간에 따라 흐름이 변하는 유동이다. 인체에서 일어나는 대부분의 유동은 비정상 유동에 속한다. 유체 흐름은 층류와 난류로 나누어진다. 난류는 에너지를 분산시키고, 층류에서 난류로 바뀔 때, 유동 저항이 크게 증가될 수 있고 혈관에 가해지는 전단 하중이 몇 배 증가될 수 있다. 혈관에서의 층류와 난류의 차이점은 2가지이다. 첫째, 속도가 다르다. 앞에서 언급했듯이, 층류는 혈관 중심에서 흐르는 속도와 혈관벽 주변에서 흐르는 속도 사이에 큰 차이가 있다(그림 5-4). 그러나 난류는 혈관 중심의 속도와 혈관벽 주위의 속도에서 큰 차이를 보이지 않는다. 즉, 같은 혈류량이 흐른다고 할 때 층류 보다는 난류일 때, 혈관벽의 전단 변형이 크게 일어난다. 두 번째는 마찰계수 혹은 점성 계수가 다르다. 난류의 마찰계수는 층류의 마찰계수 보다 높다. 여기에서 마찰계수가 높다는 의미는 혈관벽이 더욱 울퉁불퉁하다는 의미일 수도 있다. 유체에서의 마찰계수는 점성 계수에다 전단 스트레스를 곱한 값이다. 혈관에서 난류가 일어나는 경우는 혈전이 있거나, 대동맥이나 심실, 그리고 혈관이 굽은 부위나 혈관이 나누어지는 부위에서는 일어난다(그림 5-5). 혈관 난류의 다른 현상은 청진기를 통해 심장소리를 들을 때 나타난다. 즉, 대동맥 폐색, 대동맥 협착증, 동정맥류 등의 질환에서 난류 현상이 발생하여 잡음이 들리게 된다.

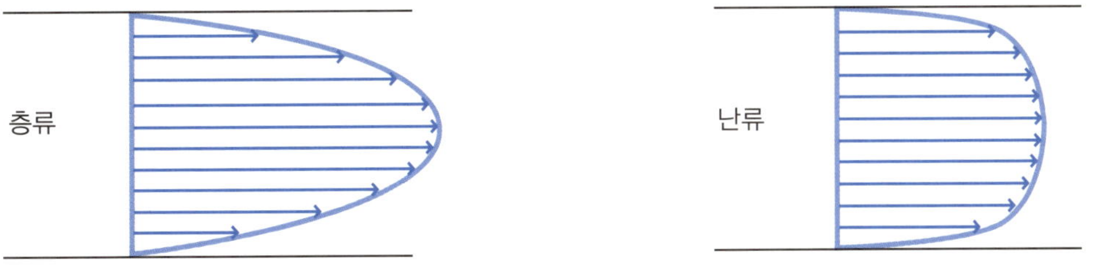

그림 5-4. 층류와 난류의 유체 속도 패턴.

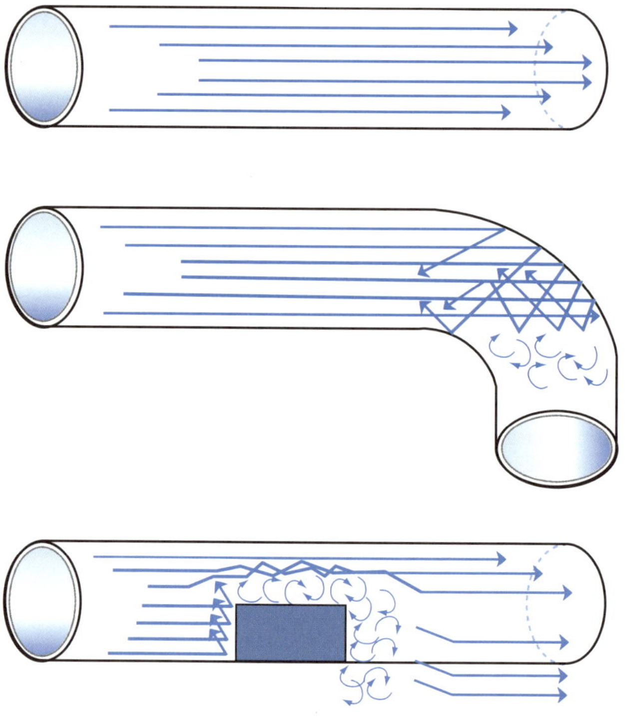

그림 5-5. A. 층류로서 동일한 단면적의 혈관을 혈액이 통과하고 있다. 그러나 혈류의 속도는 관의 중심에서 가장 빠르고, 혈관 쪽으로 갈수록 속도가 느려진다. B. 혈관이 휘어진 부위에서 일어나는 난류 현상을 보여 준다. C. 혈관 속에 장애물(혈전)이 있을 때 나타나는 난류를 보여주고 있다.

돋보기: 혈액순환증진

물리치료의 1차적 목표는 혈액순환증진과 부종 감소이다. 이들은 모두 유체의 흐름과 관련이 있지만, 여기에서는 혈액순환증진에 대해서만 설명하겠다. 혈액 순환이 말초혈관저항과 점성에 밀접한 관련성을 갖기 때문에, 혈액순환을 향상시키려면 말초혈관저항을 감소시켜야 한다. 말초혈관저항은 혈관 직경의 4제곱에 반비례하고 혈관의 탄성에 반비례하기 때문에, 임상적으로 혈관의 직경을 늘이는 방법과 탄성을 높이는 방법은 혈전을 제거해 주는 것이다. 그리고 혈액의 점성을 감소시키는 방법은 아스피린과 같은 약물을 복용하거나, 지속적으로 수분을 흡수하는 것이다.

돋보기: 온도에 따른 혈액의 유체역학

냉을 적용하면, 세동맥이 수축하여(혈관 직경의 감소) 혈액의 흐름이 감소되고, 이로 인해 혈액의 점성이 증가된다. 이런 혈액의 점성 증가는 혈액 흐름을 더욱 감소시킬 것이다. 온열을 적용하면, 냉의 적용과 반대 되는 효과를 얻을 수 있다. 혈액 흐름의 감소는 세포의 대사작용과 산소공급을 떨어뜨려 부종 예방과 염증 완화의 효과를 가진다.

심장

사람의 심장에는 4개의 공간이 있다: 왼심방, 왼심실, 오른심방 오른심실. 정맥혈은 오른심방으로 들어가서, 삼첨판을 통해 오른심실로 간다. 심장근의 펌프 작용으로 인해 폐동맥으로 이동하여 폐에서 혈액은 산화된다. 이렇게 산화된 혈액은 다시 폐정맥을 통해 심장의 왼심방로 들어온 후, 이첨판을 통해 왼심실로 이동한다. 근육의 작용에 의해 왼심실에서 대동맥으로 이동된다(그림 5-6). 심장에는 4개의 판막 즉, 삼첨판, 이첨판 , 폐동맥판, 대동맥판 등이 있다. 심장은 대표적인 전기적 자극에 의해 수축된다. 대략 1초에 한 번씩 전기자극이 이루어진다. 심장에서의 혈액 이동은 압력과 체적에 의해 결정되고,(표 5-1) 이것은 사람의 자세나 마취 상태에 의해 변화될 수 있다.

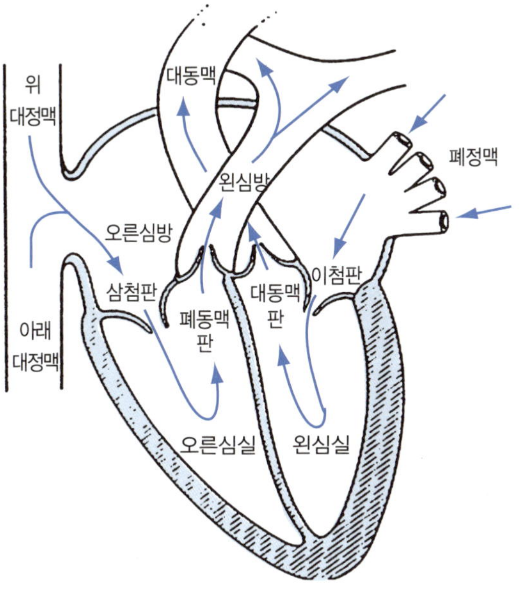

그림 5-6. 심장에서의 혈류.

표 5-1. 정상 심장의 압력

우심방	6 mmHg 이하
우심실	최대 수축기: 15-30 mmHg 이하 이완기 말기: 6 mmHg 이하
폐동맥	수축기: 15-30 mmHg 이하 이완기: 4-12 mmHg 이하
좌심실	최대 수축기: 100-150 mmHg 이하 이완기 말기: 12 mmHg 이하
좌심방	12 mmHg 이하
대동맥	수축기: 100-150 mmHg 이하 이완기: 60-120 mmHg 이하

심방 보다 심실에서 압력이 높은 이유는 심장근육의 수축 때문이다.

진동

인체의 모든 기관들은 항상 진동 자극에 노출되어 있거나 진동 운동을 하고 있다. 우리가 말을 하거나 어떤 소리를 듣거나 어떤 사물을 보는 것도 진동 현상을 통해 이루어지는 것이다. 진동을 쉽게 말하면 일정하게 반복되는 움직임이다. 예를 들어, 심장은 대략 1초에 한 번 정도 수축하기 때문에 심장의 주파수는 1-2 Hz 정도이다. 그리고 폐의 진동은 0.24Hz이고, 오한에 의한 몸 떨림은 5-10 Hz이라고 한다. 여기에서 주파수가 높을 수록은 1초에 더 많은 진동이 발생한다는 의미이다. 인체에 진동이 영향을 주는 효과는 일반적으로 진동의 크기 보다는 진동의 주파수가 더 많은 영향을 준다. 물론 인체는 크기가 큰 진동 보다는 작은 진동을 더 선호하고 잘 견뎌낼 수 있다. 먼저 진동의 크기에 대해 이야기 해 보자. 우리는 자동차를 타고 가다가 요철 부위를 만나게 되는데, 요철 부위가 높으면, 큰 진동이 발생하고, 요철 부위가 낮으면, 작은 크기의 진동이 발생한다. 당연히 높은 요철 부위에서 사람들은 더 큰 불쾌감을 느끼게 될 것이다. 이번에는 주파수에 대해 이야기해 보자. 동일한 사람이 동일한 크기의 말을 해도 그 사람이 말하는 톤이 높아지면, 불쾌감을 느낄 수 있는 것이다. 그리고 진동의 연속성도 사람의 감정에 많은 영향을 줄 수 있다. 어떤 가수가 노래를 부르다가 음이탈을 하거나, 피아노를 연주하다가 건반을 잘못 누른다면 여지껏 아름답게 듣고 있던 음악에 대한 감정이 깨어지게 되는 것이다. 이렇듯 진동은 우리의 실생활과 밀접한 관련성이 있다. 진동은 우리에게 유익할 수도 있고 유해할 수도 있는 것이다. 인체의 각 기관도 유익한 진동과 유해한 진동을 갖게 된다. 인체에 유해한 진동은 질병을 일으킬 수 있다. 각 인체 기관들은 자신만의 공명주파수를 가지고 있는데, 이것은 질량과 탄성에 의해 이루어진다(표 5-2).

인체 각 기관은 특정 주파수에 취약한데, 그 대부분의 주파수가 1Hz - 20Hz에 해당한다(표 5-3). 예를 들어, 우리가 장시간 동안 비포장도로를 자동차로 달리면, 피로가 발생하거나 몸이 불편해지고, 일시적인 시각장애를 입을 수 있는데, 그 이유는 트럭에서 발생하는 주파수가 8 Hz 이하이기 때문이다. 그러나 상대적으로 승용차로 비포장도로를 달리면, 발생하는 진동 크기가 작기 때문에, 트럭에 비해 피로나 불편함이 다소 적어진다. 음파의 종류는 크게 저음파(infrasound), 음파(sound), 초음파(ultrasound)이다.

표 5-2. 신체 부위별 공명주파수(Hz)

부위	공명주파수
머리와 목	20-30
눈	20-90
턱	100-200
어깨뼈	4-5
팔(폄)	30
팔(굽힘)	4-5
손	30-50
배	4-8
척추	10-12
다리(폄)	20
다리(굽힘)	2

표 5-3. 각 신체 부위에 문제를 일으키는 주파수(Hz)

머리 통증	13-20
턱 통증	6-8
가슴 통증	5-7
호흡 통증	1-3
복부 통증	5-10
허리 통증	8-12

특히 저음파는 들을 수 없지만, 신체에 생리적 장애를 초래할 수 있다. 그리고 초음파는 의학적으로 많이 사용되고 있다. 물리치료에서는 초음파를 이용해 치료를 하고 있고, 진단의학에서는 초음파를 이용해 질병의 진단에 이용하고 있다.

진동과 관련된 대표적인 물리적 현상은 소리(sound)이다. 여기에서 우리는 소리의 물리적 현상과 의학적 적용에 대해 간단하게 다룰 것이다. 가장 대표적인 의학적 적용은 청진기이다. 우리는 뱃속에 있는 태아의 움직임이나 심장의 소리, 폐 속에서 발생하는 공기의 흐름을 소리로 들을 수 있다. 소리는 중요한 의사소통이며 좋은 음악을 감상할 수 있는 환경을 제공해 준다. 그러나 소리의 공해라는 소음은 심리적, 물리적, 생리적으로 인간을 괴롭히기 때문에, 심각한 사회현상을 유발시킨다. 대표적인 것이 아파트의 층간 소음이다. 층간 소음은 소리 보다는 소리의 진동에 의한 피해가 더 크다. 그리고 비행장 근처인 주민들도 심각한 소음에 노출되어 있다.

돋보기: 데시벨(decibel)과 음파 주파수

데시벨은 소리의 압력이나 강도를 의미하며, 소리의 상대적인 크기를 나타내는 단위이다. 즉, 소리 강도의 비를 상용로그 취해준 값에 10을 곱한 값이다. 일반적으로 소음이라는 것은 사람마다 다를 수 있다. 그 이유는 사람이 느끼는 정도가 다르기 때문이다. 사람은 소리의 강도뿐만 아니라 소리의 주파수에도 영향을 받기 때문에, 소리의 감각적인 크기를 객관적으로 측정하는 것은 매우 복잡하다. 그래서 기준음을 잡고 이에 비해 얼마나 더 큰지를 소리의 크기로 정한다. 일반적으로 사람이 느끼는 소리의 크기는 소리의 강도의 상용로그값에 비례한다. 사람이 들을 수 있는 가장 작은 소리의 크기는 0dB이고, 이를 기준으로 10dB씩 증가하는 경우 소리의 세기는 10배씩 강해진다. 예를 들어, 20dB은 10dB의 2배가 아니라, 10배가 된다. 60dB의 크기와 90dB의 크기는 차이는 1,000배나 된다. 사람이 들을 수 있는 가청(음파) 주파수는 20 Hz −17㎑이다. 20Hz 이하의 소리를 저음파라 하고, 대략 20㎑ 이상의 주파수를 초음파라고 있다.

소리 이외에도 진동이 인체에 악영향을 주는 경우는 매우 많다. 뼈가 골절되었을 때 약간의 진동이 가해져도 심한 통증이 발생할 수 있고, 대표적인 질환인 요통의 경우에도 허리에 진동이 가해지면 요통이 더욱 악화될 수 있다. 사실, 요통의 경우는 진동에 많이 노출되는 트럭 운전기사, 버스 운전기사 및 비행기 조종사 등에게서 많이 발생한다고 한다. 조깅이나 장시간의 등산을 할 경우, 반복적인 하중이 무릎 관절에 가해져서 뼈관절염을 초래할 수 있다. 생체역학적인 장비들은 진동을 차단하거나 최소화시키는 방향으로 개발되고 있고, 대표적인 것이 신발이다. 신발은 스포츠 활동에서 매우 중요한 역학을 하기 때문에, 각종 스포츠에 맞는 신발들이 개발되어 있다. 아주 먼 옛날을 생각해 보자. 조선시대 때는 다양한 신발들이 없었는데, 이는 과학기술이 덜 된 것도 있지만, 오늘날처럼 지면이 딱딱하지 않았기 때문에 그 당시의 신발로도 신체 하중을 어느 정도 흡수할 수 있었던 것이다.

단원

II. 인체조직의 생체역학

6장

뼈의 생체역학

사람은 뼈를 통해 자신을 지탱하고 움직이고 보호하면서 살아간다. 뼈는 건물의 골조에 해당되며, 건물을 올릴 때 가장 먼저 하는 것이 바로 골조공사이다. 그 만큼 생체역학적으로 뼈는 인체 물질 중에서 가장 중요한 물질이다. 뼈는 건물의 골조처럼 단순하지 않고, 복잡한 구조로 되어 있다. 그리고 모든 인체의 뼈들은 기본적으로 거의 비슷한 구성 물질들로 이루어져 있지만, 신체 부위에 따라 뼈의 형태나 구조가 달라서, 생체역학적인 특성이 달라진다. 그래서 본 단락은 모든 신체 부위의 뼈에 대한 생체역학을 다루지 않고 일반적인 뼈의 생체역학적 특성을 소개하고자 한다. 그리고 본 교재의 취지에 맞게 뼈에 대한 생체역학을 자세하게 다루지 않고, 물리치료사가 알아야 할 기본적인 내용을 다룰 것이다. 독자들이 뼈에 대한 생체역학을 자세히 알고 싶으면, 다른 생체역학 교재를 참고하기 바란다.

뼈의 생체역학적 특성은 주로 뼈의 구조성분에 의해 결정된다. 뼈는 두 가지의 주요 구조성분을 가지고 있다: 유기성분과 무기성분. 유기성분의 대표적인 물질이 교원질이다. 교원질은 인체의 모든 결합조직에 존재한다. 뼈의 유기성분은 뼈 건조중량의 약 40%를 차지하고, 그 유기성분 중 90%가 교원질로 구성되어 있다. 인체에 존재하는 교원질은 여러 유형이 있는데, 뼈의 교원질은 주로 I 형에 해당된다. 인체 교원질의 종류는 표 6-1에 요약되어 있다.

뼈의 무기질 성분은 건조중량의 60%를 차지하고 있다. 대표적인 무기성분은 수산인회석(hydroxyapatite)이다. 수산인회석은 주로 교원질 사이에 존재한다. 수산인회석은 세라믹과 비슷한 물질이기 때문에, 뼈도 세라믹의 특성을 갖는다. 세라믹의 대표적인 특성이 취성이기 때문에, 뼈도 취성의 특성을 갖는다. 즉, 뼈가 취성 물질이기 때문에, 골절이 일어나기 직전까지 거의 변형이 일어나지 않고, 뼈의 원형을 그대로 가지고 골절되는 편이다. 뼈는 또 세라믹처럼 압박 하중에는 강한 편이지만, 장력 하중에는 약한 편이다.

표 6-1. 교원질의 종류와 존재 부위

종류	존재 부위
Ⅰ형	피부, 근막, 힘줄, 인대, 뼈, 섬유연골
Ⅱ형	유리연골, 탄력섬유, 척추사이원반
Ⅲ형	평활근(내장근), 신경, 골수, 혈관
Ⅳ형	바닥막
Ⅴ형	평활근, 뼈대근
Ⅵ형	인체 전반
Ⅶ형	피부의 바닥막
Ⅷ형	내피
Ⅸ형	연골
Ⅹ형	성장판
Ⅺ형	연골, 심장, 뼈대근, 피부, 뇌

돋보기: 연성 골절과 취성 골절

연성 물질의 골절은 원래 길이보다 길이 변화가 일어나면서 골절되고, 또 골절선의 모양도 좌우의 골절선이 일치되지 않는 것이 특징이다. 취성 골절은 길이나 형태의 변화가 거의 일어나지 않으면서 골절되고, 골절선이 일치한다.

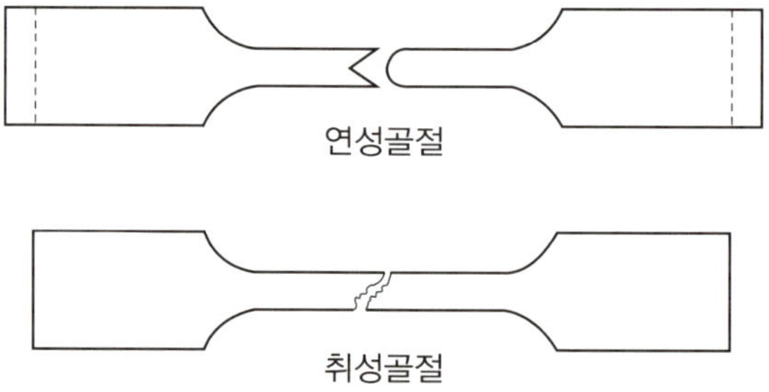

그림 6-1. 연성 골절과 취성 골절의 양상.

사람의 연령에 따라 뼈의 구조와 강도가 달라진다. 아동의 망상뼈는 성인의 성숙한 뼈에 비해, 강한 편이 아니고 유연하기 때문에, 넘어질 때 골절이 덜 발생한다. 이것은 해면뼈의 탄성이 겉질뼈의 탄성보다 더 높기 때문이다. 연령이 증가함에 따라, 파골세포(osteoclast)로 불리는 뼈의 세포들이 뼈에 구멍을 내고, 골아세포(osteoblast)와 같은 다른 세포들은 교원질을 뼈의 구멍 안에 채운다. 이렇게 뼈 속에 들어간 교원질은 수산인회석과 함께 무기질화 된다. 이런 무기질화는 뼈세포(osteocyte)로 불리는 세포들에 의해 조절될 수 있다. 뼈세포는 세포외기질의 칼슘과 인을 조절하는 역할을 한다. 파골세포, 골아

세포와 뼈세포 등의 활동 결과에 의해 하버시안관(haversian canal)이라는 뼈속의 관들이 발생하게 된다. 하버시안관은 뼈의 층판(laminae) 중심에 위치하고, 뼈가 하중을 받는 방향으로 형성된다. 하버시안관은 뼈단위(oseton)라고도 불리며, 뼈의 기본 구조단위이다. 속이 비어 있는 하버시안관이 있는데, 이것은 뼈로 가는 혈관과 신경의 통로역할을 한다. 다른 통로로서, 볼크만관(Volkmann' s canal)이라 불리는 관이 있는데, 이 관은 하버시안관에 수직으로 형성되어 있다. 볼크만관은 혈관이 뼈를 가로지를 수 있도록 만들고, 뼈의 전반에 걸쳐 네트워크를 형성한다(그림 6-2).

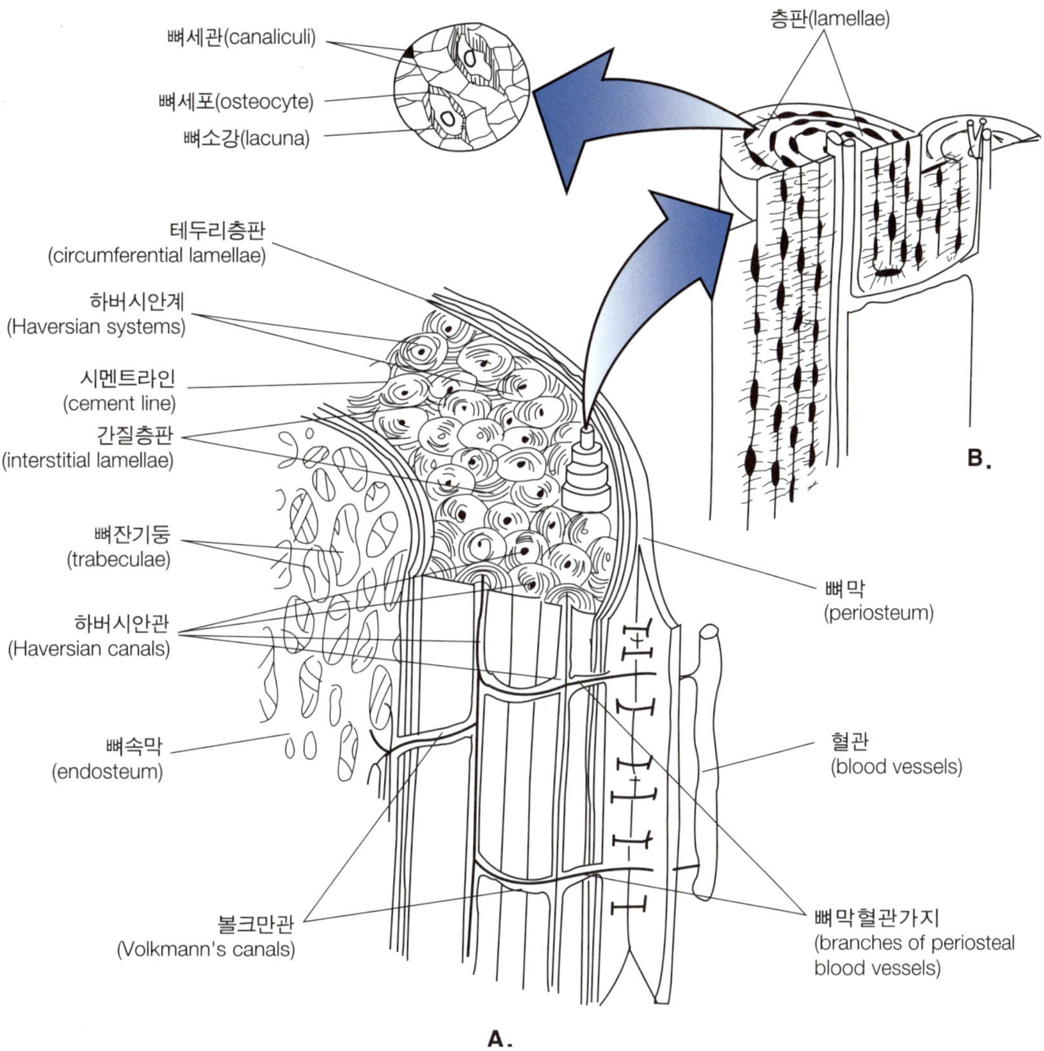

그림 6-2. 뼈의 미세구조.

아동의 많은 망상뼈들이 뼈단위 시스템으로 바뀌면, 뼈단위 시스템이 있는 뼈를 성숙한 뼈로 간주한다. 성숙한 뼈에는 겉질뼈와 해면뼈라는 2개의 뼈가 있다. 겉질뼈(치밀뼈)는 단단하고 치밀한 뼈이고, 해면뼈는 겉질뼈 만큼 치밀하지 않고 텅 빈 공간이 존재한다. 이 공간사이에는 뼈잔기둥(trabeculae)이라 불리는 작은 기둥이 존재한다. 예를 들어, 겉질뼈는 넙다리뼈의 중간몸통에서 관찰되고, 해면뼈는 넙다리뼈머리의 아래쪽에서 관찰된다.

돋보기: Wolff의 법칙

Wolff의 법칙은 뼈에 하중이 가해지면, 그 부위에서 (−)의 전기가 발생하여 뼈의 생성을 촉진시킨다는 법칙으로써, 뼈의 성장과 골절 치유에도 영향을 주는 법칙이다.

뼈의 역학적 특성은 뼈의 종류(해면뼈 혹은 겉질뼈)와 뼈의 형태(긴/짧은), 뼈의 위치(갈비뼈와 넙다리뼈)에 따라 다르게 나타난다. 앞에서 말했듯이, 뼈의 형태는 다양하기 때문에, 뼈의 탄성계수나 강도에 대한 기준값을 일방적으로 설정할 수 없다.

일반적으로 뼈의 중요한 특성은 뼈의 기능을 추정될 수 있다. 예를 들어, 넙다리뼈는 걷거나 달리기를 할 때 체중을 지면으로 보내기 때문에, 장축 방향으로 큰 압박의 강성과 강도를 가져야 한다. 활동에 따라 넙다리뼈에 가해지는 하중의 정도는 달라진다. 예를 들어, 한 발로 서 있는 동작은 체중의 1.8–2.7배되는 힘을 대퇴골에 가한다. 누워서 다리를 들어올리는 동작을 할 때는 체중의 1.5배되는 힘을 가한다. 그리고 일정한 속도로 보행할 때, 체중의 6.9배까지 이르는 힘이 넙다리뼈에 가해진다.

뼈는 대표적인 이방성(anisotropy) 물질이기 때문에, 각각의 방향에 따라 각기 다른 특성을 가진다. 예를 들어, 넙다리뼈의 수직 방향에 대한 Young 계수는 가로 방향(내–외측 방향)의 Young 계수와 다르게 나타난다. 강철과 같은 물질들은 대개 등방성(isotropy) 물질이기 때문에, 하나의 Young 계수나 혹은 항복 스트레스의 값으로도 변형이나 파손 특성을 충분히 분석할 수 있지만, 뼈는 수직이나 가로로 작용하는 힘에 따라 다른 역학적 특성을 보인다.

돋보기: Hooke의 법칙

Hooke의 법칙은 물질에 가해진 하중과 그로 인해 발생되는 물질의 변형률의 관계를 나타내는 법칙이다. 즉, 하중이 어느 지점까지 증가될 때는 변형률이 하중에 선형적으로 비례한다는 것이다.

간단한 장력이나 압박에 대한 물체의 스트레스와 스트레인 사이의 관계는 다음과 같은 선형적인 관계이다:

$$\sigma = E\varepsilon, \text{ 즉 축성 스트레스}(\sigma) = \text{물질의 탄성계수}(E) \times \text{축성 스트레인}(\varepsilon)$$

그러나 복잡한 스트레스를 설명하려면 Hooke의 법칙에 대한 식을 사용해야 한다. Hooke의 법칙은 영국 과학자인 Robert Hooke(1635~1703)의 이름을 따라 명명되었다. Hooke는 물질의 탄성 양상을 연구한 최초의 학자였다.

뼈의 강성(탄성 계수)

뼈가 이방성 물질중 직교이방성 물질이나 횡적 등방성 물질로 간주될 수 있기 때문에, 우리는 Young 계수(강성)와 푸아송 비율 이외에 더 많은 계수를 알아봐야 한다. 강성은 탄성계수이며, 때로는 영국의 과학자인 Thomas Young(1773~1829)의 이름에 따라 Young 계수로도 불린다. 일반적인 Young 계수는 3가지의 주요 방향 모두에서 측정해야 한다: 장축 방향, 방사방향 및 원주 방향. 사람의 겉질뼈 경우, 장축 방향의 Young 계수는 17–27㎬이고, 방사 방향이나 원주 방향의 Young 계수는 약 7–20㎬이다(그림 6–3). 그러므로, 가로방향의 강성은 세로방향의 강성에 절반 수준 밖에 안 된다. 예를 들어, 강철의 Young 계수는 약 200㎬이고, 인공관절에 이용되는 티타늄 합금(Ti6Al4V)의 Young 계수는 약 115㎬이다. 알루미늄의 Young 계수는 70㎬이고, 끝으로 아크릴 물질의 Young 계수(d)는 약 2㎬이다. 그리고 푸아송 비율에 상응하는 탄성계수는 해석하기가 어렵기 때문에, 여기에서 다루지 않는다.

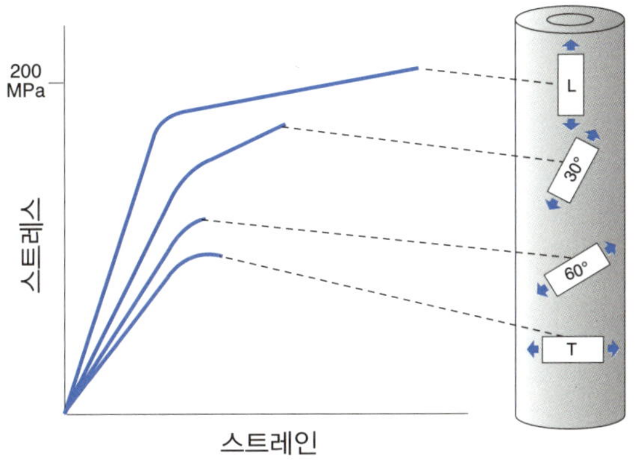

그림 6–3. 사람 넙다리뼈의 겉질뼈는 여러 방향으로 가해지는 하중에 따라 다른 특성을 보인다.

돋보기: 푸아송 비율

푸아송 비율(그림 6–4)은 축 스트레인으로 횡 스트레인을 나눈 값이다. 대부분의 인체조직들의 푸아송 비율이 0.3–0.5 정도이다.

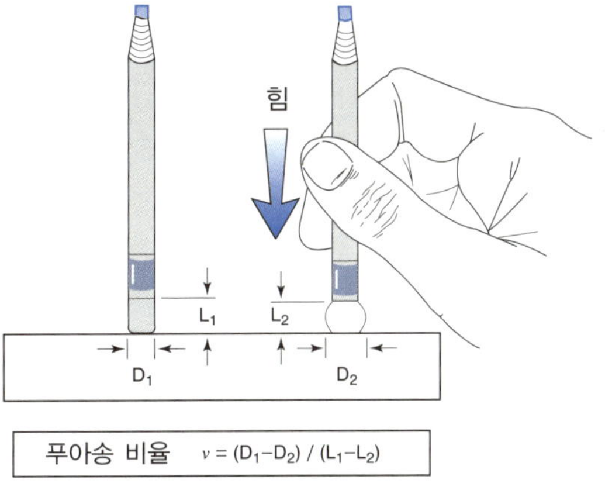

그림 6–4. 푸아송 비율.

해면뼈의 탄성계수는 구조, 정렬 및 뼈잔기둥의 밀도에 영향을 받는다. 개별 뼈잔기둥은 실제로 겉질뼈의 특성에 가까운 특성을 가지고 있다. Hayes는 해면뼈의 압박성 Young 계수(E)에 대한 상관관계를 다음과 같이 제시하였다: $E = 2.915\rho^3$.

여기에서 ρ는 겉보기 밀도(apparent density)이다. 겉질뼈와 해면뼈의 탄성계수에 대한 연구는 현재에도 계속 진행되고 있다.

돋보기: 인공 엉덩관절의 구조

인공 엉덩관절은 넙다리뼈의 겉질뼈와 폴리메틸산 메틸(PMMA)의 뼈시멘트에 의해 자주 고정되며, 그 물질은 기본적으로 플렉시 유리(Plexiglas)와 같은 폴리머(polymer)이다. 그래서 인공관절의 원위 부위는 여러 물질로 구성된 혼합물이며, 뼈의 외층(PMMA 층)과 중심(Ti6Al4V)으로 구성되어 있다(그림 6-5). 탄성계수의 범위는 12-15㎬의 범위로 대략 크기의 2차수 이상이다.

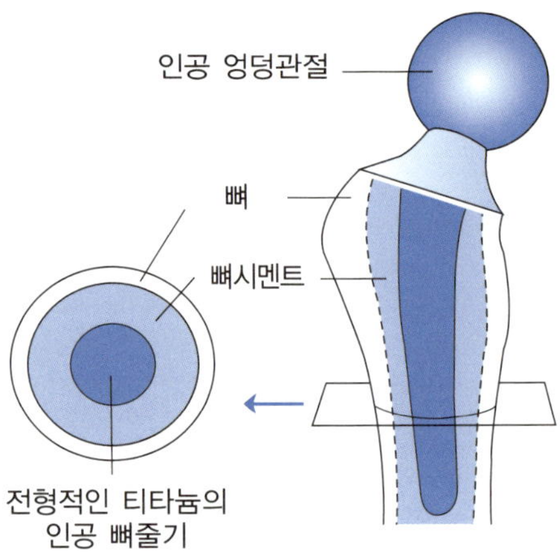

그림 6-5. 전형적인 인공 엉덩관절의 구조.

뼈의 강도

뼈가 직교이방성 물질이기 때문에 한 방향의 강도(strength) 값으로만 뼈의 최종강도를 기술할 수 없다. 검사방법과 뼈의 종류에 따라 최종강도 범위의 폭이 크게 변한다. 세로 방향의 겉질뼈의 장력강도는 약 100-150㎫ 혹은 그 이상이다. 세로 방향의 압박강도는 장력강도보다 더 크므로, 약 130-230㎫이나 혹은 그 이상이 될 것이다. 그리고 강철의 최종강도는 약 400㎫이고, 티타늄의 최종강도는 900㎫, 뼈 시멘트는 약 25-40㎫이다.

하중 속도

앞에서 말했듯이, 뼈의 생체역학적 특성이 하중의 방향에 따라 다른 특성을 가지고, 또 하중 속도(얼마나 빠르게 부하가 되는가)에 따라서도 다른 특성을 가진다. 뼈도 다른 인체조직과 마찬가지로, 점성과 탄성이 혼합된 점탄성 물질이기 때문에, 일반적으로 뼈의 강성(탄성계수)과 강도는 하중의 부하 속도와 비례하여 증가한다.

하중 속도는 임상적으로 중요하다. 왜냐하면, 골절 패턴과 골절 시 일어나는 연부조직의 손상 정도에 영향을 주기 때문이다. 골절이 일어나면, 여태까지 저장된 에너지가 방출하게 된다. 느린 속도의 하중으로 인한 골절은 저장된 에너지가 틈을 형성시키면서 빠르게 사라지고, 이것은 뼈와 연부조직이 비교적 큰 손상이 일어나도록 한다. 그러나 빠른 속도의 하중으로 인한 골절은 저장된 에너지가 틈을 통해 빠르게 사라지지 않기 때문에, 뼈와 주변의 연부조직을 크게 손상시키지 않는다. 골절 시 방출되는 에너지의 양에 따라 골절은 크게 3가지로 분류한다: 낮은 에너지 골절, 높은 에너지 골절, 매우 높은 에너지 골절. 스포츠 활동으로 발생하는 골절은 거의 대부분 낮은 에너지의 골절 범주에 속한다.

하중 속도 이외에 반복적인 하중도 뼈의 생체역학에 큰 영향을 줄 수 있다. 예를 들어, 골절은 큰 하중에 의해 발생하지만, 낮은 하중이 여러 번 반복되어도 골절이 일어날 수 있는 것이다. 이런 골절을 피로골절이라고 한다. 물질에 대한 하중의 크기와 반복 사이의 상호역할은 피로곡선을 통해 알 수 있다 (그림 6-6).

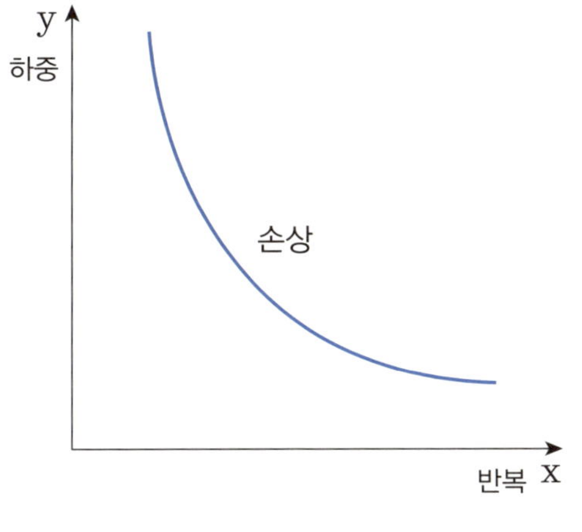

그림 6-6. 피로곡선에 나타나는 하중과 반복의 관계는 반비례 관계이다.

뼈 형태에 따른 역학적 특성

인체에는 모양이 다른 약 200개의 뼈들이 존재하는데, 인체 뼈의 모양을 크게 5개로 분류할 수 있다. 첫 번째는, 어깨뼈(scapulae)나 머리뼈(skull)와 같은 납작한 판(palte)의 뼈이고, 두 번 째는 팔다리에 있는 긴 관 모양의 뼈이고, 세 번째는 척추뼈와 같은 짧은 원기둥 모양의 뼈이고, 네 번째는 손목과 발목에 있는 불규칙한 뼈이고, 다섯 번째는 갈비뼈와 같은 독특한 형태의 뼈이다. 그림 6-7에서 보듯이, 구조물의 모양에 따라 동일한 하중이 가해져도, 각 구조물 내부에서 발생하는 스트레스는 달라짐을 알 수 있다. 척추뼈와 비슷한 사각기둥과 같은 모양에 하중이 가해지면, 위쪽 부위에서는 압박 스트레스가 발생하지만, 아래쪽 부위에서는 장력 스트레스가 발생한다. 그리고 상대적으로 기둥의 중심 부위에서는 스트레스가 발생하지 않는다. 신체에서는 거의 볼 수 없지만, 건축의 지지대 모양인 "I" 빔과 같은 구조물에 하중이 가해지면, 사각기둥과는 완전히 다르게 구조물의 연결 부위를 따라 같은 크기의 스트레스가 많이 발생한다. 인체 뼈에서 흔히 볼 수 있는 긴 원통형 관 모양의 뼈가 하중에 가장 강한 강도를 가지고 있다.

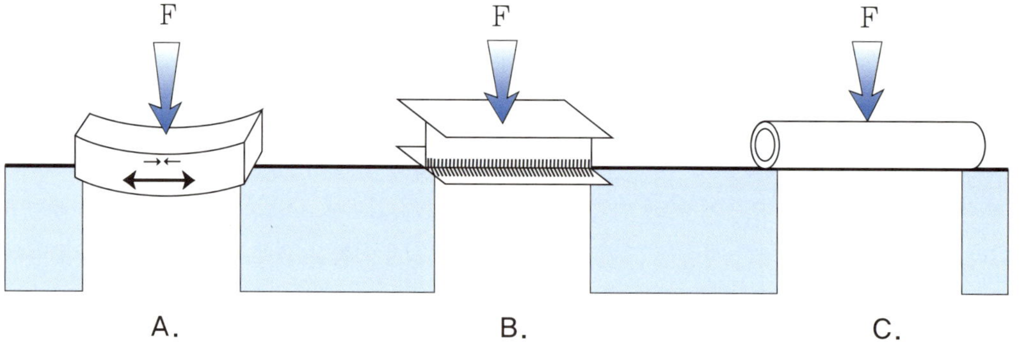

그림 6-7. 각종 구조물 형태에 따른 스트레스 발생 양상.

연령과 활동에 따른 뼈의 역학적 특성 변화

뼈는 신체 활동에 따라 구조적, 화학적, 역학적 특성이 변화될 수 있다. 뼈의 역학적 특성은 근육의 활동이나 하중의 적용에 가장 크게 영향을 받는다. 60세의 성인도 신체활동이 많으면, 20–30대 젊은 사람과 비슷한 뼈의 강성과 강도를 가질 수 있고, 20대의 젊은 사람이 신체 활동이 적으면, 노인의 뼈와 같은 역학적 특성을 갖게 된다. 즉, 뼈의 기하학과 기본적인 물질의 특성은 연령에 따라 변하게 된다. 활동으로 인해 뼈에 가해지는 하중이 증가되는데, 뼈는 Wolff의 법칙에 의해 더욱 튼튼해지는 경향을 띤다. 즉, 뼈는 사용함에 따라 더욱 치밀해지는 것이다. 활동이 감소하고 뼈에 걸리는 부하가 감소하면, 뼈는 리모델링을 통해 뼈의 질량이 줄어들어 결국 약해진다.

7장

연골의 생체역학

사람의 연골은 여러 종류가 있고, 또 그들의 기능도 다양하다. 연골은 관절연골(유리연골), 섬유연골 혹은 탄성연골로 분류되지만, 본 단락은 관절연골에 대해서만 설명하겠다. 윤활관절에 있는 관절연골은 흰색을 띠며, 그 표면은 매우 매끄럽고 윤기가 난다. 관절연골에는 신경과 혈관이 분포하지 않아서, 손상이 되면 자연 치유가 매우 어렵다.

연골은 역학적으로 볼 때 낮은 마찰력과 마모성을 가진 접촉면을 제공한다. 연골은 스펀지처럼 순응성과 흡수성이 좋기 때문에, 윤활액이 연골 안으로 드나들 수 있고, 하중을 넓게 분산시킬 수 있다. 뼈와 달리, 연골은 높은 강성 물질이 아니기 때문에, 접촉 스트레스가 매우 낮은 편이다. 임상적으로 볼 때 연골에서 발생하는 질병이나 문제는 직접적 손상이나 퇴행성 변화로 인해 발생한다.

관절연골의 구성 성분과 구조

관절연골은 연골세포와 그 주위를 둘러싸고 있는 기질로 구성되어 있으며, 역학적으로 볼 때 다양한 특성을 지닌 물질들로 구성되어 있다. 연골은 70% 이상이 물로 구성되어 있고, 나머지는 주로 프로테오글라이칸(proteoglycans)과 교원질로 구성되어 있다. 프로테오글라이칸은 중심단백(protein core)과 글라이코스아미노글라이칸(황산화 케라탄과 황산화 콘드로이틴)이 결합된 것으로서, 그 모양은 병을 닦는 솔모양이다. 프로테오글라이칸은 하이알루론산(hyaluronic acid)과 결합하여 분자량이 2억이나 되는 거대분자를 형성한다(그림 7-1). 프로테오글라이칸은 관절연골의 건조중량(dry weight)의 약 30%를 차지한다. 그리고 프로테오글라이칸의 농도와 물함량의 정도는 연골조직의 깊이에 따라 달라진다. 관절면 쪽으로 갈수록, 프로테오글라이칸의 농도는 상대적으로 낮아지고, 물함량이 상대적으로 높아진다. 연골아래뼈 쪽으로 갈수록, 프로테오글라이칸의 농도가 높아지고, 물함량이 낮아진다. 섬유단백질인 교원질은 연골조직의 건조중량의 60-70%를 차지한다. 관절연골에는 여러 유형의 교원질이 있지만,

교원질 Ⅱ형이 가장 많이 분포되어 있다. 교원질의 분포도 연골조직의 깊이에 따라 다르게 나타난다. 관절연골은 4 층으로 구성되어 있다: 표층, 중간층, 심층, 석회층(그림 7-2). 석회층과 심층의 교원섬유는 방사형으로 퍼져 있고, 교원섬유다발 안에서 타이트하게 정렬되어 있다. 이런 섬유다발은 수 많은 원섬유에 의해 연결된다. 심층 상부에서 중간층까지의 교원섬유는 방사형의 방향이 다소 불투명하고, 이 층의 원섬유(fibrils)들은 연골세포를 둘러싸는 그물망을 형성한다. 표층의 섬유들은 심층의 섬유보다 가느다란 편이고, 교원질의 구조는 여러 층으로 되어 있다. 무형질층은 어떤 섬유도 존재하지 않은 층으로서, 관절면에서 발견된다. 관절면의 역학적 특성은 교원질, 프로테오글라이칸 및 간질액의 상호 작용에 의해 결정된다.

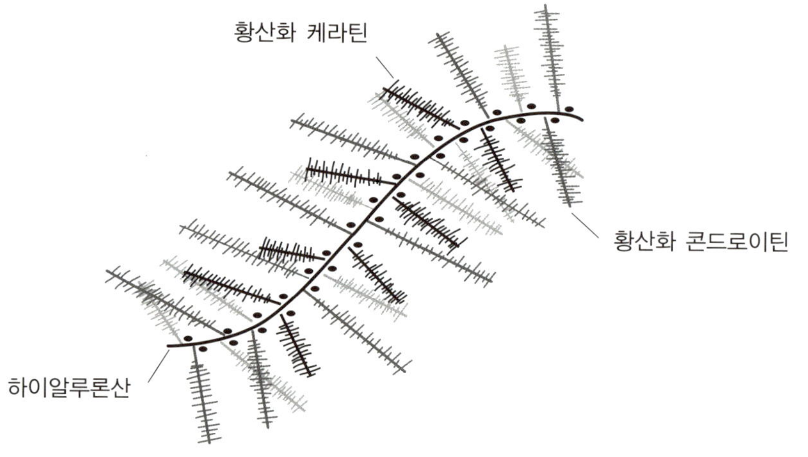

그림 7-1. 프로테오글라이칸의 구조.

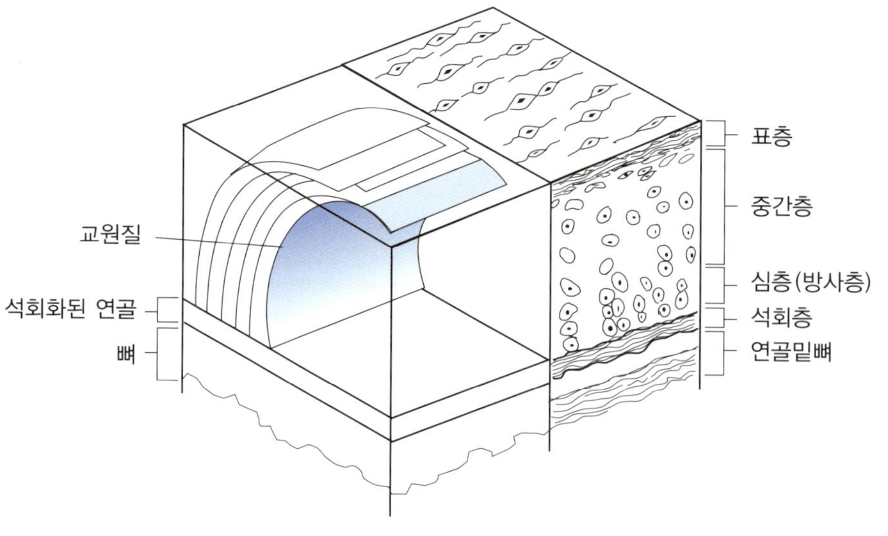

그림 7-2. 4층으로 이루어진 연골의 내부 구조.

연골의 생체역학적 특성

프로테오글라이칸은 폴리아미노산 물질로써, 음전하를 띠는 황산과 카르복실의 복합체(예, 황산화 케라탄)로 되어 있다. 이들 음전하의 척력에 의해 프로테오글라이칸 분자들간의 간격이 커져 큰 부피를 차지하게 된다. 연골 기질에서, 프로테오글라이칸 집합체들의 부피는 교원질 주지(collagen framework)에 의해 제한된다(그림 7-3). 교원질에 대한 프로테오글라이칸 분자들의 부종은 연골의 역학적 반응에서 일어나는 필수 사항이다. 연골에 압박을 가할 때, 집합체의 음전하 척력이 증가하여 연골의 압박 강성을 증가시킨다. 집합되지 못한 프로테오글라이칸 분자들은 교원질 기질 안에서 쉽게 융합되지 않기 때문에, 압박 하중에 잘 저항할 수도 없다. 그리고 교원질이 손상되어도 집합된 프로테오글라이칸들이 효율적으로 연골기질에 함유될 수 없기 때문에, 연골의 압박 강성은 감소한다.

연골의 생체역학적 반응은 조직 내의 체액 흐름과도 밀접한 관련성을 가지고 있다. 연골이 압박되면, 체액(윤활액)이 연골을 빠져 나가게 된다. 연골의 모든 고체 성분들(프로테오글라이칸, 교원질, 세포 및 지방조직)은 고체 성분들의 혼합을 위해 한 덩어리가 된다. 그리고 기질 내에서 자유롭게 움직이는 간질액이 액체 성분이다. 일반적으로 고체 성분은 비압축성 탄성 물질로서 모델링되고, 액체 성분은 비압축성이며, 점성이 없는 물질로 모델링된다.

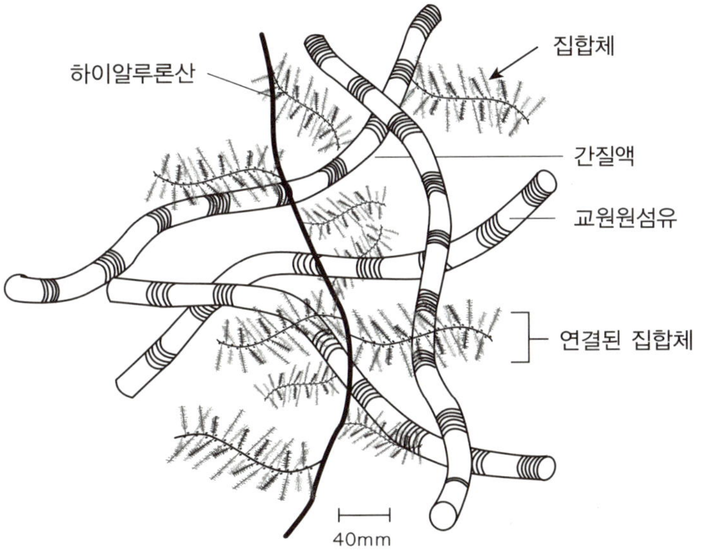

그림 7-3. 교원질과 프로테오글라이칸의 결합 구조.

연골의 물질 특성

연골은 체액이 기질로부터 서서히 빠져 나가기 때문에, 연골의 변형은 시간에 의존성을 갖는 크립 변형을 띤다. 변형의 속도가 느리고, 변형의 값이 일정해질 때, 체액의 흐름도 느려진다. 그리고 평형 상태가 되면, 변형이 더 이상 일어나지 않고 체액의 흐름도 멈추게 된다. 평형상태가 되는데, 수십 분이 걸릴 수 있다.

연골의 두 가지 물질 특성은 집합계수(aggregate modulus)와 투과도이다. 집합계수는 체액의 흐름이 멈춘 평형상태에서의 조직의 강성 값이다. 즉, 집합계수가 높으면, 특정 하중 아래에서 조직의 변형이 잘 일어나지 않는다는 의미이다. 대개 연골의 집합계수는 0.5–0.9㎫ 정도이다. 연골의 투과도는 체액이 연골 기질을 빠져 나가는 것에 대한 저항으로 정의된다. 투과도는 맨 처음 토양 속의 물 흐름을 연구하는 것으로부터 시작되었고, 토양 샘플을 통과하는 물의 평균속도(V_{ave})는 압박 변화도(pressure gradient, $\widetilde{V}_P$)에 비례한다. 연골의 투과도는 일반적으로 10^{-15}–$10^{-16}m^4/Ns$이다.

그러나 연골의 투과도는 항상 일정하지 않다. 관절연골의 투과도는 연골의 표층에서 가장 높고(비교적 체액이 쉽게 흘러간다), 심층에서 가장 낮다. 투과도는 조직의 변형에 의해서도 달라질 수 있는데, 연골이 압박을 받으면 체액의 투과도가 감소한다. 그러므로 관절에 하중이 가해질 때, 체액의 대부분은 연골에서 빠져 나온다. 하중이 증가하면, 압박으로 인해 투과도가 감소하기 때문에 체액 흐름도 감소할 것이다.

돋보기: 변형-의존 투과도의 변화

변형-의존 투과도는 연골의 고체 성분과 액체 성분 사이의 하중을 유지할 수 있는 중요한 기전이다. 만약 체액이 연골 조직 밖으로 쉽게 빠져 나간다면, 고체 기질이 스트레스를 받게 되어, 결과적으로 스트레스가 증가하여 조직의 파손이 쉽게 일어날 수 있다.

평형 변위는 집합계수와 푸아송 비율에 의해 결정되며, 투과도는 변형 속도에 영향을 준다. 투과도가 높으면, 체액이 쉽게 기질 밖으로 나가게 되어, 빠르게 평형상태에 도달하게 된다. 투과도가 낮으면, 빠르게 평형상태에 도달하는 것이 아니라, 점진적으로 도달하게 된다.

돋보기: 뼈관절염의 집합계수와 투과도

뼈관절염이 있는 연골은 집합계수가 낮고 투과도가 향상하기 때문에, 정상조직 보다 빠르게 조직 변형이 초래될 수 있다.

연골도 뼈와 마찬가지로, 이방성 물질이며, 노화에 크게 의존하는 물질이다. 연골의 장력 하중 검사를 통해 교원질-프로테오글라이칸의 상호작용을 부가적으로 알 수 있다. 성숙한 동물의 경우, 장력 강도와 강성은 연골의 표층에서 심층으로 갈수록, 감소한다. 그러나 미성숙한 동물의 경우는 표층에서 심층으로 갈수록 증가한다. 그리고 연골은 뼈와 마찬가지로, 점탄성 물질에 속하기 때문에 하중 속도에도 좌우된다. 느린 속도로 연골을 압박하면, 교원질 그물망만이 영향을 받게 되고, 반대로 빠르게 압박하면 교원질과 프로테오글라이칸이 서로 상호작용하여 압박에 강하게 저항할 것이다.

연골의 구성성분과 생체역학적 특성

연골의 압박 강성은 총 GAG 함량에 따라 증가하지만, 교원질 함량과 압박 강성은 아무런 관련성이 없다. 투과도와 압박 강성을 집합계수로 측정할 때, 양쪽 모두는 물 함량과 관련성이 높았다. 물 함량이 증가할수록, 연골의 강성이 작아지고 투과성이 좋아진다. 물 함량이 증가할 때 투과도가 커지기 때문에, 이런 역관계 함수를 이용하는 것이 편리하다.

연골은 역학적으로 파손될 수 있는데, 대표적인 질환이 골관절증이다. 골관절증은 연골이 갈라지고, 섬유화되고 마모가 일어나는 특성을 갖는데, 이런 특성은 역학적인 과정에 의해 유도되는 것 같다. 연골은 이방성 물질이기 때문에, 어떤 스트레스에는 약하고 또 다른 스트레스에는 강할 수 있다(그림 7-4). 예를 들어, 교원질의 방향과 같은 방향으로 장력을 가할 때, 연골은 장력에 강하게 저항할 수 있지만, 전단으로 장력을 가하면, 손상이 쉽게 일어날 수 있다. 반복된 장력 하중(피로)은 많은 다른 물질에서처럼, 연골의 장력 강도를 낮춘다. 최대 장력 스트레스가 증가하면, 파손을 일으키는데 필요한 반복횟수가 감소된다. 최대 스트레스의 값을 고려할 때, 파손을 일으키는 반복횟수는 젊은 사람의 연골 보다 늙은 사람의 연골에서 더 적게 나타난다.

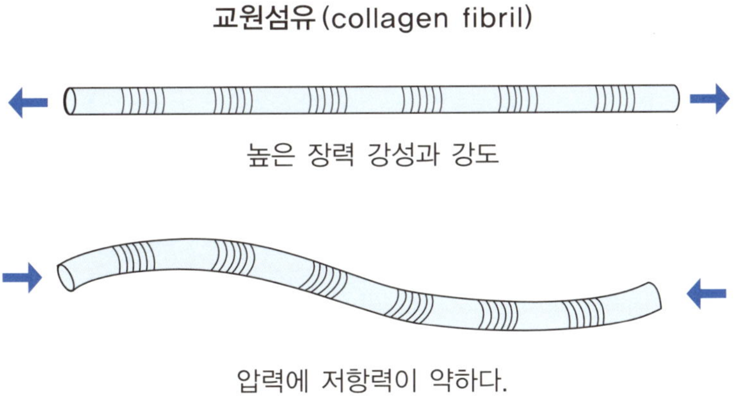

그림 7-4. 교원섬유는 장력 하중에 강하고, 압박 하중에 약한 편이다.

관절윤활의 기전

관절윤활은 10장. 관절의 생체역학 단락에서 언급해도 되겠지만, 본 단락에서 설명하는 주된 이유는 관절윤활의 기전이 연골을 통한 체액 이동으로 이루어질 수 있기 때문이다. 윤활관절의 윤활액은 사람이 만들어내기 어려울 만큼 점성이 매우 낮아서, 윤활관절은 매우 낮은 마찰계수(약 0.001)를 가지게 된다. 관절의 윤활 기전은 하중을 받았을 때 활주하는 두 관절면 사이의 마찰을 감소시키는 것이다. 일상생활에서 흔히 볼 수 있는 윤활 기전은 경계윤활으로써 문의 경첩 부위에 기름칠을 하는 것과 비슷하다. 관절의 윤활은 첫째, 관절면을 분리시켜 관절면의 유착과 손상의 위험을 감소시키고, 둘째, 관절면의 전단 저항에 비해 낮은 전단 저항을 가지고 있기 때문에, 마찰과 마모를 크게 감소시킬 수 있다. 다음은 몇 가지 관절윤활의 기전에 대해 언급하고자 한다:수력윤활, 경계윤활, 스퀴즈 필름, 습윤윤활 및 상승윤활 등.

수력윤활(hydrodynamic lubrication)

수력윤활은 베어링의 윤활을 설명하기 위해 제안된 것이며, 활주 표면의 상대적인 속도로 인해 발생한 윤활막이 하중을 지탱시킨다는 기전이다(그림 7-5). 실제로 수력윤활이 일어나려면, 매우 빠른 속도로 접촉면이 활주해야 하기 때문에, 인체 관절의 윤활 기전으로는 적합하지 않다.

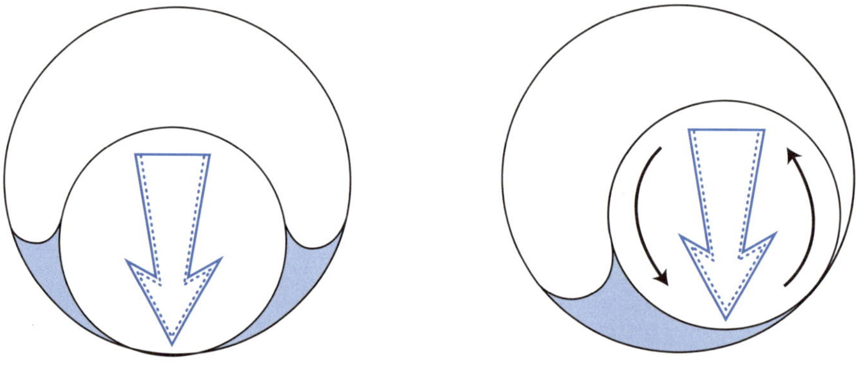

그림 7-5. 수력윤활. 매우 빠른 움직임이 일어날 때, 수막이 형성된다.

스퀴즈 필름(squeeze film)

스퀴즈 필름은 수력윤활 기전과 마찬가지로 유체-필름 기전의 한 종류로써, 사람의 관절윤활을 설명하기 위해 제안된 기전이다. 하중이 적용되면 두 관절면이 더욱 밀착하게 되어 관절면 사이의 압력이 증가되고, 이것이 관절 하중을 지탱해 준다(그림 7-6). 그리고 관절이 압박을 받으면, 관절면 사이의 윤활액이 밖으로 밀려 나가게 되고, 이런 압착 현상은 체액이 하중을 지지하는 압력을 생성시킨다. 하중을 지탱하는 능력은 관절면의 크기, 하중의 속도 및 체액의 점성에 좌우된다.

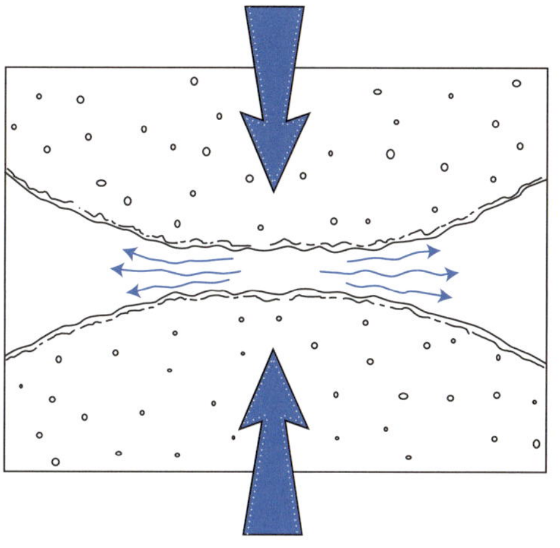

그림 7-6. 스퀴즈 필름 윤활. 물체가 서로 접근할 때 상승 압력이 형성되어 부딪힘을 막아준다.

경계윤활(boundary lubrication)

경계윤활은 접촉하는 두 관절면이 최소의 마찰로 활주하는 윤활이다(그림 7-7). 일반적으로 두 표면 사이를 윤활제로 코팅하는 경우이다. 인체에서 일어나는 경계윤활의 현상은 눈에서 볼 수 있다. 예를 들어, 눈이 불편하면 눈물이 나와 불편을 해소해 주거나 안약을 넣어서 눈동자의 움직임을 자연스럽게 한다. 경계윤활의 마찰력은 정상 하중이 클수록 증가하지만, 활주속도의 증가와는 관계가 없다. 실제

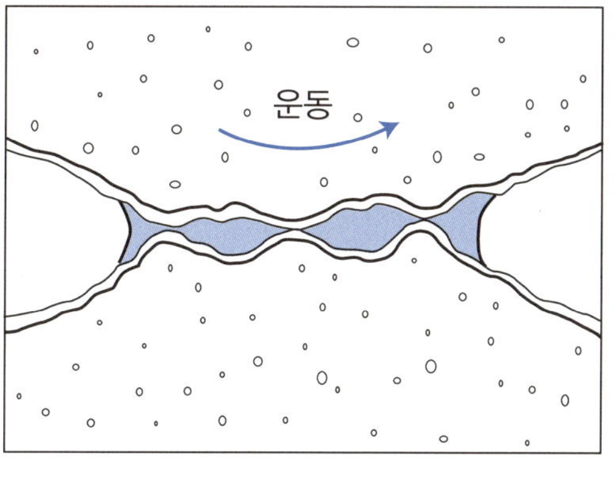

그림 7-7. 경계윤활은 기계장치의 가동을 원활하게 유지하기 위해 윤활제를 뿌려 주는 기전과 동일하다.

인체의 관절연골에서는 당단백인 루브리신(lubricin)이 있어서 관절면의 마찰을 감소시키는데, 루브리신은 관절면에 붙어 있는 거대 모노레이어(monolayer)이다.

습윤윤활(weeping lubrication)

습윤윤활은 사람의 관절윤활을 설명하기 위해 제안된 또 다른 기전으로써 가장 적합한 기전 중의 하나이다. 습윤윤활은 관절면이 하중을 받을 때 정수압에 의해 연골 내의 간질액 밖으로 빠져 나와서 관절의 마찰면을 부드럽게 해주는 역할한다(그림 7-8). 습윤윤활은 수력윤활과 달리, 매우 느린 활주 속도에서도 마찰력을 낮출 수 있다. 연골의 투과도 때문에, 윤활액은 연골 안팎으로 이동할 수 있다.

습윤윤활은 하중에 의해 빠져 나온 윤활액의 증가로 관절강 내의 정수압이 상승되어, 두 관절면의 틈을 분리시키고 마찰을 감소시킨다. 반대로 하중이 제거되면, 관절강 내의 윤활액이 연골 안으로 다시 들어간다.

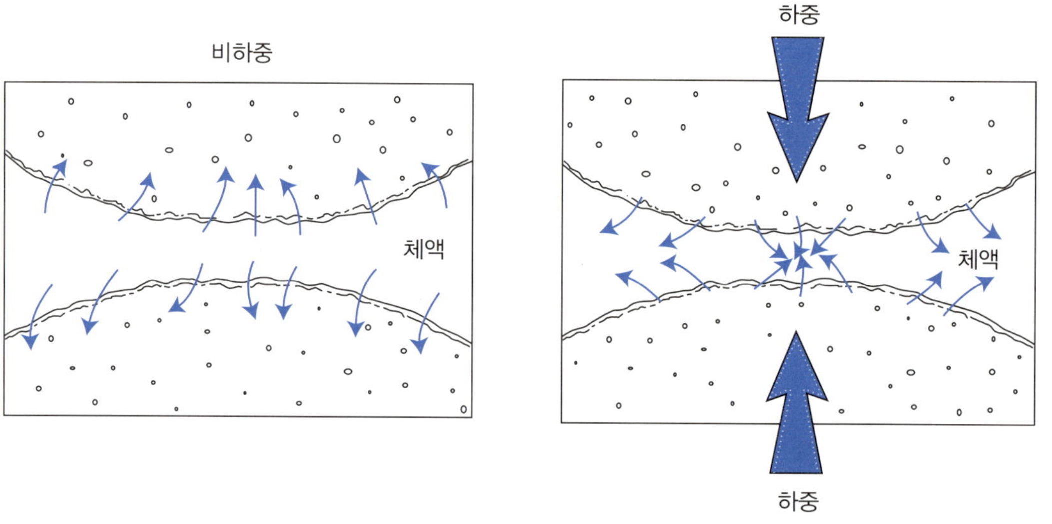

그림 7-8. 습윤윤활은 대표적인 관절윤활기전으로써 하중이 가해질 때 연골에서 체액이 빠져 나온다.

상승윤활(boosted lubrication)

상승윤활은 점성과 하중 지탱 능력을 증가시키는 기전이다. 상승윤활은 습윤윤활과 반대로, 하중이 가해지면 연골 안으로 윤활액이 스며 들어간다는 기전이다(그림 7-9). 이런 윤활액 흐름의 패턴으로, 윤활액이 연골을 통과해 연골밑뼈로 스며들 때, 큰 히알루론염 분자가 관절면의 꼭대기에 침전된다는 것이다. 이런 결과로서, 비교적 높은 점성을 가진 히알루론염 분자들은 마찰을 감소시키고, 관절 하중을 지탱한다.

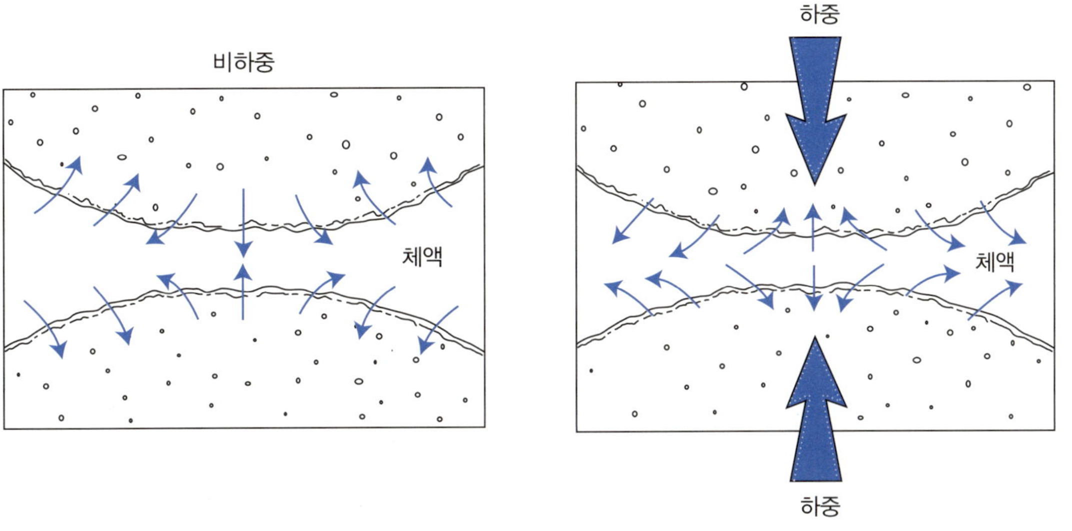

그림 7-9. 상승윤활은 습윤윤활과 반대로 하중이 가해질 때 연골 안으로 체액이 들어간다.

8장

근육의 생체역학

인체의 근육은 크게 뼈대근, 내장근, 심근으로 나누어지는데, 본 교재의 취지에 맞게 뼈대근의 생체역학만을 설명하겠다. 뼈대근은 ATP을 에너지원으로 역학적 에너지를 발생하는 활성 조직이다. 물리치료 분야에서, “능동(active)”과 “수동(passive)”이라는 용어를 자주 사용하는데, 능동이란 용어는 근육과 관련되는 용어로써 매우 중요하다.

돋보기: 능동와 수동의 의미

우리가 흔히 “능동”과 “수동”을 자주 사용하는데, “능동”과 “수동”을 구분하는 방법 중에서 가장 중요한 개념은 에너지이다. 능동은 에너지의 작용으로 발생하는 것이고, 수동은 에너지 작용 없이 일어나는 것이다. 즉, 능동이란 용어 속에는 에너지가 포함되어 있다. “능동”의 의미를 “스스로” 혹은 “혼자 힘으로”란 의미로 사용하면 잘못된 것이다. 예를 들어, 어떤 사람이 오른팔의 위팔근을 수축하여 오른팔의 팔꿈치를 굽힘할 때는 능동이란 용어를 쓸 수 있지만, 왼팔을 이용해 오른팔을 굽힘할 때는 능동이란 용어를 사용해서는 안 된다. 왜냐하면, 움직임을 일으키는 근육이 실제로 작용하지 않았기 때문이다. 다른 예로, 근육이 길어지는 현상이 두 가지 있는데, 하나는 원심성 수축이고 다른 하나는 스트레칭으로 근육이 길어지는 경우이다. 원심성 수축의 경우는 능동 현상이고, 스트레칭은 수동 현상이다. 그 이유는 에너지 즉, 힘을 발생하는 경우가 능동이기 때문이다.

뼈대근의 수축으로 일어나는 역학적 결과는 힘 발생과 움직임 발생이다. 물론 힘이 발생해도 움직임이 일어나지 않는 경우도 있다. 본 단락의 주제와는 약간 떨어져 있지만, 근육의 구조를 잘 이해해야 근육의 기능을 알 수 있기 때문에, 근육의 구조에 대해 간단하게 설명하고 넘어가겠다.

뼈대근의 구조

뼈대근은 크게 근육조직과 결합조직(근막과 힘줄)으로 되어 있다. 그러나 근육의 가장 중요한 기능이 수축, 즉 힘의 발생이기 때문에, 여기에서는 근육의 수축 현상과 이에 따른 구조에 대해서만 간단히 설명하겠다.

근섬유의 구조

뼈대근은 근육의 기본 단위인 수 천 개의 근섬유(muscle fiber) 즉, 근세포(muscle cell)로 구성된다. 근육에 따라 근섬유들의 배열, 숫자, 크기 및 유형은 다양하고, 각각의 근섬유는 근형질 그물(sarcolemma)로 불리는 세포막으로 둘러싸여 있다. 근섬유는 여러 개의 근원섬유(myofibril)로 구성되어 있고, 다시 근원섬유는 여러 개의 근잔섬유(myofilament)로 이루어져 있다. 다시 근잔섬유는 미오신과 액틴으로 구성된다. 반대로 여러 개의 근섬유가 모여 하나의 근육다발(fascicle)을 형성하고, 다시 여러 개의 근육다발이 모여 하나의 근육(muscle)이 된다. 두꺼운 근잔섬유인 미오신은 머리로 불리는 팽대부가 있는데, 이 부위는 근육의 수축과 이완에 중요한 역할을 하며, 액틴과 결합하는 지점이다. 얇은 근잔섬유인 액틴은 여러 개의 단백질로 구성되어 있다: 액틴분자, 트로포닌 및 트로포미오신 등. 먼저 액틴 분자는 이중 사슬 형태이고, 구슬형 단백분자인 트로포닌(troponin)은 이중 사슬의 고랑 안에 위치하고, TnI, TnC, TnT 등의 종류가 있다. 그리고 트로포미오신(tropomyosin)은 각각의 트로포닌(troponin)분자에 부착된다. 트로포닌과 트로포미오신 분자들은 액틴과 미오신의 결합을 조절한다.

근육에는 여러 종류의 구조단백질이 있는데, 이중 몇몇은 근섬유의 뼈대를 제공하고, 데스민과 같은 다른 단백질은 근섬유를 따라 힘의 전달에 관여하고 있다. 특히, 티틴(titin)은 수동장력을 증가하거나 근육이 수축하는 동안 미오신의 위치를 유지시키는 역할을 담당한다. 티틴은 큰 단백질로서 Z-선을 중심으로 미오신에 연결되어 있다(그림 8-1).

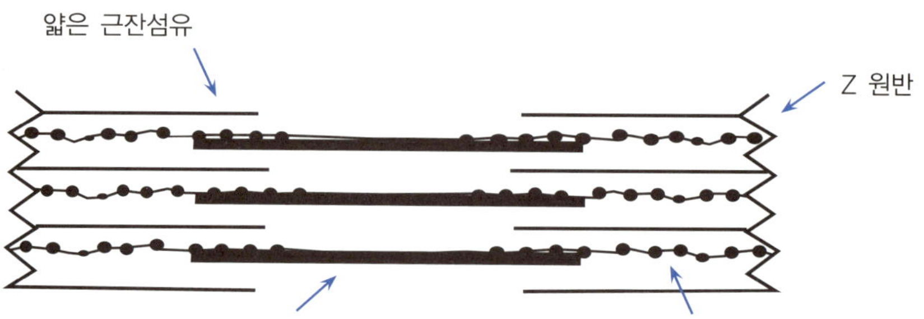

그림 8-1. 근잔섬유와 티틴의 관계.

그리고 근섬유를 둘러싸고 있는 결합조직이 있는데, 이를 근막(fascia)이라고 한다(그림 8-2). 근막에는 여러 종류의 근육막들이 존재한다. 먼저 근육 자체를 둘러싸고 있는 근육바깥막(epimysium)과, 근육다발을 둘러싸고 있는 근육다발막(perimysium)이고 있고, 끝으로 근섬유를 둘러싸고 있는 근육속막이 있다(endomysium). 이들 근막은 티틴 단백질과 함께, 근육의 수동장력에 중요한 역할을 한다.

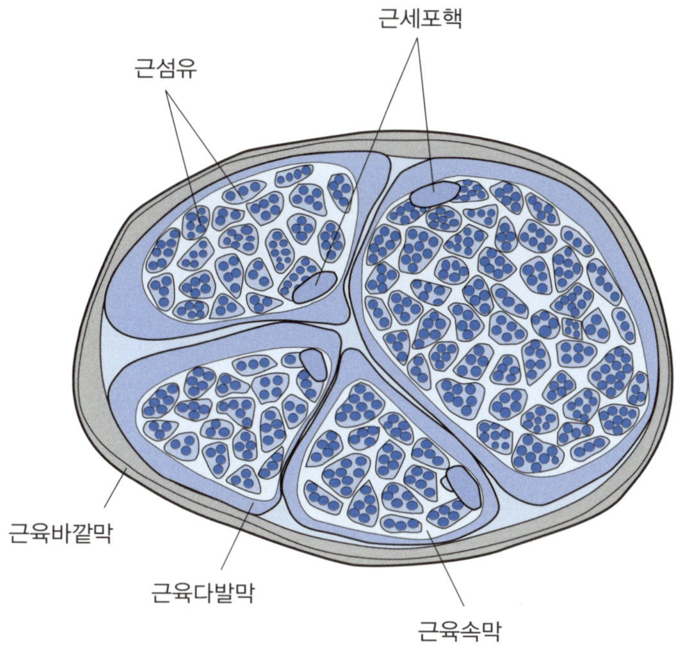

그림 8-2. 근육의 근막들.

근수축의 기전

근육의 기능은 근수축이며, 근수축의 기본 단위는 근원섬유마디(sarcomere)이다. 근원섬유마디는 근육의 기능적 단위로도 불린다. 근육의 수축은 각 근원섬유마디에서 일어나는 수축의 합이기 때문에, 근원섬유의 구조를 이해하는 것이 무엇보다 중요하다. 근원섬유마디에는 미오신 보다 액틴이 더 많다. 액틴은 근원섬유마디의 양쪽 끝단(Z선)에서 시작해 미오신 쪽으로 뻗어 있다(그림 8-1 참고).

근수축은 미오신과 액틴 사이의 교차다리 형성에 의해, 액틴이 미오신 위를 활주함으로써 일어난다. 근수축의 장력(tension)은 액틴과 미오신이 결합하는 교차다리의 숫자에 좌우된다. 교차다리의 숫자는 액틴과 마이오신의 숫자뿐만 아니라, 교차다리를 형성시키는 자극 빈도에 좌우된다.

여기에서 근수축이 일어나는 기전을 간단하게 설명하겠다. 운동신경에서 오는 신호가 화학시냅스를 통해 근육으로 전달되고, 이로 인해 근섬유가 탈분극되어 활동전위를 띠면, 그 활동전위들이 근형질 그물과 T 관에 도착할 때, 근형질 그물에 저장되어 있던 칼슘이온이 유리된다. 유리된 칼슘이온이 TnC에 결합되면 미오신 머리와 결합하는 트로포닌(Tn)의 활성 부위가 개방되어 교차다리가 이루어진다. 이때 교차다리는 미오신의 ATP 활성에 의해 이루어진다. ATP는 ADP와 PO4, 에너지로 분해되어, 교차다리(미오신 머리)를 순간적으로 굽힘시켜 액틴 근잔섬유를 미오신 쪽으로 당겨 근육의 길이가 짧아지는 것이다. 반대로 운동신경의 자극이 중단되면, 근섬유 내의 칼슘농도가 감소하게 되어, 액틴과 마이오신 사이의 교차다리를 억제시키는데, 이것이 근육 이완의 과정이다.

근육의 역학적 특성

근육의 역학적 특성은 크게 볼 때, 2가지이다. 하나는 길이-장력의 관계이고, 다른 하나는 힘-속도의 관계이다.

길이-장력의 관계

근육의 기능은 힘(장력)을 발생하는 것이고, 근육의 힘은 근육의 길이에 크게 좌우된다. 장력에는 능동장력과 수동장력이 있으며, 먼저 능동장력은 근섬유의 수축으로 발생하는 힘이고, 수동장력은 비수축성 조직인 근막이나 티틴에 의해 발생하는 힘이다. 능동장력과 수동장력을 합쳐 총 장력이라고 부른다. 근원섬유마디 길이가 최적일 때 근육의 최대 능동장력이 발생한다. 근섬유가 길어지거나 짧아지면, 근육이 생산하는 능동장력의 양도 감소한다(그림 8-3). 기본적으로 근육의 길이-장력의 관계는 등척성 수축 상태일 때 이루어지고, 우리가 경험적으로 알 수 있듯이 길이-장력의 관계는 관절가동범위의 끝지점에서는 제대로 일어나지 않는다. 이런 현상은 1 관절 근육보다 2 관절 근육에서 더욱 뚜렷하게 나타나는데, 우리는 이것을 능동불충분(Active insufficiency)이라고 한다.

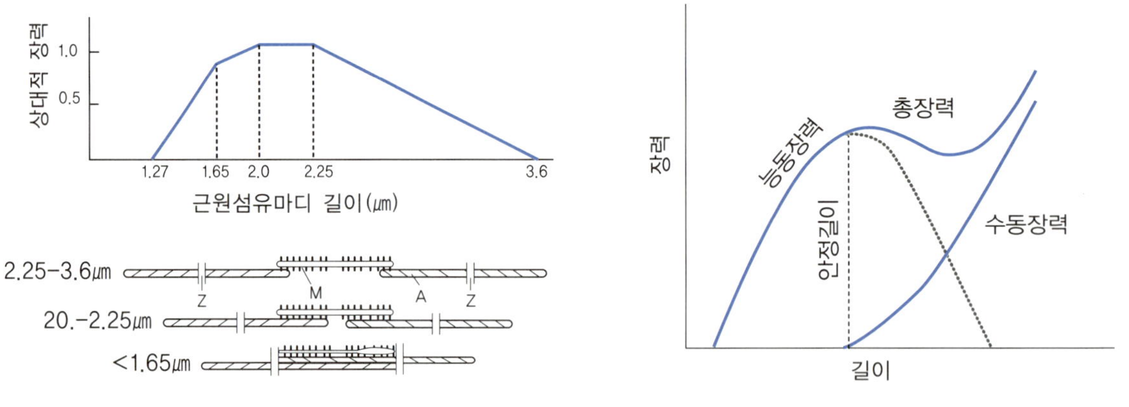

그림 8-3. 근육의 장력과 길이의 관계.

돋보기: 근육의 불균형과 장력 발생의 관계

임상에서 자주 사용하는 용어 중의 하나가 바로 "근육의 불균형"이다. 물리치료사들은 근육의 불균형이 우선적으로 해결되어야 할 문제라고 간주하고 있다. 근육의 불균형은 어떤 의미인가? 관절 주변 근육의 균형이 맞지 않는다는 것이다. 왜 이런 일이 발생하는가? 여러 원인들이 존재하겠지만, 가장 큰 원인 중의 하나는 자세 이상이다. 즉, 한쪽 근육은 너무 길고, 다른 쪽 근육은 너무 짧을 것이다. 여기에서 근육이 너무 짧아지거나 길어졌다는 것은 길이-장력의 관계에서 볼 때 양쪽 근육 모두 제대로 능동장력을 발휘하지 못한다는 의미가 된다. 그래서 근육의 불균형을 해결하려면, 가장 먼저 해야 할 일은 그들 근육이 최적의 길이를 갖도록 자세를 조절하는 것이다.

돋보기: 근육의 길이와 장력의 관계를 이용한 임상의 예.

근육 섬유의 길이가 짧아지면 근육에 발생하는 힘이 약해지기 때문에, 특정 근육의 작용을 배제하기 위해 근육의 길이를 짧게 만드는 경우가 많다. 엉덩관절의 폄근인 큰볼기근과 뒤넙다리근을 분리하여 큰볼기근의 작용만을 도수근력검사하고자 한다면, 무릎을 90°로 굽힌 상태에서 엉덩관절을 펴하면 된다. 이런 방법은 길이와 장력의 관계를 이용한 것으로써, 뒤넙다리근의 작용을 배제하여 큰볼기근의 작용만을 도출해낼 수 있다. 그리고 이와 비슷한 현상이 발목관절의 발바닥굽힘에서도 볼 수 있다. 무릎관절을 펴한 상태에서 발바닥굽힘을 하면, 장딴지근과 가자미근이 모두 활성화되고, 무릎관절을 굽힘한 상태에서 발바닥굽힘을 하면, 장딴지근의 길이가 단축되어 장딴지근의 활성이 약해져, 가자미근에 의해 발바닥굽힘이 이루어진다.

힘-속도의 관계

근육의 수축속도는 단위시간에 대한 근육의 길이 변화로써 결정되기 때문에, 근육의 길이 변화가 없는 등척성 수축의 수축속도는 "0"이 된다. 그러나 등척성 수축이라 하더라도 현미경으로 관찰하면, 전체 근육의 길이에는 변화가 없지만 근섬유는 짧아진다. 이와 반대로, 구심성 수축은 근육이 짧아지는 수축으로 정의되기 때문에, 구심성 수축은 (+)의 수축속도를 가진다.

등척성 수축과 구심성 수축에서의 수축력과 수축 속도사이의 상관관계는 20세기의 주요 주제로 많이 연구되었다. 등척성 수축과 구심성 수축에 대한 힘생산-수축속도의 곡선에 따르면, 수축속도가 "0"일 때 최대 수축력이 발생하고, 수축 속도가 증가하면 수축력이 감소된다(그림 8-4). 그러므로 수축의 크기가 비슷할 때, 등척성 수축이 구심성 수축보다 더 큰 힘을 생산하고, 또 느린 수축이 빠른 수축보다 더 큰 힘을 생산한다. 그러나 원심성 수축을 할 때는 구심성 수축과는 반대로 수축 속도가 클수록 더 큰 힘을 낸다.

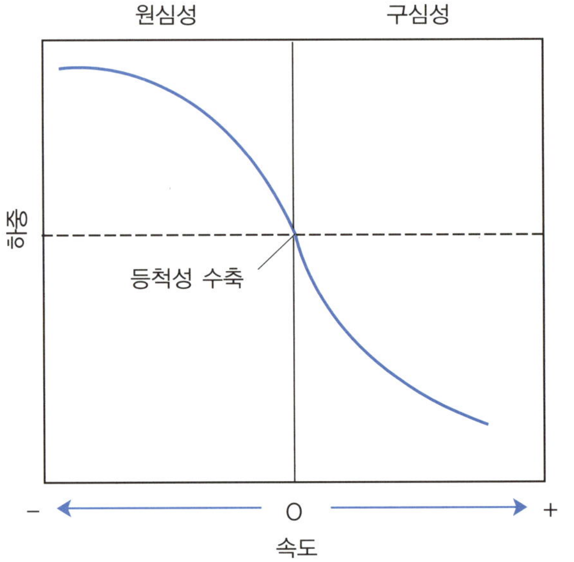

그림 8-4. 하중-속도의 관계.

돋보기: 자동차 변속장치를 통한 힘-속도의 관계

힘-속도의 관계는 자동차의 변속장치를 생각해 보면 쉽게 이해될 수 있다. 변속장치 1단은 속도가 가장 느린 기어이고, 5단은 속도가 가장 빠른 기어이다. 높은 언덕을 올라갈 때는 힘이 좋은 1단 기어 상태로 운전해야 하고, 빠른 속도로 운전할 때는 5단 기어를 이용하는 것이다. 자전거의 기어도 마찬가지다. 오르막을 올라갈 때는 힘-속도의 관계에서처럼 기어를 1단 상태로 페달을 밟아야 쉽게 올라갈 수 있는 것이다.

돋보기: 근육힘줄이음부

임상적으로 손상이 잘 일어날 수 있는 부위 중의 하나가 바로 근육힘줄이음부이다. 이 부위는 서로 다른 조직을 연결해 주는 부위이고, 또 근육의 강한 힘을 힘줄로 전달하는 부위여서, 다른 부위에 비해 튼튼하게 형성되어 있지만 손상이 자주 발생하는 부위이다.

근육의 역학적 능력

근육의 역학적 능력은 내적 요소와 외적 요소에 좌우되는데, 내적인 요소로는 근수축의 종류, 근섬유 유형(Ⅰ형, Ⅱ형), 근섬유의 길이, 근육의 단면적, 수축의 속도와 방향, 근섬유의 동원 수준 등이 있고, 외적 요소로는 모멘트팔의 길이, 근육의 신장, 다른 근육의 작용, 그리고 근육이 지나가는 관절의 수 등이 있다.

내적 요소

근수축의 종류

근육이 발생하는 힘은 근수축의 종류(등척성 수축, 구심성 수축 및 원심성 수축)에 따라 달라지는데, 결론부터 말하면 원심성 수축이 가장 많은 힘을 발생하고, 그 다음이 등척성 수축, 그리고 구심성 수축이 가장 적은 힘을 발생한다. 근수축의 종류는 매우 기본적인 내용이지만, 많은 사람들이 잘 이해하지 못하는 부분이기 때문에, 독자들은 근수축의 정의를 완전히 숙지하는 것이 무엇보다 중요하다.

먼저, 등척성 수축부터 설명하겠다. 등척성은 영어로 "isometric"이다. 여기에서 "iso" 는 "같다"는 의미이고, "metric" 는 "길이"라는 의미이다. 즉, 등척성 수축은 수축을 하지만, 근육의 길이가 변하지 않는 수축을 의미한다. 이때 근육이 발생하는 힘은 상황에 따라 증가되기도 하고, 또 감소되기도 한다. 그리고 동일한 힘을 유지할 수도 있다. 등척성 수축은 수축이라는 의미에서 볼 때 이상한 수축이고, 상식적으로 이해가 되지 않는 수축일 수 있다. 그 이유는 일반적인 의미로 수축(contraction)은 길이가 짧아지거나 크기가 작아지는 것이기 때문이다. 사실 등척성 수축도 근섬유의 길이는 짧아지는데, 육안적으로 근육의 길이는 거의 변하지 않는 것처럼 보인다. 이유는 근육의 길이가 짧아지는 대신에, 그 만큼 힘줄의 길이가 길어지는 것으로 설명될 수 있다(그림 8-5). 우리는 등척성 수축을 일상생활에서 많이 볼 수 있다. 예를 들어, 가방을 들고 걸어가는 사람이 있다. 가방을 들 때 작용하는 근육은 틀림없이 힘을 발휘하고 있기 때문에 수축을 하고 있는 상태이지만, 그 근육의 길이는 변하지 않고 있다. 그래서 가방을 들고 있는 근육은 등척성 수축 상태에 있는 것이다.

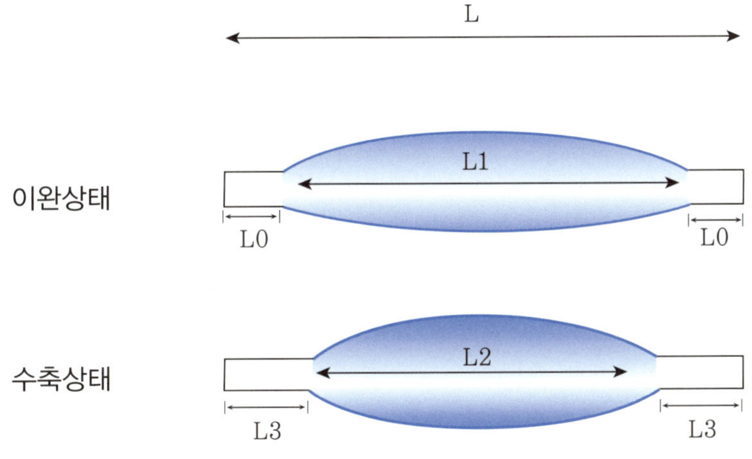

그림 8-5. 등척성 수축. 이완 상태와 수축 상태의 근육 길이는 모두 L로서 같지만, 실제 근섬유와 힘줄의 길이에는 변화가 있다: 이완 상태: L = L1 + L0 + L0이고, 수축상태는 L = L2 + L3 + L3이다.

두 번째의 수축은 등장성 수축이다. 등장성 수축은 일반적으로 구심성 수축과 원심성 수축으로 나누어진다. 여기에서 잠시 조심해야 할 것은 교재들마다 약간씩 다른 의견을 보이고 있다. 구심성 수축과 원심성 수축을 등장성 수축에 포함시키는 교재도 있지만, 구심성 수축과 원심성 수축을 등장성 수축에 포함시키지 않는 교재도 많다. 등장성 수축의 등장성은 영어로 "isotonic"이다. 여기에서 "iso" 는 "같다"는 의미이고, "tonic" 는 "힘(장력)"을 의미한다. 즉, 등장성 수축은 수축하는 동안 힘의 변화가 없는 수축을 의미한다. 그러나 실제로 구심성 수축과 원심성 수축은 수축하는 동안 크지는 않지만 힘의 변화가 일어나는 수축이기 때문에 등장성 수축에 포함시키지 않은 사람들도 있다. 순수한 등장성 수축은 인체에서 일어나기 어려운 수축이기 때문에 그만 설명하고, 구심성 수축과 원심성 수축에 대해 설명하겠다(표 8-1).

구심성 수축(concentric contraction)의 "con"은 수렴한다는 의미이고, "centric"는 "중심"을 의미한다. 즉, 구심성 수축은 중심으로 수렴하는 수축을 의미한다. 여기에서 중심은 근육 힘살(muscle belly)을 의미한다. 구심성 수축은 근육의 길이가 짧아지면서 수축하는 근육이다. 구심성 수축과 반대되는 개념의 원심성 수축이 있다. 원심성 수축(eccentric contraction)의 "ec"은 "바깥쪽으로"라는 의미이고, "centric"는 "중심"을 의미한다. 즉, 원심성 수축은 중심에서 바깥쪽으로 수축하는 것을 의미한다. 원심성 수축은 근육의 길이가 길어지면서 수축하는 것이다. 많은 학생들이 쉽게 할 수 없는 수축이다. 앞에서 말했듯이, 수축은 힘의 발생을 의미한다. 원심성 수축은 근육이 수축을 하고 있지만, 외부의 힘이 근수축력 보다 더 커서, 외부의 힘에 의해 수축하는 근육이 길어지는 현상이다.

구심성 수축과 원심성 수축의 정의를 살펴보자. 구심성 수축은 가동분절이 외부의 힘(중력이나 기타 무게)을 이겨내고 고정분절 쪽(외부 힘의 반대 방향)으로 움직이면서 근육의 길이가 짧아지는 것이고, 원심성 수축은 가동분절이 외부의 힘을 이겨내지 못해 외부의 힘 쪽으로 당겨 지면서 서서히 근육의 길이가 길어지는 것이다(표 8-1). 여러분의 이해를 돕기 위해, 구심성 수축과 원심성 수축의 예를 들어보겠다. 어떤 사람이 덤벨로 위팔근을 운동하고 있다. 팔꿉관절을 굽힘하여 덤벨을 들어 올릴 때를 생각해 보자. 가동분절인 아래팔이 중력과 아령의 무게를 이겨내고 고정분절인 위팔뼈 쪽으로 움직이면서 위팔근의 길이가 짧아지고 있다. 그래서 위팔근은 구심성 수축을 하고 있는 것이다. 팔꿉관절을 굽힘할 때 길항작용을 하는 위팔세갈래근을 살펴보자. 위팔세갈래근은 길어지고 있지만, 가동분절은 외부 힘(중력과 아래)의 반대 방향으로 움직이기 때문에, 바로 앞의 원심성 수축의 정의를 충족시키지 못한다. 그래서 이때 위팔세갈래근은 원심 수축을 하는 것이 아니라, 그냥 스트레칭되고 있는 것이다. 즉, 위팔세갈래근은 힘을 발생하지 않는다는 의미이다. 이때 굽힘한 팔을 다시 내림할 때는 어떤 수축이 일어나는가? 결론부터 말하면, 위팔근의 원심성 수축이지, 위팔세갈래근의 구심성 수축은 아니다. 즉, 아령을 위로 올리고 아래로 내림할 때 작용하는 근육은 모두 위팔근의 수축에 의해 일어나는 것이다. 다른 예로, 우리가 허리를 숙여 인사할 때를 생각해 보자. 허리를 숙일 때 몸통이 중력 쪽으로 움직이면서 척주세움근이 길어지기 때문에 척주세움근의 원심성 수축이 일어난다. 이때 배 근육의 구심성이 수축이 일어나는 것은 아니다. 인사를 한 후, 다시 허리를 펼 때도 척주세움근이 중력의 반대 방향으로 움직이면서 근육의 길이가 짧아지기 때문에, 구심성 수축을 하는 것이다. 아직도 잘 이해가 되지 않으면, 여러 분이 인사를 수십 번했다고 생각해 보자. 허리 근육에 무리가 오는가 아니면 배 근육에 무리가 오는가? 상호억제(reciprocal inhibitoin) 이론에 따르면, 근육의 수축에 의해 관절이 움직일 때는, 주동근과 길항근이 동시에 작용하지 않고, 주동근이 작용하면 길항근은 이완되어야 하고, 길항근이 작용하면 주동근이 이완되어야 한다.

표 8–1. 근수축 종류의 비교

	등척성 수축	구심성 수축	원심성 수축
근육 길이	변화 없음	짧아짐	길어짐
외적 힘과의 힘 크기	같음	강함	약함
역학적 특성	안정성(균형)	가동성(가속)	가동성(감속)
가동분절의 움직임 방향	움직임 없음	외부 힘의 반대 방향	외부 힘의 방향

돋보기: 팔씨름 중계 방송

한국 사람과 일본 사람의 팔씨름 대회를 중계하고 있습니다. 일본 사람은 일본 국가 대표로서 일본에서는 무적이라고 합니다. 한편 한국 사람은 팔씨름 대회에 처음 입문한 사람이라고 합니다. 데이터를 볼 때 일본 대표가 이길 것으로 생각됩니다. 이때 팔씨름이 시작되었습니다. 두 사람은 동시에 힘을 주고 있습니다. 10초가 지나도 두 사람의 팔은 꼼짝하지 않고 팽팽한 접전을 보이고 있습니다. 누가 이길지 모르겠습니다. 한국 대표가 굉장한 선전을 보이고 있습니다. 놀라운 일이 발생합니다. 한국 대표가 천천히 더 강한 힘을 내고 있습니다. 일본 사람의 팔이 점점 넘어가고 있습니다. 드디어 한국 대표가 이겼습니다. 축하합니다. 대단한 한국 사람입니다. 우리는 팔씨름 중계에서 등척성 수축, 구심성 수축, 원심성 수축의 예를 모두 볼 수 있다. 팔씨름 시작 후, 10 여초 동안에는 두 사람 모두 등척성을 하고 있었고, 그 시간이 지난 후, 한국 대표는 구심성을 수축을 하였고, 일본 대표는 원심성 수축을 하였습니다.

돋보기: 등척성 수축의 두 가지 예제

등척성 수축은 근육의 길이 변화 없이 수축하는 것을 말한다. 1관절 근육의 등척성 수축은 근육의 길이 변화가 없고, 관절의 움직임 없이 일어나는 경우이고 가장 일반적인 등척성 수축이다. 그러나 2 관절 근육의 등척성 수축은 실제 근육의 길이 변화는 일어나지 않지만, 1관절 근육의 수축 때와는 달리, 관절의 움직임이 일어난다.

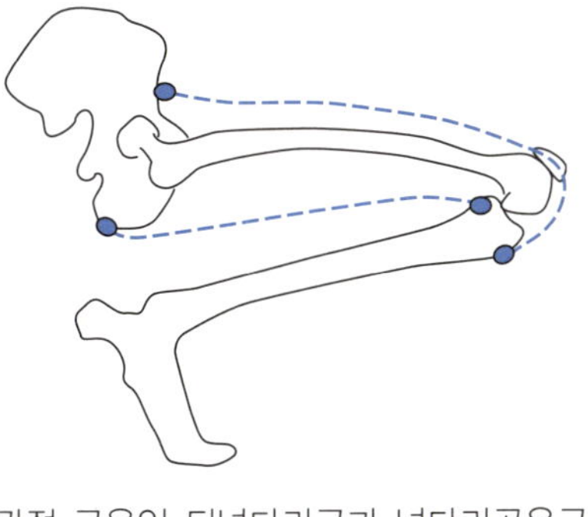

그림 8–6. 쭈그려 앉을 때, 2 관절 근육인 뒤넙다리근과 넙다리곧은근이 등척성으로 수축하고 있다.

근섬유의 유형

근섬유의 유형도 힘 생산에 영향을 준다. 근섬유는 유형에 따라 다른 수축 특성을 가지기 때문에, 근육의 수축 양상도 달라진다. 그러나 다른 동물과 같이, 사람의 근육은 여러 유형의 섬유들이 혼합되어 있기 때문에, 다른 내적 요소에 비해 역학적 능력이 적은 편이다.

근섬유의 유형은 대사과정, 조직화학적 구성 및 역학적 특성을 토대로 분류된다. 근육의 대사 특성을 근거로 사람의 근섬유를 분류하는 가장 일반적인 분류법은 Ⅰ형, Ⅱa형과 Ⅱb형으로 분류하는 것이다(표 8-2). 일반적으로 Ⅱb형 섬유의 수축력이 Ⅰ형 섬유의 수축력 보다 더 크기 때문에, Ⅱb형 섬유가 많은 근육은 Ⅰ형 섬유가 많은 근육보다 더 큰 수축력을 발휘하는 것 같다. Ⅱb형의 섬유는 빠른 속도로 수축하여 큰 힘을 발휘하고, 반면 Ⅰ형 섬유는 최대 느린 수축속도를 가진다. Ⅱ형이 우세한 근육은 Ⅰ형이 우세한 근육 보다 빠르게 힘을 생산하고 또 강한 수축력을 발휘한다. 자세근은 주로 Ⅰ형 섬유로 구성되어 있고, 큰 힘을 요구하는 근육들은 Ⅱ형 섬유로 구성되어 있다.

표 8-2. 근섬유의 유형과 특성

	Ⅰ형	Ⅱa형	Ⅱb형
대사 특성	산화	산화-해당작용	해당작용
당원함량	적음	중간	많음
수축속도	느린 연축	빠른 연축	빠른 연축
섬유 직경	중간	작음	큼
섬유의 수	적음	중간	많음
Z선 길이	넓음	중간	좁음
수축속도	느림	중간	빠름
수축력	낮음	중간	높음
지구력	좋음	중간	나쁨

근섬유의 길이

근섬유의 길이는 관절가동범위의 크기에 영향을 준다. 일반적으로 사람의 근원섬유마디의 길이는 약 2-3 ㎛ 정도이지만, 근육의 수축이나 신장에 의해 1.25-4.5㎛ 까지 변할 수 있다. 근원섬유마디는 미오신 길이 만큼 수축될 수 있다. 수축할 수 있는 근섬유의 정도는 근섬유의 길이에 비례한다. 그래서 수축이 근섬유 길이에 영향을 주기 때문에, 수축될 수 있는 전체 근육의 범위는 근섬유 길이에 의해 결정된다. 결과적으로 말해, 근섬유의 길이는 근육의 수축력에 비례한다. 일반적으로 근섬유는 자신 길이의 50-60%까지 수축할 수 있다. 그리고 근섬유의 길이는 근육의 모양, 근섬유의 배열 형태에 영향을 받는다. 본 단락에서는 가장 흔한 방추형 근육과 깃형 근육에 대해서만 설명하겠다. 방추형 근육의 근섬유는 전체 근육 길이와 비슷하다. 방추형 근육의 특징은 양쪽 끝단에 짧은 힘줄이 붙어 있고, 깃형 근육은 근육 전체 길이와 비슷한 크기의 긴 힘줄을 가지고 있고, 이런 긴 힘줄에 근 섬유가 비스듬하게 배열되어 있다.

근육의 크기

근수축력의 크기는 근육의 크기와 밀접한 관련이 있고, 이것은 교차다리를 형성하는 근섬유의 숫자와 관련있다는 의미이다. 단위 근육당 최대 수축력의 범위는 약 20-135 N/㎠ 정도로 추정된다. 근육의 해부학적 단면적(CSA)은 근육 중 가장 폭이 넓은 지점을 절단한 면적으로, 근섬유의 방향에 수직으로 절단된다. 그리고 생리적 단면적(PCSA)은 전체 근섬유의 숫자를 추정하기 위해 사용하는 표준 방법으로써 모든 근섬유를 절단하는 면적이다. 방추형 근육의 경우, 생리적 단면적과 해부학적 단면적이 비슷하지만, 깃형 근육은 생리적 단면적이 해부학적 단면적보다 훨씬 크다. 그래서 방추형 근육과 깃형 근육의 해부학적 단면적이 비슷하다면, 깃형 근육이 상대적으로 더 큰 생리적 단면적을 가지기 때문에, 훨씬 큰 수축력을 발휘할 수 있다. 그리고 깃형 근육의 경우, 힘줄과 근섬유의 배열 각도에 따라 근육 수축력이 달라지고, 근육이 이완되어 있을 때는 각도가 작고, 수축을 할 때는 각도가 커진다(그림 8-7).

돋보기: 평행형 근육과 깃형 근육

근섬유의 배열에 따라 크게 평행형 근육과 깃형 근육으로 나누어진다. 먼저 평행형 근육은 다시 방추형 근육과 띠형 근육으로 나뉘어지고, 깃형 근육은 반깃근, 깃근 및 뭇깃근으로 나뉘어진다. 깃형 근육은 전체 근육 길이에 해당하는 중심힘줄을 가지고 있고, 중심힘줄과 근섬유는 비스듬하게 배열되어 있다. 평행근은 깃형 근육보다 적은 근력을 발생하지만, 근육의 수축에 있어서 진폭이 길고 속도의 이점을 가지고 있다. 반대로 깃형 근육은 강한 근력을 발생하지만, 근육의 수축 진폭이 짧으면서 힘의 이점을 가진다. 다리에 있는 대부분의 근육은 깃형 근육이 우세하여, 점핑, 클라이밍, 스프린팅 등과 같은 강력한 힘을 발휘하는데 유리하다.

돋보기: 깃형 근육의 섬유 배열에 따른 장력의 크기

깃형 근육의 경우는 힘줄과 근섬유의 배열 각도에 따라 근육의 수축력이 달라지는데, 힘줄과 섬유의 각도가 클수록, 더 강한 힘을 발생시킨다.

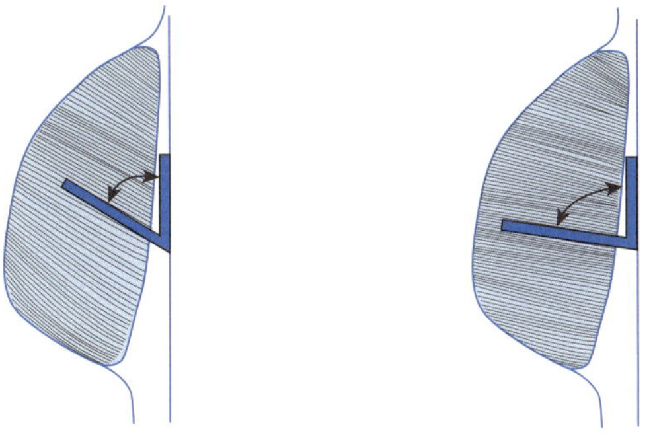

그림 8-7. 깃형 근육의 섬유 배열 각도.

예제, 위의 그림을 토대로 깃형 근육이 장력 100 N을 발생하고 있다는 가정하에서, 힘줄과 섬유의 각도가 30°일 때와 각도가 60°일 때 각각의 장력 크기는 얼마인가?

풀이) 30°일 경우, 100 N × cos 30 = 100 × 0.866 = 약 86.6 N이고,
60°일 경우, 100 N × cos 60 = 100 × 0.5 = 약 50 N이다.

수축의 속도와 방향

구심성 수축과 원심성 수축의 경우는 수축의 속도와 방향이 근육이 발휘할 수 있는 힘의 생산 크기에 영향을 준다. 먼저 수축의 속도는 근육의 역학적 특성 중 힘-속도의 관계에서 이미 다루었기 때문에 여기에서는 생략하고자 한다. 수축의 방향은 구심성 수축인지 아니면 원심성 수축인지에 대한 것이다. 앞에서 설명했듯이, 원심성 수축이 구심성 수축보다 더 큰 힘을 발생할 수 있다. 대략 추정되는 최대 근력은 원심성 수축이 구심성 수축보다 1.5~2배 정도 더 큰 편이다.

돋보기: 수축의 방향과 근육의 역작용

일반적으로 본 단락에서 설명하는 수축의 방향을 근육의 역작용과 연관시키는 오해의 소지가 있을 수 있다. 그래서 간단하게 이에 대한 설명을 하고자 한다. 수축의 방향은 구심성 수축과 원심성 수축을 의미하는 것이고, 근육의 역작용은 수축의 방향과는 아무런 관련이 없다. 대부분의 근육들이 양쪽 뼈에 붙어 있고, 우리는 이런 부착점을 이는곳(origin)과 닿는곳(insertion)이라 부른다. 근육의 역작용은 근육이 수축할 때, 닿은곳 쪽으로 움직이는 것을 의미한다. 근육의 역작용(reversal action)은 닫힌사슬운동의 개념과 연결됨으로 임상적으로 중요하다.

아래 그림을 통해 수축의 방향과 근육의 역작용에 대해 설명하겠다.

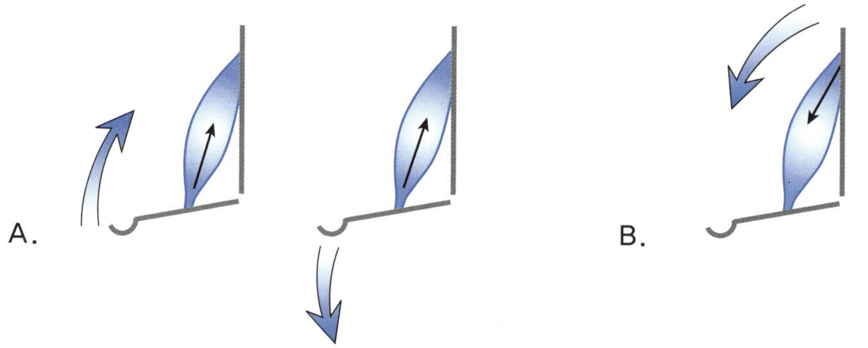

그림 8-8. A는 구심성 수축과 원심성 수축 시의 근육 힘의 화살표 방향이다. 근육이 구심성 혹은 원심성, 등척성으로 수축하던 간에 근육의 힘 방향은 모두 동일하다. B는 역작용 시의 화살표 방향이다. 이들 화살표 방향을 보더라도, 수축의 방향과 근육의 역작용이 완전히 다른 개념임을 알 수 있다.

근섬유의 동원 수준

근육은 "운동단위"라는 작은 단위들로 구성되며, 운동단위는 하나의 운동신경과 그 신경이 지배하는 근섬유들로 구성된다. 근육의 수축력은 운동신경에 의한 자극 빈도와 운동단위의 숫자에 의해 결정된다. 낮은 강도와 단일 자극은 근육을 탈분극시켜 단일의 연축을 일으키지만, 자극 빈도가 증가하면, 연축에 연축이 가중되어 강축을 유발한다. 자극의 강도가 커지면, 여러 운동단위를 동시에 자극하여 강한 수축을 얻을 수 있다. I 형 섬유는 작은 직경의 운동신경에 의해 지배되고, 근수축 시 가장 먼저 동원된다. Ⅱb형 섬유는 큰 운동신경의 지배를 받고, Ⅰ형과 Ⅱa형 섬유가 동원된 다음 맨 마지막으로 동원된다. Ⅱb형 섬유는 저항이 증가할 때 동원된다.

최대하수축의 경우, 근육은 필요한 근육의 힘을 생산하기 위해 충분한 운동단위를 동원한다. 근육이 길어지거나 큰 모멘트팔을 가질 때는 역학적 이득이 발생하여, 운동단위를 적게 동원하더라도, 동일한 모멘트를 만들 수 있지만, 근육이 역학적 이득을 갖지 못하면, 더 많은 운동단위가 동원되어야 우리가 원하는 움직임을 할 수 있게 될 것이다.

외적 요소

모멘트팔의 길이

근육의 모멘트팔은 근육의 부착점과 관절축 간의 수직거리로 정의된다. 그리고 근육 모멘트팔은 근육 부착점 이외에 근육의 당김 작용선과 분절과 근육 사이의 각도(작용각도)에 영향을 받는다(그림 8-9). 이런 모멘트팔은 관절가동범위에 영향을 미친다. 모멘트팔의 길이가 짧으면, 긴 모멘트팔일 때보다 큰 가동범위를 일으킨다. 관절을 움직이는 능력은 근육의 수축 능력 이외에 모멘트팔에도 좌우되는데, 모멘트팔이 길수록, 근수축에 의해 발생되는 모멘트도 커진다. 그리고 근수축에 의환 모멘트는 작용각도가 90° 일 때 최대가 되는데, 그 이유는 sin 90°가 "1"이기 때문이다. 두 근육이 같은 수축력을 가지고 있다면, 긴 모멘트팔일수록, 큰 모멘트를 만들 수 있다(그림 8-10).

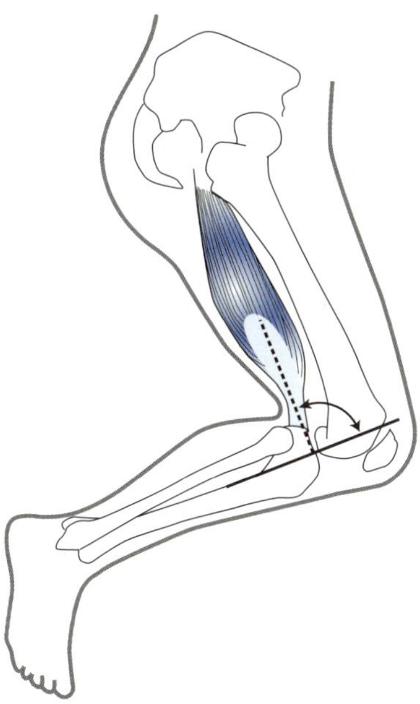

그림 8-9. 작용각도의 예.

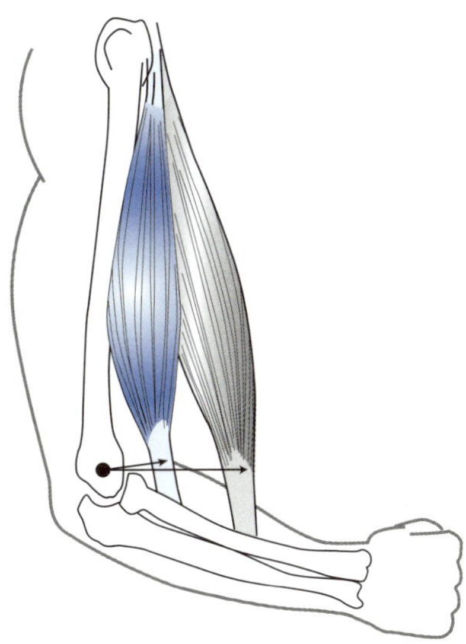

그림 8-10. 근육 모멘트팔의 효과.

예를 들어, 위팔두갈래근의 작용각도는 팔꿉관절이 폄되었을 때 거의 "0°"에 가깝고, 최대로 굽힘되면 작용각도가 90°을 초과한다. 위팔두갈래근의 경우, 근육의 길이가 최대로 늘어날 때, 모멘트팔의 길이가 최소로 되고, 근육의 길이가 최소일 때 작용각도가 가장 커진다. 팔꿉관절이 약 100° 굽힘했을 때, 최적의 작용각도인 90°가 형성된다.

돋보기: 관절 위치와 근력의 관계

관절 위치는 근육의 신장과 모멘트팔 길이에 영향을 주기 때문에, 근수축력에 영향을 주게 된다.

근육의 신장

근육의 신장은 근원섬유마디와 근막에 영향을 준다. 우리가 근육을 신장할 때, 근육의 특정 길이에서 저항감이 느껴지는데, 이것은 결합조직(근막과 힘줄)과 근육 내의 수동구조물의 탄성 현상 때문에 일어난다. 근육의 길이가 너무 짧으면, 수동 탄성 현상이 일어나지 않고, 또 수축력도 작아진다. 반대로 신장이 증가되면, 근육의 장력이 증가된다.

플라이오메트릭 운동에서처럼, 근육을 먼저 신장한 후 운동을 하면 더 강한 힘을 낼 수 있다. 일반적으로 근육의 힘줄은 근육이 신장될 때 에너지를 저장하고, 저장된 에너지는 근육이 수축을 할 때 방출된다.

다른 근육의 작용

근육은 작용과 역할에 따라 주동근, 길항근 및 협력근으로 작용한다. 2관절 이상을 통과하는 근육들은 능동불충분과 수동불충분의 특성을 갖게 되는데, 능동불충분은 통과하는 모든 관절에서 최대의 수축력을 발휘할 수 없다는 것이다. 능동불충분의 예를 뒤넙다리근을 통해 설명해 보겠다. 엉덩관절을 최대 폄한 자세에서 무릎을 굽힘할 때가 엉덩관절을 약간 굽힘한 상태에서 무릎을 굽힘할 때 보다 무릎관절을 더 잘 굽힘할 수 없는 현상이다. 손가락의 긴굽힘근에서도 능동불충분 현상이 일어나기 때문에, 손목

돋보기: 근육의 역할에 따른 분류

관절이 움직이는 동안 일어나는 근육의 역할에 따라 다음과 같이 근육을 분류할 수 있다: 주동근, 길항근 및 협력근. 여러 교재에서 협력근을 다시 그들의 기능에 따라 보조근, 고정근 및 협력근(협동 협력근, 순수 협력근) 등으로 분류하고 있다. 주동근(prime mover)은 특정 관절 움직임의 대부분을 담당하는 근육이다. 보조근(assistant mover)은 주동근을 도와 특정 움직임을 일으키는 근육이다. 길항근(antagonist)은 주동근과 반대로 작용하는 근육으로 말하고, 고정근(stabilizer)은 가동분절이 잘 움직일 수 있도록 고정분절을 고정해 주는 근육이다. 협동 협력근(helping synergist)은 각자 자신들의 기능을 억제하여 다른 기능을 일으킬 수 있도록 작용하는 근육이다. 순수 협력근(true synergist)은 원하는 움직임에 참여하지 않고, 원하는 움직임이 일어날 수 있도록 참여하는 근육이다.

폄근의 작용을 통해 손가락 굽힘근의 수축을 증가시킬 수 있다. 이렇듯, 이웃한 다른 근육의 작용에 의해서도 해당 근육의 수축력이 달라질 수 있는 것이다.

관절의 수

근육이 2개 이상의 관절을 통과하는 2관절 근육과 한 관절만 지나가는 1 관절 근육은 역학적으로 다른 양상을 띨 수 있다. 앞에서 설명한 능동불충분도 이런 관점에 해당되는 것이다. 근수축에 의해 2개 관절이 동시에 움직이면, 근육이 최대 수축을 달성할 수 없게 되고, 2 관절 근육이 최대 수축을 일으키기 원한다면, 한 관절은 고정되고, 나머지 관절에서 움직임이 일어나야 한다. 예를 들어, 위팔두갈래근이 제대로 수축하려면, 어깨관절에서는 움직임이 일어나지 않고 팔꿉관절에서만 움직임이 일어나야 하는 것이다.

돋보기: 협동 협력근과 순수 협력근의 예

협동 협력근과 순수 협력근을 구분하기란 매우 어려운 일이다. 그래서 부수적인 정의를 제시하고, 몇 가지 예를 제시하고자 한다. 먼저 협력근이란 의미에서 볼 때, 2개 이상 근육이 동시에 작용하고 있음을 알 수 있다. 협동 협력근(helping synergist)은 각 근육들이 2개 이상의 기능을 하고 있어야 한다(예로, 굽힘과 돌림, 굽힘과 모음 등). 협동 협력근의 정의를 한번 더 살펴보자. 협동 협력근은 각자 근육들의 작용(돌림)을 억제하여 원하는 운동(굽힘)을 일으키는 근육이다. 첫 번째 예는 자쪽손목 치우침이다. 자쪽손목굽힘근과 자쪽손목 폄근이 동시에 작용하여, 원래 그들의 손목 굽힘 작용을 억제하고 자쪽손목 치우침을 일으키는 것이다. 두 번째 예는 뒤넙다리근이다. 뒤넙다리근은 안쪽 뒤넙다리근과 가쪽 뒤넙다리근으로 구성된다. 안쪽 뒤넙다리근은 무릎관절의 굽힘과 정강뼈의 안쪽돌림을 일으키고, 가쪽 뒤넙다리근은 무릎관절 굽힘과 정강뼈의 가쪽돌림이다. 이들 근육은 정강뼈의 돌림을 서로 억제하고, 무릎관절을 굽힘할 수 있다. 이렇듯, 협동 협력근은 두 근육 모두 특정 움직임의 주동근으로 작용한다. 순수 협력근은 협동 협력근과는 달리, 두 근육 모두 주동근으로 작용하지 않고, 한 근육만 주동근으로 작용한다. 순수 협력근으로 작용하는 두 근육 중 한 근육은 원하는 움직임에 참여하지 않고, 다른 근육의 특정 작용을 억제한다. 첫 번째 예로, 네모엎침근과 위팔두갈래근의 작용이다. 위팔두갈래근이 팔꿉관절을 굽힘하고자 할 때, 네모엎침근이 순수 협력근으로 작용하여 위팔두갈래근의 뒤침 작용을 억제하는 경우이다. 두 번째 예는 넙다리곧은근과 뒤넙다리근이다. 무릎관절을 폄할 때, 뒤넙다리근이 넙다리곧은근의 원하지 않는 작용(엉덩관절 굽힘)을 억제하는 경우이다. 세 번째 예는 손가락 굽힘근과 손목폄근이다. 주먹을 강하게 쥐려면, 반드시 손목 폄근이 작용해야 한다. 손목 폄근의 수축은 손가락 굽힘근의 손목 굽힘 작용을 억제시켜, 손가락 굽힘만을 허용한다.

돋보기: 손의 바깥근육(extrinsic muscle)은 다관절 근육인가?

근육이 통과하는 관절의 수에 따라 1 관절 근육, 2 관절 근육, 다관절 근육 등으로 분류할 수 있다. 다관절 근육의 대표적인 근육은 가시근, 가장긴근, 반가시근, 뭇갈래근, 배곧은근, 배빗근 등 주로 몸통에 있는 근육이다. 그리고 2 관절 근육은 뒤넙다리근, 넙다리빗근, 넙다리곧은근 등이 있다. 손의 바깥근육은 실제로 여러 관절을 통과하고 있지만, 실제 근육은 1개 관절도 통과하지 않을 수도 있다. 많은 교재에서 바깥근육을 다관절 근육에 포함시키고 있지만, 앞에서 언급한 다른 다관절 근육과는 다른 형태를 띤다.

9장

결합조직의 생체역학

물리치료사들이 임상적으로 중요하게 여기는 결합조직으로는 힘줄, 인대 및 관절주머니 등이 있다. 이들 결합조직 모두는 관절 안이나 주변에 위치하기 때문에 장력 하중에 자주 노출되며, 손상으로 인한 결합조직의 구조적 변화는 그들 조직의 역학적 특성과 관절 기능의 변화를 초래할 수 있다.

결합조직의 구성성분

다른 결합조직과 마찬가지로, 힘줄과 인대도 세포와 세포외 기질로 구성되어 있다. 힘줄과 인대의 대표적인 세포는 섬유세포와 섬유아세포이다. 세포는 전체의 20% 정도이며, 나머지 80%는 세포외 기질이다. 세포외 기질은 섬유(교원질과 탄력소)와 기질(ground substance)로 구성되어 있다. 기질(ground substance)은 젤 성분의 물질로 세포와 섬유사이의 공간을 메우고 있고, 구조단백질인 피브로노넥틴(fibronectin)과 프로테오글라이칸, 물로 구성되어 있다.

결합조직은 섬유의 한 종류인 교원질로 구성되어 있으며, 교원질 때문에 힘줄과 인대가 흰색을 띤다. 교원질은 아미노산으로 구성되어 있으며, 아미노산들이 긴 폴리펩티드 사슬을 만든다. 3개의 폴리펩티드 프로콜라겐(procollagen)이라는 삼중나선형을 만들기 위해 서로 붙어 있다. 프로콜라겐은 섬유아세포에서 세포외 기질로 분비된 후, 프로콜라겐의 끝 성분이 다시 쪼개져 트로포콜라겐(tropocollagen)이 된다. 트로포콜라겐은 교원미세섬유(collagen microfibrils)로 중합되고, 다시 아원섬유(subfibrils)로, 원섬유(fibrils), 섬유(fiber)로 중합된다(그림 9-1). 교원섬유로 성숙하게 되면, 결합의 밀도와 안정성이 모두 증가하여 조직의 강도(strength)와 강성(stiffness)이 증가한다. 힘줄과 인대에는 교원질의 유형 중 I형이 가장 많고(70%), 그 다음 Ⅲ형(3-10%)이 많다. 사실, 힘줄과 인대의 교원질 유형의 비율은 다르다(표 9-1). 힘줄에는 교원질 Ⅲ형이 적은 반면, 인대에는 교원질 Ⅲ형이 많은 편이다. 힘줄에서의 이런 구성은 Ⅲ형 교원질이 I형 교원질보다 장력 하중에 더 잘 견디기 때문에, 인대 보다 힘줄이 더 강한 구조물인 것으로 생각된다. 노란색을 띠고 탄성이 좋은 탄력소(elastin) 섬유는 힘줄과 인대 모두에서 적게 분포되어 있고, 특히 힘줄에 더 적게 분포되어 있다. 인대의 종류에 따라 교원질과 탄력소의 비율이 각기 다르다.

표 9-1. 인대와 힘줄의 구성 성분 비율

구성 성분		인대	힘줄
세포		20%	20%
세포외 기질		80%	80%
	물	60-80%	60-80%
	고형물	20-40%	20-40%
교원질(건조중량)		70-80%	약간 더 높음
	I 형	90%	95-99%
	III형	10%	1-5%
기질		20-30%	약간 더 적음

결합조직의 중요한 세포외 기질로는 프로테오글라이칸이 있다. 프로테오글라이칸은 힘줄과 인대(건조중량)의 1% 밖에 안 되지만, 이들의 기능에 중요한 역할을 한다. 프로테오글라이칸은 중심단백(core protein)에 한개 이상의 글라이코스아미노글라이칸(GAG)이 공유결합으로 붙어 있는 것으로 크고 복잡한 거대분자이다. 힘줄과 인대에서의 GAG 농도는 연골에 비해 매우 낮은 편이지만, 높은 전하와 전하간의 척력에 의해, 프로테오글라이칸 분자들이 튼튼하게 뻗어 있고, 이것 때문에 힘줄과 인대가 압박과 장력의 하중에 잘 저항하게 된다. 또 프로테오글라이칸의 친수성 때문에 결합조직은 물을 많이 함유하게 되고, 이로 인해 신장성이 좋아진다. 건조된 힘줄은 신장성이 떨어지는 반면, 수분을 함유한 힘줄은 신장성이 좋다.

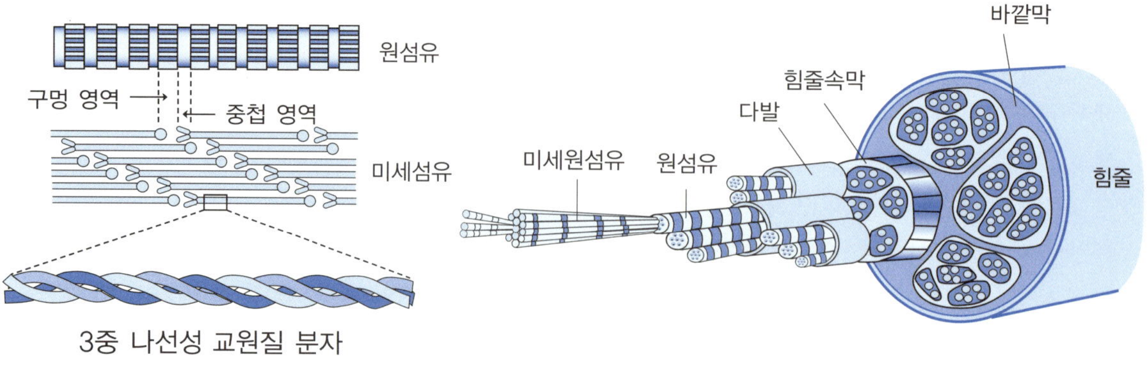

그림 9-1. 교원질의 미세 구조.

관절주머니는 이중층인 섬유층(바깥층)과 활막층(속층)으로 구성된다(그림 9–2). 섬유층은 힘줄이나 인대와 같은 치밀결합조직으로 되어 있고, 인대와 섞여 있는 경우가 종종 있다. 교원질과 탄력소가 총 건조중량의 70%에 해당하고, I 형 교원질 섬유가 가장 많다. 뼈의 부착점에 있는 관절주머니는 섬유성 연골이나 뼈로 변화된다. 섬유층에는 혈관분포가 좋지 않고, 관절수용기가 풍부한 편이다. 관절주머니의 속층은 윤활막 내막과 활막밑조직으로 구성된다. 내막은 관절공간 내의 세포층으로서 섬유아세포인 활막세포의 층이다. 그리고 활막밑조직은 높은 혈관분포를 가진 섬유성 결합조직이다.

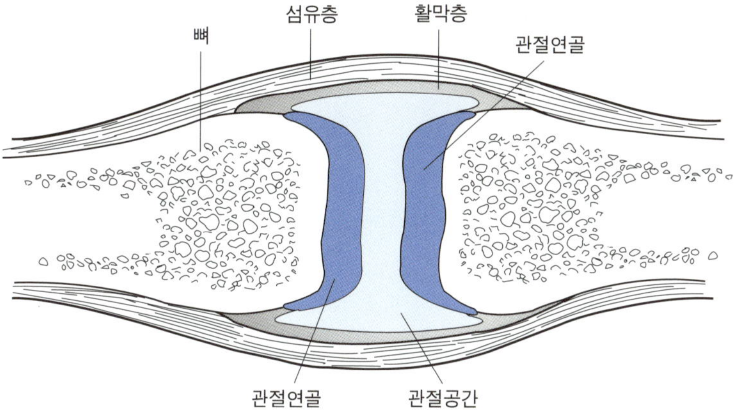

그림 9–2. 전형적인 가동관절의 구조.

결합조직의 역학적 특성

힘줄과 인대의 역학적 특성은 장력 하중을 적용함으로써 알 수 있다. 가장 많이 연구되는 분야는 하중–변형 곡선과 스트레스–스트레인 곡선을 통해 이루어진다. 이들 역학적 특성은 조직의 구성성분, 교원질 섬유의 방향, 그리고 기질과 교원질사이의 상호작용에 의해 좌우된다.

스트레스와 스트레인의 결정

장력 스트레인은 장력 하중에 반응하는 물질의 단위 길이에 대한 신장율로 정의된다. 스트레인의 공식은 스트레인 = (l – l0) /l0이며, 여기에서 l0는 장력 하중이 적용되기 이전의 길이이고, l은 장력 하중이 적용된 이후의 길이이다(그림 9–3). 스트레인은 비율이기 때문에, 단위는 없고, 대개 백분율로 표기된다. 장력 스트레스는 검사할 인대나 힘줄의 횡단면에 가해지는 외적인 장력 하중으로 정의된다. 다시 스트레스는 하중과 마찬가지로 힘의 한 종류이다. 장력 스트레스의 공식은 다음과 같다: 스트레스 = F/A이며, 여기에서 F는 외적인 장력 하중의 양이고, A는 검사조직의 횡단면이다. 스트레스의 단위는 대개 N/㎟이다. 힘줄과 인대에 대한 스트레스–스트레인 곡선에 대해 공부해 보겠다.

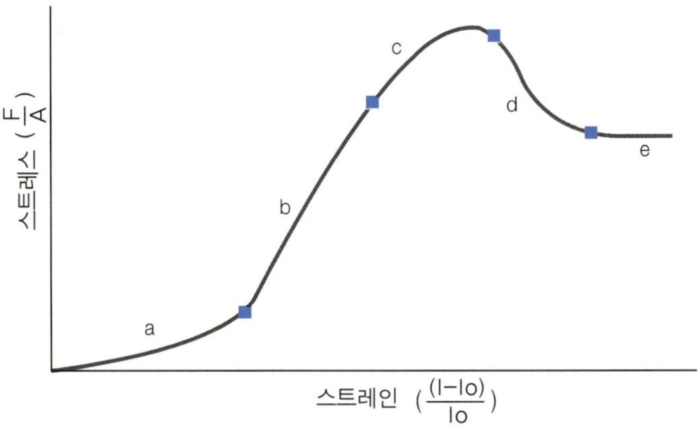

그림 9-3. 인대와 힘줄의 스트레스-스트레인 곡선. a) 영역-말단영역, b) 영역-탄성 영역(선형 영역), c) 영역-소성 영역, d) 영역-병목 영역, e) 영역-파손 영역.

힘줄과 인대의 스트레스-스트레인 곡선

그림 9-3은 전형적인 결합조직의 스트레스-스트레인 곡선이며, 이런 스트레스-스트레인 곡선은 5개 영역으로 나누어진다: 말단 영역(toe region), 선형 영역(탄성 영역), 소성 영역, 병목 영역 및 파손 영역.

스트레스-스트레인 곡선의 첫 번째 영역인 말단 영역은 임상적으로 매우 중요한 영역이고, 이를 중립 영역이라고 부른다. 특히 맨손으로 인대검사를 할 때 어느 정도의 힘을 적용해야 하는가의 기준이 되는 영역으로서, 임상가는 말단 영역 범위에서 힘을 적용해야 한다. 말단 영역에서 발생할 수 있는 스트레인의 크기는 매우 낮은 편이다(1.2-1.5%). 힘줄의 경우에 있어서, 말단 영역의 스트레스는 교원섬유의 주름을 완전하게 펴 주는 정도의 크기이고, 최대 근수축이 일어날 때 힘줄에 받는 스트레스의 크기와 동일하다.

선형 영역은 스트레스와 스트레인에 비례하는 영역으로 탄성 영역이라고도 한다. 그래프가 직선을 그리기 때문에 직선의 기울기를 알 수 있고, 이것을 그 물질의 강성(stiffness)으로 표현하고 있다. 탄성 영역에서는 원래 물질의 길이 보다 더 신장되기 때문에 미세손상이 일어나기도 한다. 조직학적으로 볼 때, 트로포콜라겐은 높은 강성을 띠기 때문에 탄성 영역의 스트레스에 덜 영향을 받게 되고, 트로포콜라겐이 손상을 받는다면, 트로포콜라겐과 트로포콜라겐을 연결해 주는 무형질 성분이 손상될 것이다. 탄성 영역에서는 적용되었던 장력 하중이 제거되면 힘줄이나 인대는 원래의 길이와 형태로 되돌아가게 된다. 그러나 결합조직이 점탄성을 가지고 있기 때문에, 아무리 탄성 범위 내의 하중이라 하더라도 장시간 적용되면, 변형이 일어날 수 있다. 강성이 큰 물질은 하중에 대한 저항력이 큰 물질이기 때문에, 변형이 잘 일어나지 않을 것이다.

곡선의 세 번째 영역인 소성 영역은 점진적인 파손이 일어나는 영역이다. 탄성 영역에서 소성 영역으로 전이되는 지점을 항복지점(yield point)이라 한다. 소성 영역의 장력은 교원섬유를 충분히 파손시킬 수 있을 만큼 강하고, 곡선의 기울기는 감소한다. 그래서 하중이 제거되더라도, 그 구조물은 검사하기 전의 원래 형태로 완전하게 되돌아 갈 수 없게 된다. 소성 영역의 구조물을 육안으로 볼 때는 손상을 받지 않은 것처럼 보이지만, 영구적인 손상이 존재하는 것이다. 임상적으로 인대가 늘어났다는 것은 인대가 소성 범위의 변형을 받았다는 의미이다.

소성 영역을 초과하면, 곡선의 기울기가 드라마틱하게 편평해지는 병목 영역(necking)이 형성된다. 병목 영역은 병의 목처럼 매우 약한 부위를 말한다. 즉, 힘줄과 인대가 끊어지지 않았지만, 매우 가늘어져 있다(그림 9-4). 이 영역에서는 부가적인 외부의 힘이 가해지지 않아도 신장이 일어날 수 있다. 병목 영역이 지난 후에는 파손이 일어난다. 파손지점의 스트레스와 스트레인을 각각 최종 스트레스와 최종 스트레인이라고 부른다. 임상적으로 힘줄이나 인대가 자신의 원래 길이보다 약 10% 정도 늘어나게 하는 하중이 걸리면, 끊어지게 될 것이다. 임상적으로 인대와 힘줄에서 발생하는 파손은 크게 두 가지이다. 하나는 인대와 힘줄 자체가 끊어지는 경우이고, 다른 하나는 뼈와 연결된 부위가 떨어져 나가는 경우(박리골절)이다. 이런 파손의 형태를 결정짓는 요소로는 힘줄과 인대의 종류, 연령, 뼈의 성숙도, 연령 및 하중 속도 등이다. 인대의 경우는 특히 연령과 뼈의 성숙도에 크게 좌우된다. 예를 들어, 뼈가 성숙되지 않으면, 박리골절이 많이 발생한다. 본 단락에서는 하중 속도에 대한 것만을 설명하겠다. 많은 연구들을 통해, 하중 속도가 스트레스-스트레인 곡선에 영향을 주고 있음이 밝혀졌고, 하중 속도가 빠르면 물질의 강성이 증가하여 조직 자체가 끊어지게 된다. 반대로 하중 속도가 느리게 적용되면, 물질의 탄성 계수(강성)가 낮아지고 박리골절이 주로 발생한다. 그러나 스트레인의 정도는 하중 속도에 큰 영향을 받지 않는다.

물리적 인자를 이용한 물리치료 기법으로 결합조직에 열치료를 적용하고 있지만, 이 정도의 열은 조직을 파괴하거나 변형시킬 만큼 높은 열이 아니어서, 조직의 혈액 순환을 향상시킨다. 사실, 결합조직들은 높은 열(60℃ 이상)에 매우 취약한 편이다.

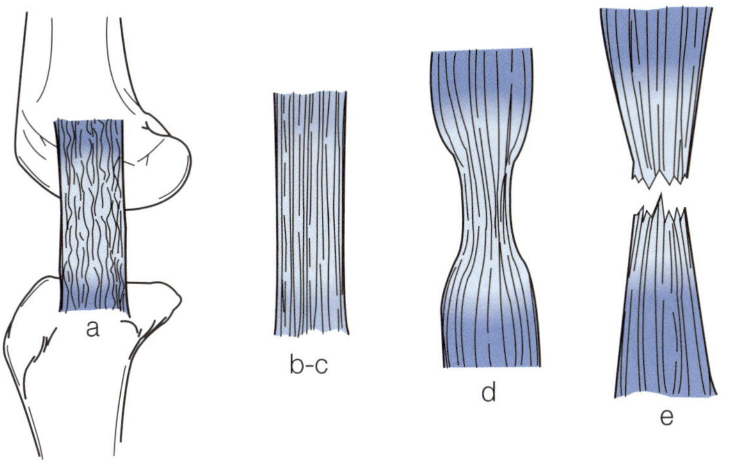

그림 9-4. 스트레스-스트레인 영역에 따른 인대의 변형과 손상을 보여주고 있다. a는 말단영역을 의미하고, b는 탄성 영역, c는 소성 영역을 의미한다. d는 병목 영역이고, e는 파손 영역이다.

고정에 따른 힘줄과 인대의 생체역학적 반응

침상생활을 장기간 하거나 부목, 석고고정, 핀 및 나사로 장기간 관절이나 뼈를 고정하면, 건강한 근육뿐만 아니라, 힘줄, 인대 및 관절주머니와 같은 결합조직에도 좋지 못한 역학적인 영향을 줄 수 있다. 원인이 무엇이든, 사람의 활동 감소는 결합조직의 스트레스를 감소시켜 생체역학적 특성을 변화시킬 수 있는데, 주로 나타나는 생체역학적 변화로는 파손 하중의 파손, 강성(탄성 계수)의 감소, 신장의 증가 등이 있다(그림 9-5). 앞에서 말했듯이, 강성(탄성계수)이 감소되면, 박리골절이 더 잘 일어나게 되는데, 고정에 의해 강성이 감소되기 때문에, 조직 자체의 파손보다는 박리골절의 위험이 증가된다.

고정을 장시간 적용하면, 교원질의 합성이 증가되고 퇴화도 빠르게 일어나기 때문에, 교원질의 교체가 빨리 일어난다. 일반적으로 교원질 교체는 고정의 기간과 비례적으로 증가하여, 교원질 질량을 감소시키고, 미성숙한 교원질의 양을 증가시킨다. 이런 변화들은 고정된 조직의 파손 하중의 감소와 강성의 감소에 영향을 준다. 무엇보다 고정을 장시간 하면, 물 함량과 글리코스아미노글리칸(GAG)이 감소된다.

임상에서 관절을 고정할 때 고려해야 할 것은 관절의 위치에 따라 힘줄과 인대의 생체역학적 특성이 달라질 수 있다는 점이다. 인대를 늘린 상태(해당 조직의 스트레스를 증가시키는 상태)가 그렇지 않는 경우보다 더 좋은 장력을 유지할 수 있다. 힘줄의 경우도 인대와 마찬가지로, 스트레스가 감소된 자세로 관절을 고정하면, 그 조직에 장력 하중이 걸리지 않아서 교원질의 엉킴 현상이 일어나게 된다. 반대로 조직을 신장한 채로 고정을 하면, 엉킴 현상이 사라지게 된다. 이렇듯 결합조직을 약간 신장한 상태로 고정하는 것이 그 결합조직의 생체역학적 특성을 좋게 만드는 것이다. 이런 관점에서 볼 때, 힘줄과 인대를 치료할 때 적절한 스트레스의 적용은 매우 유용한 방법인 것으로 생각된다.

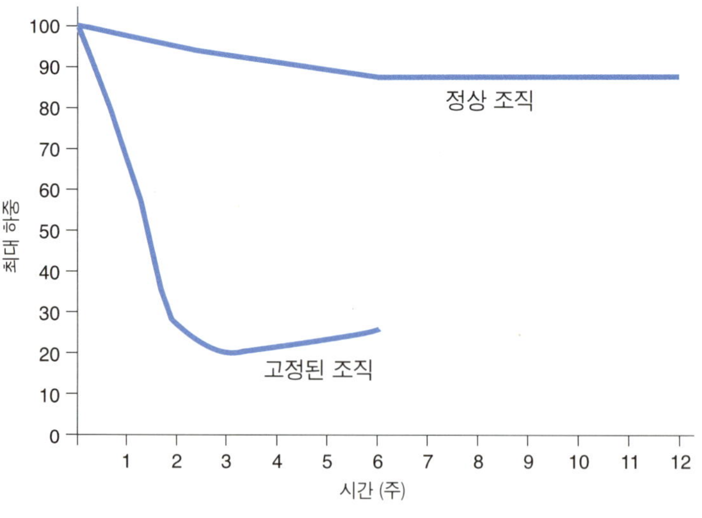

그림 9-5. 하중-변형 곡선으로서 정상 조직과 고정된 조직의 그래프를 보여주고 있다.

척추사이원반

구조

힘줄이나 인대와는 달리, 독특한 형태의 결합조직이 있는데, 바로 척추사이원반이다. 척추사이원반은 독특한 구조 때문에 압박 하중과 전단 하중에 많이 노출되는 편이다.

척추사이원반의 구조는 속질핵(nucleus pulposus, NP), 섬유테(anulus fibrosus, AF) 및 척추종판(vertebral end-plate, VEP)으로 구성되어 있다(그림 9-6). 일반적으로 속질핵은 중심에 있고, 섬유테는 속질핵 주변에 있지만, 그들의 경계가 명확하지 않다. 그리고 척추종판은 척추사이원반의 위쪽면과 아래쪽면에 각각 존재한다. 척추사이원반은 다른 결합조직과 마찬가지로, 프로테오글라이칸, GAG, 교원질, 수분 등으로 이루어져 있다.

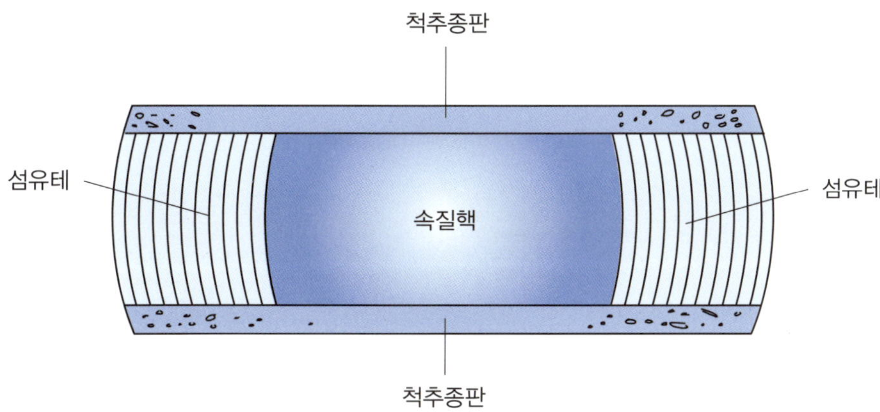

그림 9-6. 일반적인 척추사이원반의 모형.

속질핵

속질핵은 70-90%가 수분으로 되어 있고, 그 다음으로 많은 성분이 프로테오글라이칸(건조중량의 65%)이다. 속질핵은 점성을 가진 반-액체 물질(치약과 비슷하다고 생각하면 됨)이다. 속질핵은 주로 여러 종류의 연골세포와 불규칙하게 배열된 교원질로 구성되지만, 생체역학적으로 액체 성질을 띤다. 속질핵은 물 풍선과 비슷한 생체역학적 양상을 띤다. 즉, 압박 하중에 의해 변형이 일어날 수 있지만, 액체와는 달리 부피에는 변화가 없다. 속질핵이 압박하중을 받으면, 변형이 일어나서 모든 방향으로 그 압력을 전달할 것이다.

섬유테

섬유테는 60-70%가 수분으로 되어 있고, 교원질이 건조중량의 50-60%를 차지하고, 프로테오글라이칸은 건조중량의 20% 정도이다. 섬유테는 속질핵과는 달리, 잘 배열된 교원질로 구성되어 있고, 양파처럼, 여러 개(10-20개)의 교원질층이 층판을 이루면서 겹쳐져 있다. 교원질 층판은 속질핵 쪽으로 갈수록 두꺼워지고, 또 층판의 뒤쪽 보다는 앞쪽과 가쪽이 더 두껍다. 여러 형태로 봤을 때, 속질핵은 섬유테의 정중앙에 있는 것이 아니라, 약간 뒤쪽에 위치한다. 서로 이웃한 교원질 층판은 엇갈리면서 배열되어 있다. 예를 들어, 층판의 결이 왼-위쪽으로 되어 있으면, 이웃한 층판의 결은 오른-아래쪽 방향으로 되어 있다(그림 9-7). 안정 상태에서의 층판의 섬유결 각도는 수직에 대해 약 65-70° 이다.

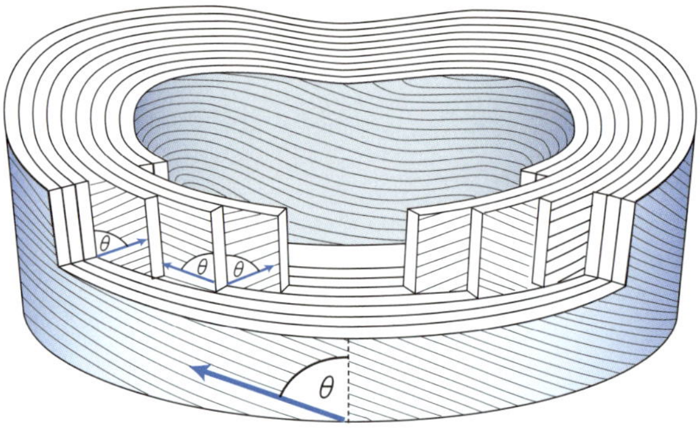

그림 9-7. 섬유테. 섬유테는 양파처럼 겹겹이 싸여 있다. 서로 이웃한 섬유들은 반대 방향으로 결이 나 있다. 각도 θ는 수직에 대한 섬유결의 각도이며, 대략 65-70° 이다.

척추종판

척추종판은 연골층이며, 두께는 0.5-1 ㎜ 정도이다. 허리뼈의 경우, 척추종판은 속질핵 전체와 섬유테의 일부를 덮고 있다. 그 이유는 척추뼈몸통이 편평하지 않고, 테두리가 약간 높게 되어 있고, 그 안에 척추종판이 위치하기 때문이다. 척추종판은 크게 유리연골과 섬유연골로 구성되어 있다. 조금 더 자세히 언급하자면, 척추뼈몸통 쪽은 유리연골이고, 속질핵 쪽은 섬유연골로 되어 있다. 연령에 많은 영향을 받는데, 어린 아동은 유리연골로 되어 있고, 노인은 섬유연골로 되어 있다. 윤활관절처럼, 유리연골로 되어 있으면 섬유테와 척추종판 사이의 체액 이동이 원활하게 이루어질 수 있지만, 노화로 인해 섬유연골로 대체되면, 체액 이동이 활발하게 일어나지 않게 된다.

척추사이원반의 생체역학

척추사이원반의 주요 기능은 체중 부하와 척추뼈사이의 움직임 허용이다.

체중부하

속질핵과 섬유테는 체중부하를 하고, 그 하중을 다른 척추뼈로 전달해 주는 충격완화의 기능을 갖는다. 섬유테는 단독으로 체중부하를 하거나, 속질핵과 결합하여 체중부하를 한다. 예를 들어, 전화부와 같은 두

꺼운 책의 중심을 파내고, 그 안에 계란을 넣은 후, 무거운 물체를 그 전화부 위에 올려 놓으면, 계란은 어떻게 될까? 아마 계란은 온전하게 있을 것이다. 그 이유는 전화부가 하중을 받고 또 하중을 분산시켜 계란에 가해지는 하중을 크게 감소시키기 때문이다. 바로 이런 역할을 해 주는 것이 섬유테이다. 이때 섬유테의 탄성 계수(강성)가 클수록, 더 강한 하중을 이겨낼 수 있다. 섬유테의 안쪽 섬유테가 가쪽 섬유테 보다 압박 강성이 더 클지라도, 압박 강성은 섬유테의 두께에 균등할 것이다. 섬유테의 압박 강성은 수분의 함량에 반비례하고, 프로테오글라이칸에 비례한다. 속질핵이 제거된 척추사이원반이나 온전한 척추사이원반의 체중부하 능력은 비슷한데, 그 이유는 속질핵이 수동 공간 충전체(passive space-filler)로서 그 기능이 하중을 이웃한 척추뼈로 전달하는 역할만 하기 때문이다. 즉, 체중부하를 하는데는 섬유테 만으로도 충분하다. 아무리 체중부하의 기능을 섬유테 만이 가지고 있다하더라도, 속질핵이 제거된 경우의 척추사이원반은 장시간의 압박 하중이 가해지면, 온전한 척추사이원반에 비해 변형이 더 잘 일어날 것이다. 지속적인 하중은 교원질 층판을 압박하여 수분을 섬유테 밖으로 배출시켜, 섬유테의 높이를 감소시킬 것이다.

앞에서 언급했듯이 속질핵은 하중이 가해져도 부피의 변화가 없기 때문에, 압박 하중을 받으면 속질핵의 높이가 감소될 것이고, 높이가 감소된 만큼 가쪽으로 팽창할 것이다. 이런 속질핵의 가쪽 팽창은 섬유테를 압박시켜 섬유테를 신장시킬 것이다. 이런 섬유테의 신장은 속질핵의 팽창을 저지시킬 것이다(그림 9-8). 그러나 척추사이원반에 병적 문제가 있을 때는 정상의 척추사이원반과는 완전히 다른 양상을 띠게 된다(그림 9-9).

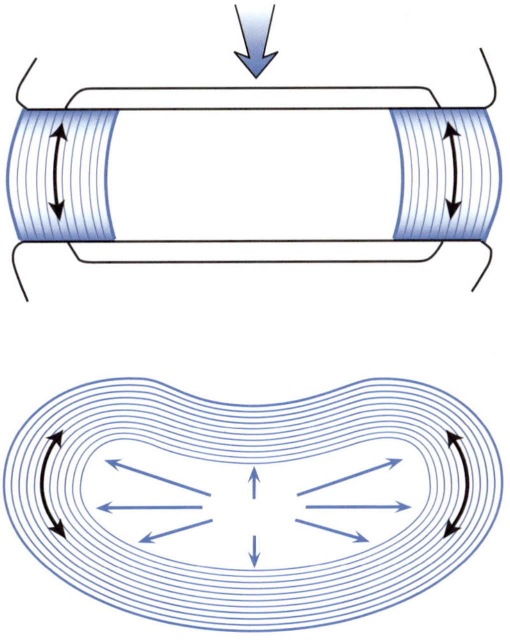

그림 9-8. 정상적인 섬유테는 압박하중이 가해지면, 섬유테에서 장력이 발생하게 되고, 이런 장력은 속질핵의 팽창을 유지시킨다.

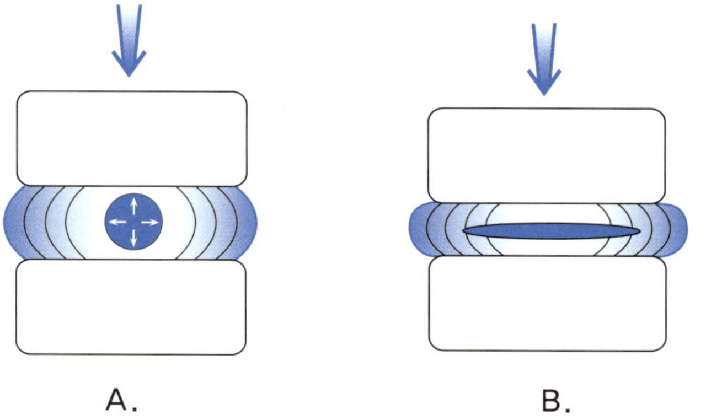

그림 9-9. A. 정상적인 척추사이원반은 압박 하중이 가해졌을 때, 섬유테의 장력 발생으로 속질핵이 팽창을 유지한다. 그러나 B. 찢어진 섬유테의 경우 압박 하중이 가해지면, 섬유테가 납작해지고, 찢어진 섬유테 속으로 속질핵이 스며든다.

돋보기: 척추사이원반 탈출(herniated nucleus pulposus)

척추뼈가 강한 압박 하중을 반복적으로 받으면, 섬유테와 속질핵이 손상을 당할 수 있고, 이로 인해 속질핵이 섬유테 밖으로 빠져 나오는 현상이 일어난다. 대부분의 원반 탈출은 뒤쪽이나 뒤가쪽으로 빠져 나와 척수 신경을 누른다. 그림 9-10은 섬유테와 속질핵의 손상 정도를 잘 보여주고 있다. 척추사이원반 탈출의 첫 번째 생체역학적 기전은 갑자기 발생하는 기전으로서 강하고 갑작스런 압박 하중이 굽힘된 허리뼈나 굽힘과 돌림된 허리뼈에 가해졌을 때 일어난다(예를 들어, 무거운 물건을 들 때). 두 번째 기전은 점진적 기전이며, 굽힘된 허리뼈에 작지만 반복적인 하중이 가해지는 경우이다. 대부분의 속질핵 탈출(prolapse)은 미세손상의 누적으로 발생한다. 생체역학적으로 허리뼈의 굽힘은 뒤쪽 섬유테를 신장시켜 두께를 얇게 만들어, 섬유테의 뒤쪽 이동(protrusion)을 촉진시킬 수 있다.

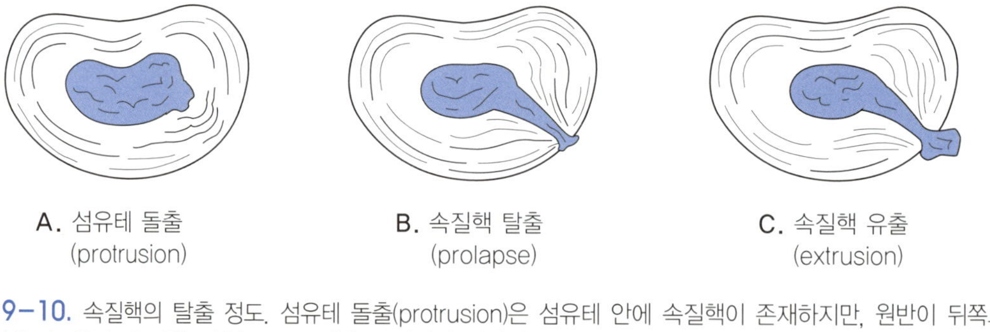

그림 9-10. 속질핵의 탈출 정도. 섬유테 돌출(protrusion)은 섬유테 안에 속질핵이 존재하지만, 원반이 뒤쪽으로 튀어나올 수 있다. 속질핵 탈출(prolapse)은 속질핵이 찢어진 섬유테 가장자리까지 도달하는 것이고, 속질핵 유출(extrusion)은 속질핵이 바깥경막강(epidural space)까지 빠져 나오는 것이다.

움직임

척추사이원반의 움직임은 엄밀히 말해 척추뼈몸통사이관절(interbody joint)의 움직임이다. 즉, 2개의 척추뼈몸통과 하나의 척추사이원반이 함께 모든 방향으로 움직일 수 있다: 앞쪽, 뒤쪽, 가쪽, 굽힘, 폄 및 돌림 등. 체중이 부하되면, 두 개의 몸통과 하나의 척추사이원반이 모두 압박되어 함께 움직일 수 있다. 이런 관점에서 볼 때 척추사이원반의 변형에 따라 척추뼈몸통의 움직임이 결정된다는 의미이다. 척추뼈를 견인하면, 체중부하할 때와는 달리, 이들 두 조직이 분리될 수도 있다. 척추뼈를 견인하면, 척추뼈몸통의 모든 지점이 다른 척추뼈몸통에 대해 수직으로 움직일 것이다. 즉, 장력 하중을 받으면, 섬유테의 섬유결 각도가 작아질 것이다(그림 9-11A). 이웃한 척추뼈몸통이 서로 수평으로 어긋나면, 전단 하중에 걸려 섬유결의 각도는 증가되지만, 이웃한 교원질 층판의 한쪽에서는 섬유가 길어지는 장력 스트레스가 발생할 것이고, 바로 옆의 층판에서는 압박 스트레스가 발생하여 섬유가 느슨해 질 것이다(그림 9-11B). 그리고 돌림할 때도 전단 하중에서처럼 각도가 증가한다(그림 9-11C). 그리고 굽힘이나 폄을 했을 때는, 척추뼈가 움직이는 쪽으로 압박 스트레스가 발생하고, 반대쪽은 장력 스트레스가 발생할 것이다(그림 9-12). 이런 척추사이원반의 움직임은 체액 이동과 밀접한 관계가 있다.

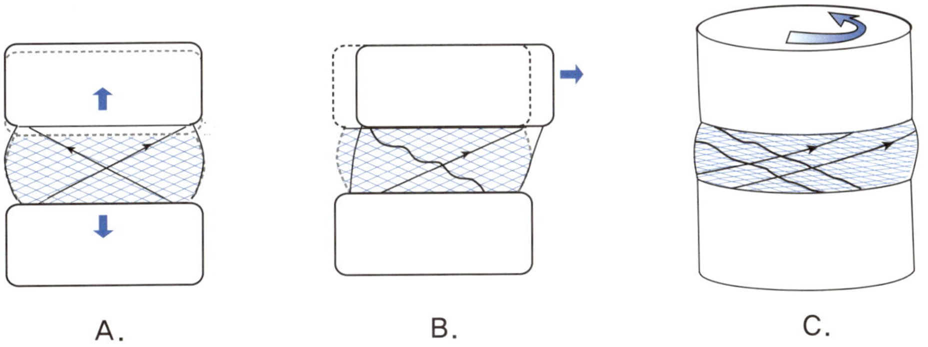

그림 9-11. 하중에 따른 섬유결의 각도 변화: A. 장력 하중. B. 전단 하중 C. 비틀림 하중.

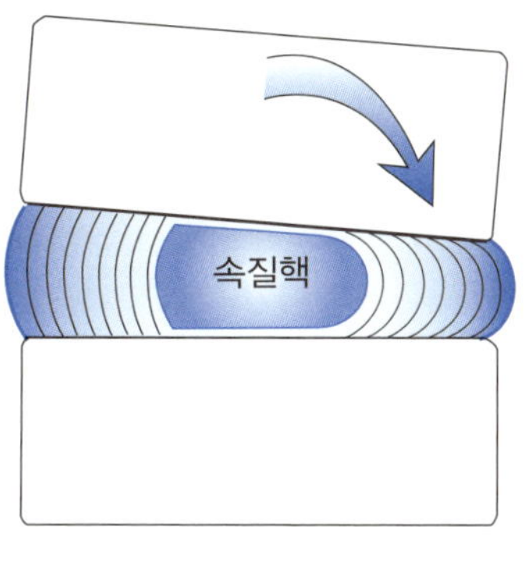

그림 9-12. 굽힘된 방향에서는 압박 스트레스가 발생하고, 반대쪽은 장력 스트레스가 발생한다.

척추사이원반의 체액이동 기전

척추사이원반의 체액 이동은 관절윤활의 기전과는 완전히 다른 것이다. 관절윤활 기전에 대해서는 다른 단락에서 설명할 것이기 때문에, 본 단락은 척추사이원반에서 일어나는 체액의 이동에 대해서만 설명하고자 한다. 척추사이원반에서 일어나는 체액 이동은 섬유테와 척추종판 간의 이동이다. 척추사이원반의 속질핵은 투과성이 거의 없기 때문에 체액 이동이 일어나지 않는 반면, 섬유테와 척추종판은 상대적으로 투과성이 좋기 때문에, 이들 조직을 통해 체액 이동이 일어난다. 체액 이동의 기전은 수압원리와 같다. 즉, 높은 압력에서 낮은 압력으로 체액이 이동하는 것이다. 예를 들어, 척추뼈가 굽힘하면, 앞쪽 섬유테의 내압이 증가하여 상대적으로 척추종판 보다 높은 압력을 가지게 되어 체액이 척추종판 쪽으로 이동하고, 뒤쪽 섬유테는 척추종판보다 상대적으로 낮은 압력을 가지게 되어 내압이 감소된 뒤쪽 섬유테는 척추종판으로부터 체액을 받는다(그림 9-13). 이와 같은 원리로, 척추종판의 체액이 뒤쪽 섬유테로 이동한다. 척추의 폄은 반대 현상이 일어난다. 압박 하중이 가해지면 섬유테의 내압이 척추종판의 내압보다 상대적으로 높아져서 섬유테에서 척추종판으로 체액이 이동하고, 반대로 장력 하중이 가해지면 섬유테의 내압이 척추종판의 압력 보다 작아서 척추종판에서 섬유테 쪽으로 체액이 이동한다. 이런 체액 이동은 윤활관절에서처럼, 척추사이원반에 영양을 공급해 준다.

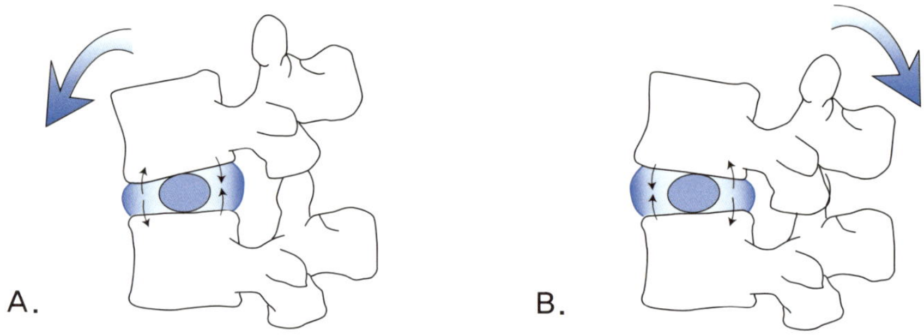

그림 9-13. A는 굽힘할 때 속질핵의 앞쪽에서는 수분이 척추종판으로 들어가고, 뒤쪽 부위에서는 원반으로 들어온다. B는 폄할 때의 경우로서 굽힘의 경우와는 반대 현상이 일어난다.

반달판

척추사이원반과 마찬가지로, 충격을 흡수하고 체중을 분산시키는 반달판(meniscus)이 무릎을 비롯해 여러 부위에 존재하지만, 여기에서는 무릎관절의 반달판에 대해서만 설명하겠다. 무릎관절의 반달판은 2개로 구성되어 있으며 안쪽 반달판은 "C"자 형태이고, 가쪽 반달판은 "O"자 형태이다. 이들 반달판은 가장자리가 두껍고 중심부위가 얇아서 관절의 일치성을 증가시킨다. 안쪽 반달판은 큰 인대와 연결되어 있고 관절주머니에 의해 억제되기 때문에, 가쪽 반달판보다 움직임의 제한이 크고, 손상의 발생율이 높은 편이다. 무릎관절이 움직일 때 반달판도 함께 움직이는데, 무릎을 굽힘할 때, 반달판은 반달무릎인대에 의해 뒤쪽으로 당기게 되고, 무릎을 폄할 때 반막모양근과 오금근에 의해 앞쪽으로 움직이게 된다. 그리고 가쪽돌림할 때 가쪽 반달판은 앞쪽으로 움직이고, 안쪽 반달판은 뒤쪽으로 움직인다. 안쪽돌림의 경우는 반대 현상이 일어난다.

무릎관절을 폄했을 때 50%의 관절반응력이 반달판에 가해지고, 굽힘했을 때 약 90%의 관절반응력이 반달판에 가해진다. 만약 반달판이 제거되면, 무릎관절에 50-70%의 접촉 스트레스가 더 가해질 것이다(그림 9-14).

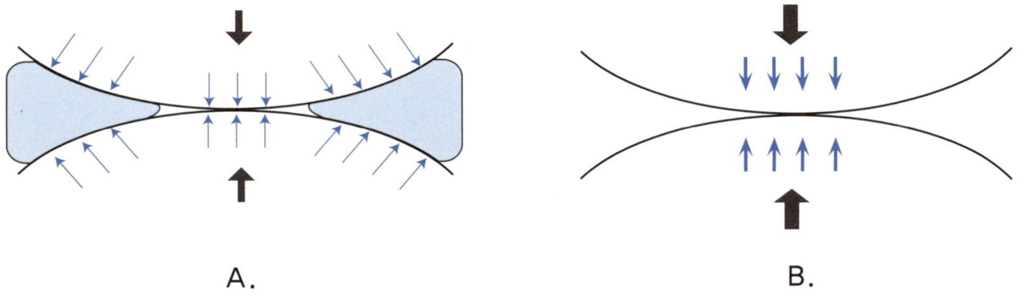

그림 9-14. A. 반달판이 체중을 분산시키고 있다. B. 반달판이 제거되었을 때, 접촉면에서 하중이 증가된다.

반달판은 75%의 수분과 25%의 고형물질(교원질, 프로테오글라이칸 및 기타 단백질)로 구성되어 있다. 연골과 마찬가지로, 반달판에도 많은 구멍이 있어 투과성이 좋고, 이로 인해 반달판의 체액이 관절 윤활에 많은 도움을 준다. 반달판의 섬유는 대각선 방향과 원주형 방향으로 배열되어 있어, 반달판은 생체역학적으로 압박 하중과 원주형 하중에 잘 견딜 수 있게 된다.

10장

관절의 생체역학

관절은 관절주머니, 인대, 근육 등 여러 연부조직들이 서로 연결되어 있고, 뼈의 움직임이 실제로 일어나는 지점이다. 인체에는 여러 종류의 관절들이 존재하지만, 크게 움직일 수 있는 가동관절과 움직임이 거의 일어나지 않는 비가동관절로 구분된다. 생체역학적인 측면에서 볼 때 비가동관절은 큰 의미가 없어, 본 단락은 가동관절에 대해서만 언급하고자 한다. 관절은 가동성(mobility)과 안정성(stability)을 모두 가지고 있고, 목적에 따라 가동성이 우세할 수도 있고, 안정성이 우세할 수도 있다.

가동관절 혹은 윤활관절은 관절을 이루는 뼈들 사이에 충분한 공간이 존재하여 움직임이 자유롭게 일어난다. 가동관절은 인대, 근육, 관절주머니 등의 일반적인 구조물 이외에도, 관절을 보호하고 운동을 원활하게 하기 위해 반달판, 섬유성 원반 및 지방덩어리와 같은 독특한 형태의 부속 구조물을 가지고 있다.

윤활관절

관절윤활

관절은 평생 동안 지속적으로 움직이고, 이로 인해 관절면이 마모되는 현상이 발생한다. 관절이 마모되지 않으려면, 마모를 방지하는 윤활작용이 적절하게 일어나야 한다. 일반적인 윤활 기전은 체액의 이동으로 이루어지며, 인공 관절의 경우는 기술적으로 체액 이동을 인위적으로 만들 수 없기 때문에, 마찰계수가 낮은 물질로 만들어진다. 관절윤활과 관련된 관절마모의 기전에 대해 간단하게 설명해 보겠다. 마모의 종류로는 점착성 마모, 연마성 마모, 피로성 마모, 부식성 마모 등이 있다. 먼저, 점착성 마모는 마찰 시 전단 스트레스에 의해 양쪽의 돌기 부위가 분리되어 일어나는 마모이고, 연마성 마모는 한쪽 구조물의 경도가 다른 구조물 보다 훨씬 높을 때 일어나는 마모이다. 인공 관절의 경우, 주로 점착성 마모와 연마성 마모에 의해 일어난다. 피로성 마모는 반복적인 하중에 의해 파괴균열이 발생하고, 이곳에서 스트레스 집중이 발생하여 일어나는 마모이다. 끝으로 부식성 마모는 부식 환경에서 형성된 부식층이 마찰에 의해 제거되면서 일어나는 마모이다.

윤활관절의 분류

대부분의 인체 관절들은 자유롭게 움직일 수 있는 가동관절 즉, 윤활관절이다. 윤활관절은 관절면의 형태를 기준으로 해부학적으로 분류되고, 또 운동축의 숫자를 기준으로 생체역학적으로 분류된다. 예를 들어, 경첩관절(hinge joint)은 1축 관절로 불리는데, 그 이유는 1축을 중심으로 움직임이 일어나기 때문이다. 또 다른 1축 관절로는 중쇠관절(pivot joint)이 있다. 중쇠관절은 돌림이 일어나는 관절로서 대표적인 중쇠관절로는 고리중쇠관절과 몸쪽 및 먼쪽 노자관절이다. 2축 관절로는 융기관절(condylar joint), 타원관절(ellipsoid joint)과 안장관절(saddle joint)이 있다. 융기관절은 구관절과 매우 비슷하지만, 다른 점은 오목관절면이 매우 얕은 편이다. 융기관절의 움직임은 주로 굽힘/폄과 약간의 돌림이 일어난다. 타원관절의 대표적인 관절은 손목관절이며, 이 관절에서 휘돌림이 일어난다. 안장관절은 볼록-오목 형태가 양쪽으로 되어 있는 관절로서 엄지의 손목손허리관절이다. 3축 관절은 관절(ball & socket joint)이며, 어깨관절과 엉덩관절이 여기에 해당된다(그림 10-1).

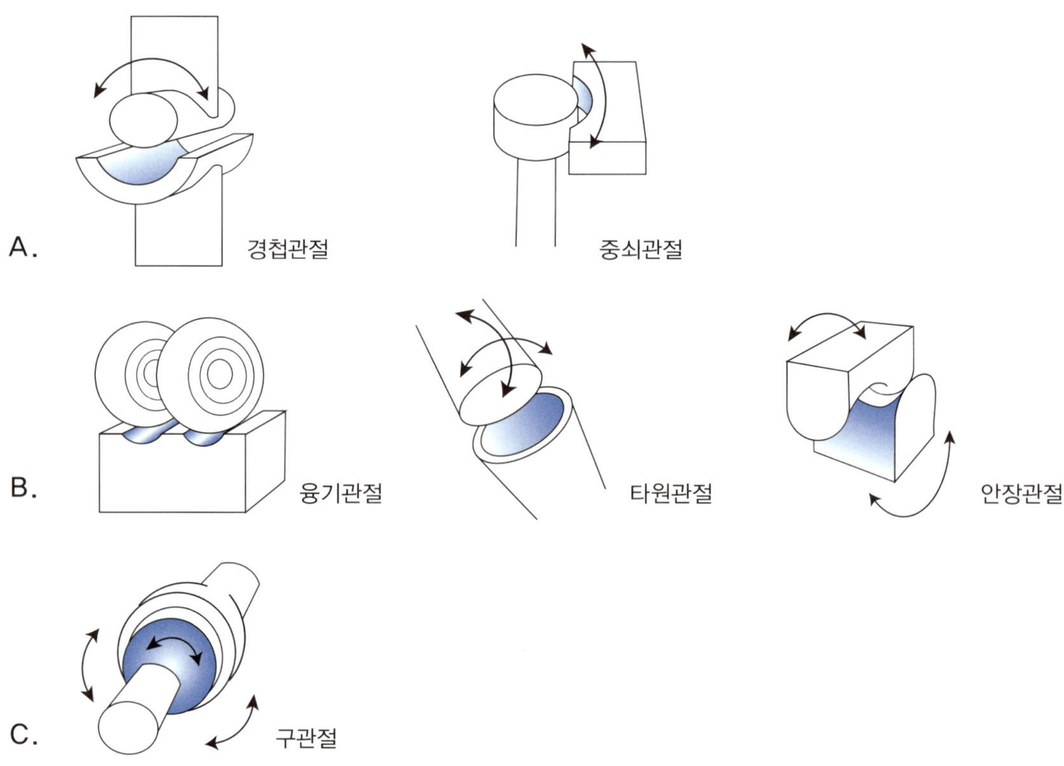

그림 10-1. 윤활관절의 종류. A. 1축 관절: 경첩관절과 중쇠관절; B. 2축 관절: 융기관절, 타원관절, 안장관절; C. 3축 관절: 구관절.

관절의 생체역학

관절 운동에 영향을 주는 내적 요소

관절구조는 관절에 적용되는 외적 힘과 함께, 관절에서 일어나는 운동의 양과 운동의 종류를 결정한다. 이 요소들은 관절을 효율적으로 조절하기 위해, 근육과 인대에 의한 내적 힘의 크기와 특성에도 영향을 준다. 관절과 주위 관절사이의 상호작용뿐만 아니라, 외부 환경도 관절운동에 영향을 준다.

관절면

관절면의 모양은 운동의 양과 종류에 큰 영향을 준다. 관절을 형성하는 양쪽 뼈 끝단의 모양은 아주 다양하다. 엉덩관절처럼 관절의 일치성이 매우 좋은 관절면도 있고, 어깨관절처럼 일치성이 약간 떨어지는 관절면도 있다. 평면관절은 일치성이 매우 좋은 관절로서 각운동이 일어나지 않고 선운동만을 허용한다. 반대로 관절면의 만곡이 크면 상대적으로 각운동의 크기가 증가된다. 윤활관절은 여러 형태로 되어 있지만, 대개 한쪽 관절면이 볼록하고, 다른 관절면은 오목한 형태이다. 그러나 고리뼈-중쇠뼈처럼 양쪽 관절면 모두가 볼록한 관절면도 있고, 손목뼈의 관절처럼 평면관절도 있다.

인대와 관절주머니

인대 구조물도 관절의 가동성과 안정성에 영향을 준다. 인대는 독특한 디자인을 가지고 있어, 움직임을 크게 제한하지도 않으면서 좋은 안정화를 제공한다. 많은 윤활관절의 관절주머니는 축 늘어진 형태로 되어 있고, 이것은 관절주머니를 신장했을 때 많은 움직임을 허용한다. 예를 들어, 어깨가 중립위로 있을 때, 오목위팔관절의 관절주머니는 아래쪽으로 늘어지지만, 굽힘과 벌림을 할 때는 관절주머니의 아래쪽이 타이트해진다. 굽힘과 벌림 동안에는 관절주머니의 아래쪽이 타이트해진다. 이 관절주머니의 아래쪽은 안정성에 큰 도움을 주지 못하지만, 가동성에는 많은 영향을 준다.

경첩관절에는 곁인대가 존재하여, 가쪽 움직임을 제한하면서 안정성을 높인다. 대부분의 곁인대는 몸쪽은 좁고, 먼쪽은 넓은데, 이런 배열은 전체 가동범위 동안 가쪽 안정성을 제공하고 있다.

관절에 영향을 주는 외적 요소

외적 요소로 가장 중요한 것은 외적 힘이다. 외적 힘으로는 분절 자체의 무게나 도수 저항이나 기계적 저항이 있다. 외적 힘과 내적 힘이 균형을 이루고 그에 따른 모멘트도 균형을 이룬다면, 정적 평형이 일어날 것이고, 그 관절은 움직이지 않거나 혹은 등속운동 상태를 유지할 것이다. 중력에 의한 모멘트와 근육에 의한 모멘트도 관절의 운동과 안정성에 영향을 준다.

관절운동

관절은 회전운동과 병진운동으로 움직인다. 회전운동(각운동)은 축을 중심으로 일어나는 운동으로서, 회전물체의 특정 지점이 회전축으로부터 항상 같은 거리로 움직인다. 병진운동은 한쪽 관절면이 다른 쪽 관절면 위에서 나란하게 움직이는 운동이다. 대부분의 연골성 관절과 섬유성 관절은 병진운동만 허용하지만, 윤활관절은 회전운동과 병진운동 모두를 허용한다.

관절 운동을 자유도 관점에서 표현할 수 있는데, 이것은 운동을 좌표계를 통해 완전하게 표현할 수 있다. 2차원 운동은 x와 y축을 따라 일어나는 병진운동과 z축을 중심으로 일어나는 회전운동을 모두 포함하기 때문에, 자유도 3을 가진다. 3차원 운동은 x, y, z축을 따라 3개의 병진운동이 일어나고, x, y, z축을 중심으로 3개의 회전운동을 하기 때문에, 자유도 6을 가진다(그림 10-2).

비록 윤활관절에서 일어나는 대부분의 운동이 회전운동이지만, 병진운동도 약간씩 일어난다. 병진운동은 회전운동에 비해 가동범위가 매우 작지만, 관절이 완전한 가동범위로 움직이기 위해서는 병진운동이 필수적이다. 이런 윤활관절의 움직임은 볼록-오목 법칙을 따른다. 이런 윤활관절의 움직임을 뼈운동형상학적 측면과 관절운동형상학적 측면으로 설명하고자 한다.

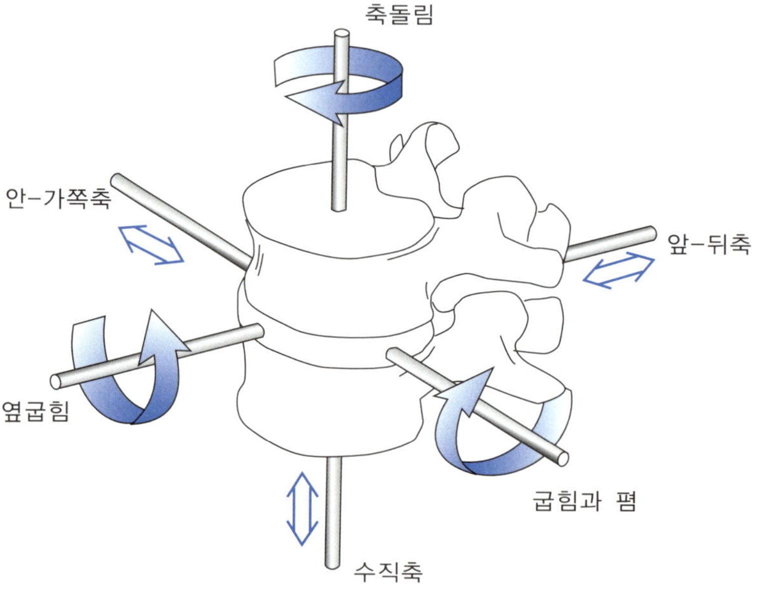

그림 10-2. 3개의 축을 중심으로 각운동이 3개 일어나고, 축을 따라 선운동이 3개 일어난다.

뼈운동형상학

뼈운동형상학(osteokinematics)은 굽힘/폄, 벌림/모음, 돌림 등의 각운동이며, 육안으로 쉽게 볼 수 있는 운동이다. 각운동의 종류는 1장의 기본 생체역학 단락에서 자세히 설명되었다.

관절운동형상학

관절운동형상학(arthrokinematics)은 관절 내부에서 일어나는 작은 움직임을 다루는 학문으로서, 이들 움직임은 굽힘/폄, 벌림/모음, 돌림 등의 뼈운동형상적 운동에 의해 수동적으로 일어나는 움직이기 때문에 종속운동(accessory motion)이라고 부른다. 관절운동형상학적 운동에는 조인트 플레이(joint play)와 구성운동(component motion)이 있다.

조인트 플레이

해당 관절이 각운동할 때, 그 관절 내부에서 일어나는 작은 움직임으로서, 구름, 활주, 축돌림, 견인 및 압축 등이 있다. 먼저 구름(roll)은 양쪽 관절면의 특정 지점들이 일대일 대응 방식으로 만나는 운동 형태이고, 활주(glide)는 한쪽 관절면의 특정 지점이 다른쪽 관절면의 여러 지점과 순차적으로 만나는 일대다 대응 방식으로 이루어지는 운동 형태이다. 축돌림(spin)은 팽이가 지면 위에서 뱅글뱅글 돌듯이 움직이는 형태이지만, 실제로 인체에서는 팽이와 같은 관절면이 없고, 엉덩관절과 위팔자관절에서 축돌림이 일어난다. 축돌림도 활주처럼, 한쪽 관절면의 특정 지점이 다른 쪽 관절면의 여러 지점과 순차적으로 만나는 일대다 대응으로 움직이기 때문에, 축돌림은 중쇠 활주(pivot glide)라고 부른다. 견인(distraction)과 압박(compression)도 각운동을 할 때 약간씩 일어날 수 있다(그림 10-3).

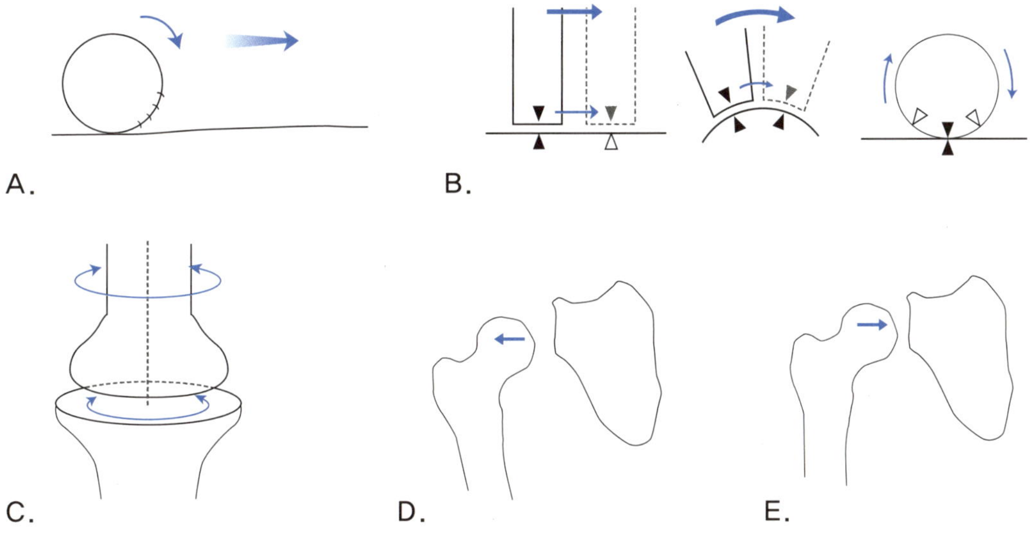

그림 10-3. 조인트 플레이에서 일어나는 움직임. A. 구름; B. 활주; C. 축돌림; D. 견인; E. 압축.

구성운동

구성운동은 조인트 플레이와는 달리, 해당 관절에서 일어나는 움직임이 아니고, 이웃한 관절에서 일어나는 움직임이다. 구성운동이 일어나지 않으면, 조인트 플레이가 부재할 때처럼 완전한 가동범위가 일어나지 않을 것이다. 몇 가지 예를 들어, 구성운동을 설명하겠다. 첫째의 예로, 위팔뼈를 완전 가동범위로 벌림할 때, 어깨뼈가 위쪽돌림하지 않으면 완전 가동범위를 수행할 수 없게 되는데, 이때 어깨뼈의 움직임을 구성운동이라 한다(그림 10-4A). 그리고 발목관절에서도 구성운동이 일어난다(그림 10-4B). 발목관절이 완전하게 발등굽힘되려면, 먼쪽 정강종아리관절이 벌어지는 견인현상이 일어나야 하며, 만약 견인이 제대로 일어나지 않으면, 약간의 가동범위 제한이 발생할 수 있다.

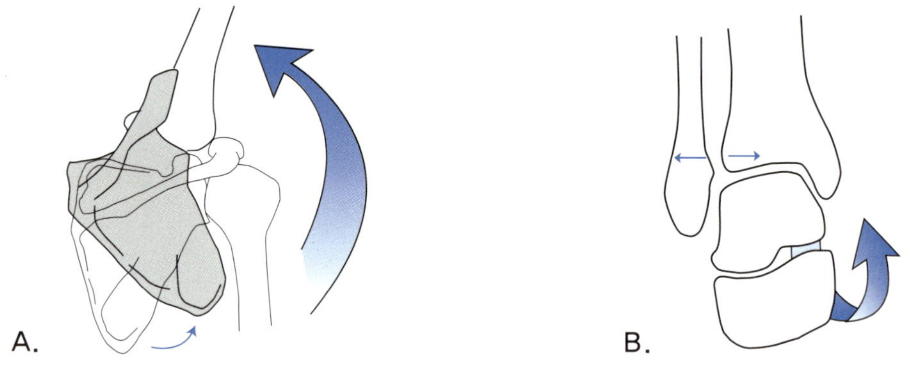

그림 10-4. 구성동작의 종류. A. 팔을 벌림할 때 일어나는 어깨뼈의 운동. B. 발등굽힘할 때 일어나는 먼쪽정강종아리관절의 견인. 큰 화살표는 각운동을 의미하고, 작은 화살표는 구성동작을 의미한다.

관절면의 운동

일반적으로 볼록 관절면이 오목 관절면보다 관절면의 넓이가 넓어서, 넓은 볼록 관절면이 좁은 오목 관절에서 완전한 가동범위로 움직이려면, 구름과 활주가 순차적으로 일어나야 한다(그림 10-5). 구름만 일어난다면, 탈구가 일어나게 되고, 활주만 일어난다면 오목 관절면의 특정 지점만 마모될 수 있다.

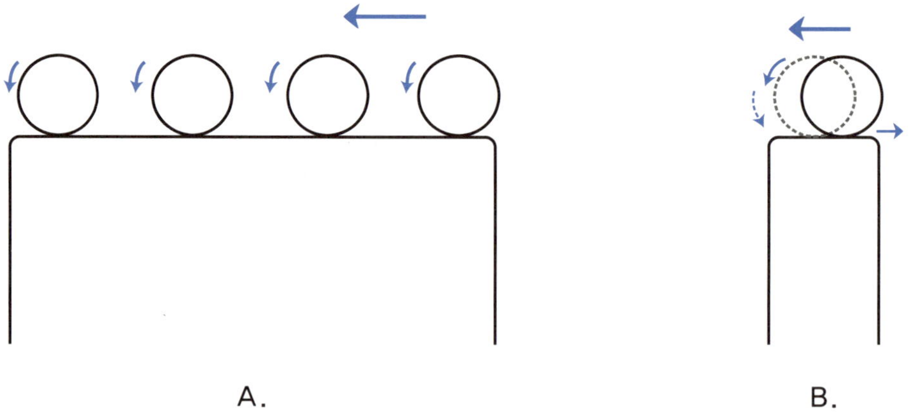

그림 10-5. 관절면의 구름-활주 운동. A. 넓은 면 위에서는 공이 4번 구르고 있다. B. 좁은 면 위에서 A처럼 4번 구르려면, 한 번 구름(rolling)한 후, 뒤쪽으로 활주(glide)를 해야 한다.

관절 일치성(congruence)

일치성이 좋은 관절면도 있고, 일치성이 나쁜 관절면도 있다. 관절면의 일치성은 실제로 일어날 수 있는 조인트 플레이(joint play)를 결정한다. 관절면의 일치성이 크면 클수록, 활주(glide) 운동이 더 많이 일어나고, 반대로 일치성이 떨어지면 구름(roll) 운동이 크게 일어난다(그림 10-6).

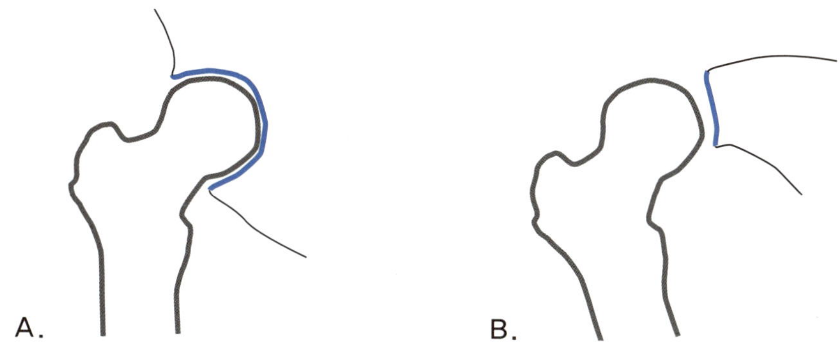

그림 10-6. 관절 일치성. A. 관절 일치성이 좋은 관절면. B. 관절 일치성이 좋지 못한 관절면.

관절내압(intraarticular pressure)

윤활관절은 관절 일치성을 높이기 위해 테두리(labrum)나 반달판(meniscus)과 같은 구조물을 가지고 있는데(그림 10-7), 이들 구조물은 관절 안정성(stability)에 중요한 역할을 한다. 관절 안정성은 수동 안정성과 능동 안정성으로 구분되며, 수동 안정성은 인대, 관절주머니, 힘줄, 테두리 및 관절내압 등에 의해 이루어지고, 능동 안정성은 주위 근육의 작용에 의해 이루어진다. 이들 요소 중 관절내압은 주로 테두리(labrum)에 의해 형성되며, 관절 안정성에 큰 영향을 준다. 관절내압은 다른 요소와는 달리, 실제 인체 구조물이 아니지만, 생체역학적으로 관절 안정성에 중요한 역할을 한다. 관절 내부의 압력이 대기압보다 낮은 음압(negative pressure)일 때, 관절면은 서로 견고하게 밀착된다.

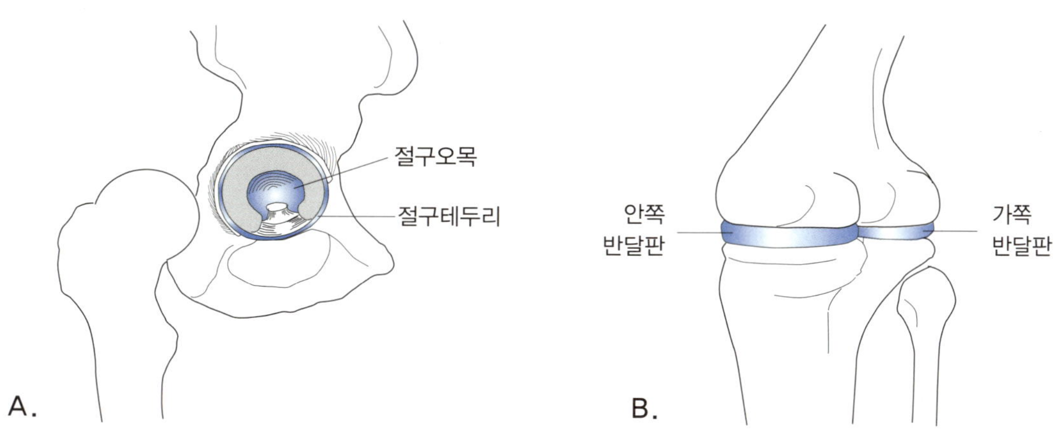

그림 10-7. A. 엉덩관절의 절구테두리. B. 무릎관절의 반달판.

돋보기: 어깨관절의 관절 안정성

어깨관절은 구조적으로 엉덩관절 보다 관절 일치성이 떨어지므로, 관절이 제대로 기능을 하려면 관절 안정성이 확보되어야 한다. 어깨관절의 능동 안정성에 영향을 주는 요소는 돌림근띠(rotator cuff)의 작용이 있고, 수동 안정성 요소로는 인대(오목위팔인대와 부리위팔인대)와 관절주머니, 오목테두리, 위팔두갈래근의 긴갈래, 관절음압 등이 있다.

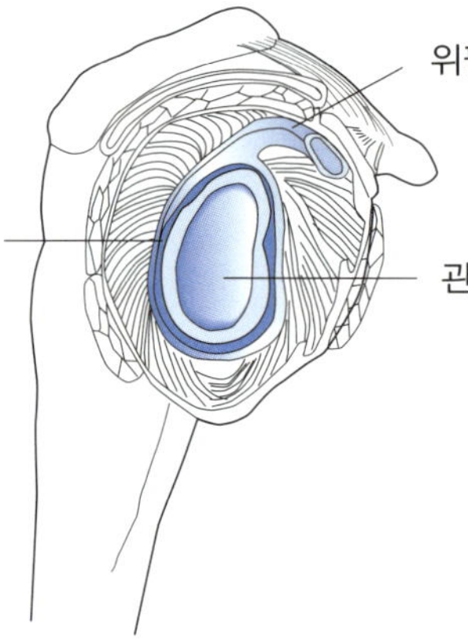

그림 10-8. 어깨관절의 오목테두리와 주위 조직.

돋보기: 음압의 원리

호흡의 원리가 바로 음압의 원리이다. 가로막의 작용에 의해 폐 속의 공기압이 대기압보다 낮아질 때(음압일 때), 공기가 폐 속으로 들어오게 되고, 다시 폐포의 탄력과 근육의 작용에 의해 공기가 밖으로 나가게 된다. 실생활에서 볼 수 있는 또 다른 음압의 원리는 부항치료이다. 부항치료의 원리는 유리컵을 피부에 붙인 후, 컵 속의 공기를 빼서(음압을 일으키면) 피부에 밀착시키는 것이다.

볼록-오목 법칙

관절의 볼록-오목 법칙은 임상적으로 매우 유용한 법칙이다. 주로 이용되는 경우는 2가지이다. 첫 번째는 활주기법(gliding technique)을 어느 방향으로 적용할 것인지를 결정할 때이고, 두 번째는 관절면의 상태를 확인할 때이다. 두 번째 예에 대해서는 "돋보기: 순간회전중심과 볼록-오목 법칙의 관계"에서 자세히 설명하겠다. 볼록-오목 법칙은 각운동을 할 때 활주가 어느 방향으로 일어나는지를 결정하는 것이다. 그림 10-9A처럼, 오목 관절면 위에서 볼록 관절면이 각운동을 하면, 활주의 방향이 각운동 방향과 반대로 일어나는 것을 알 수 있다. 여기에 속하는 관절로는 어깨관절, 손목관절, 무릎관절, 발목관절 등이 있다. 그림 10-9B처럼 볼록 관절면 위에서 오목 관절면이 움직일 때는 각운동 방향과 활주의 방향이 같은 방향임을 알 수 있다. 여기에 해당하는 관절들로는 손가락과 발가락의 관절들이 있다.

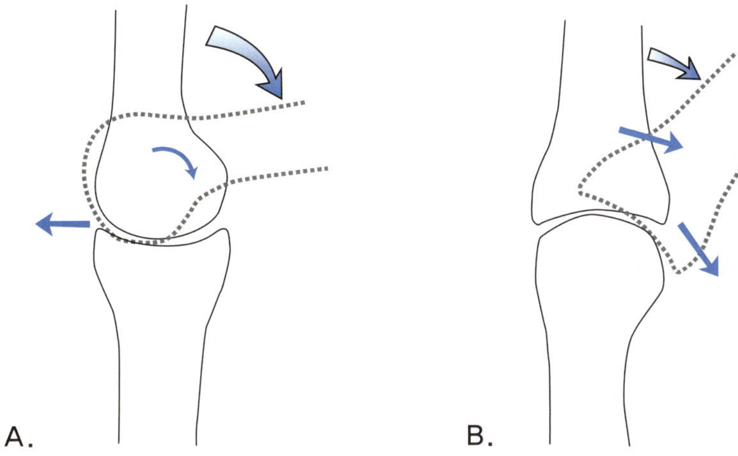

그림 10-9. 볼록-오목 법칙. A. 볼록법칙; B. 오목법칙. 운동축은 볼록 관절면의 중심에 위치한다. 볼록법칙은 볼록한 관절면이 움직이는 것이고, 오목법칙은 오목한 관절면이 움직이는 것이다.

그림 10-10은 볼록-오목 법칙의 다른 용도를 설명하고 있다. 이 그림은 순간회전중심 개념과 볼록-오목 법칙이 결합된 것이며, 특정 관절가동범위에서 관절면의 운동 상태를 알 수 있다. 그림 10-10A는 순간회전중심과 관절면이 수직으로 만나기 때문에, 활주 방향은 관절면과 나란하게 진행하고, 또 오목 관절면 위에 볼록 관절면이 각운동을 하기 때문에, 활주 방향은 각운동과 반대로 일어난다. 그림 10-10B는 순간회전중심과 관절면이 수직으로 만나지 않고, 활주 방향이 관절면을 분리하는 신연(견인) 현상이 일어난다. 그림 10-10C는 순간회전중심과 관절면이 수직으로 만나지 않고 활주 방향이 관절면을 압박하는 방향이기 때문에 압축 현상이 일어난다.

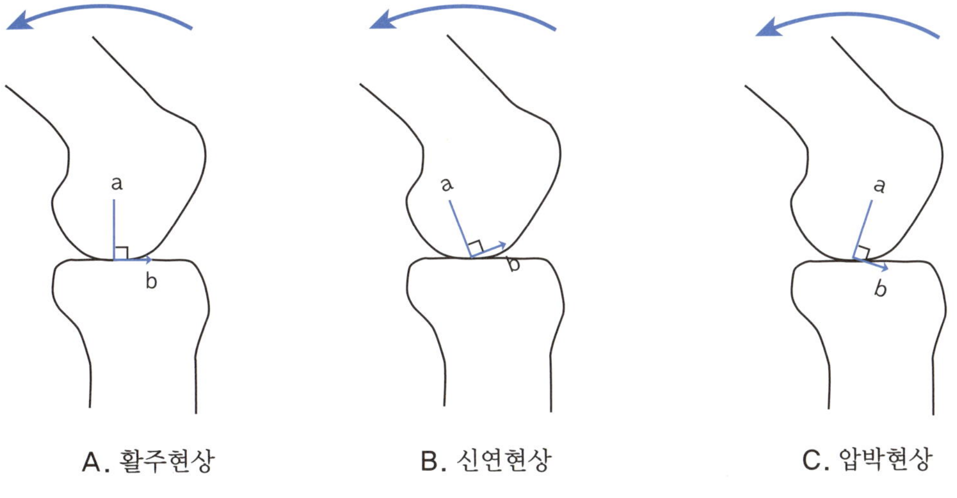

그림 10-10. 볼록-오목 법칙. A: 활주현상은 활주방향(화살표)이 관절면과 나란한 것이고, B: 신연현상은 활주방향이 관절면으로부터 멀어진다. C: 압박현상은 관절면 쪽으로 활주방향이 향한다.

돋보기: 볼록-오목 법칙의 3대 조건

1. 관절을 이루는 한 관절면은 볼록하고, 다른 관절면은 오목해야 한다.
2. 각운동이 일어나야 한다.
3. 구름과 활주가 순차적으로 일어나야 한다.

돋보기: 볼록-오목 법칙이 적용되지 않는 예들

볼록-오목 법칙이 적용되지 않는 예들은 매우 많다. 이 경우에는, 활주기법의 방향을 적용해서는 안 된다. 볼록-오목 법칙의 적용에 혼동을 줄 수 있는 3가지 예만 제시하고자 한다. 첫 번째는 볼록한 무릎뼈가 오목한 넙다리뼈 위를 움직이지만, 무릎뼈가 각운동을 하는 것이 아니라 선운동을 하기 때문에 볼록-오목 법칙을 적용할 수 없고, 두 번째는 위팔관절의 굽힘/폄인데, 이 움직임은 축돌림 움직임이 속하기 때문에 구름-활주가 순차적으로 일어나지 않고, 활주만 주로 일어나기 때문에 볼록-오목 법칙을 적용할 수 없다. 세 번째는 엉덩관절의 움직임이다. 엉덩관절은 관절의 일치성이 매우 좋기 때문에, 활주만 일어난다.

순간회전중심(ICR)

회전운동을 하는 관절은 고정된 축을 중심으로 각운동을 한다. 그러나 인체 관절면은 오목 관절면이 좁고 볼록 관절면이 넓기 때문에, 구름만 일어날 수 없고, 활주도 함께 일어나야 한다. 활주가 일어나려면, 고정된 축으로는 불가능하고, 축이 약간씩 이동해야 하는데, 이런 회전중심이 순간순간 변하는 것을 순간회전중심이라고 한다. 임상에서 순간회전중심의 궤적으로 통해 관절의 움직임이 정상적인지를 알 수 있다(그림 10-11). 순간회전중심은 관절의 특정 위치에 대한 관절의 이론적인 회전축이다. 고정된 축의 관절은 순간회전중심이 일어날 수 없고, 구름-활주가 동시에 일어나는 무릎관절에서는 순간회전중심의 궤적이 크게 일어난다. 순간회전중심은 물체가 평면상으로 움직일 때, 그 움직임을 구간별로 나누어 보면, 각 구간마다 움직임의 축이 다르게 되는데, 이들 축을 그 구간의 순간회전중심으로 정의한다.

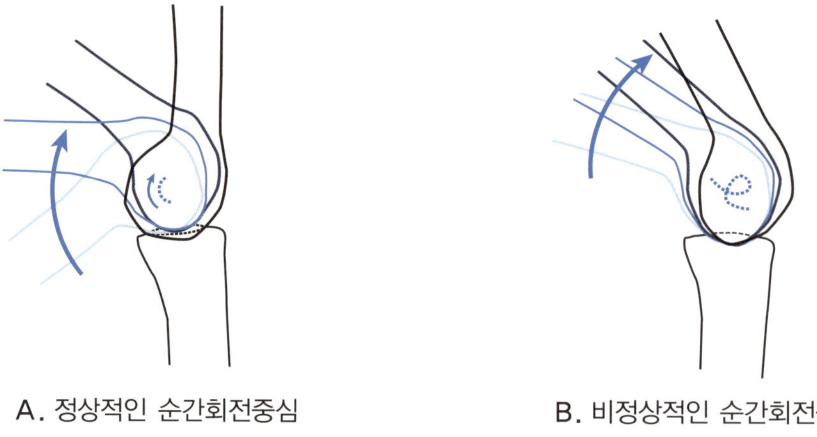

그림 10-11. A. 정상적인 움직임을 갖는 순간회전중심의 궤적. B. 버킷 핸들 장애를 가진 사람의 순간회전중심 궤적.

돋보기: 척추 움직임의 순간회전중심을 구하는 방법

방법:

1. 첫 번째 위치에서 특정 지점을 2개 설정한다.
2. 두 번째 위치에서도 첫 번째 위치의 특정 지점을 그대로 설정한다.
3. 동일한 특정 지점끼리 선을 그으며, 2개의 직선이 생긴다.
4. 2개의 선을 수직이등으로 교차시킨다.
5. 교차된 지점이 순간회전중심이 된다.

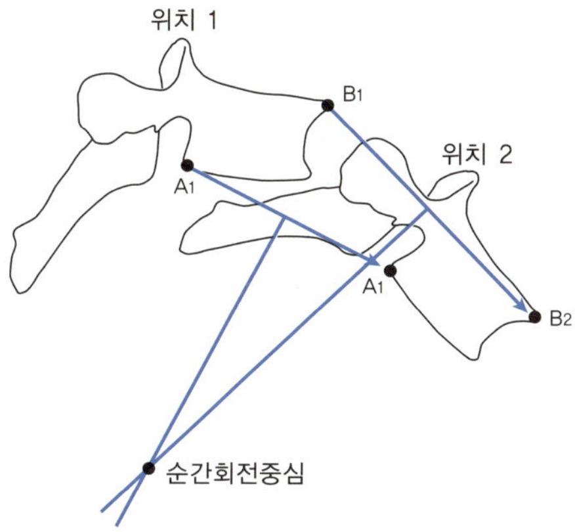

그림 10-12. 순간회전중심 구하는 방법.

곡률 반경

곡률반경은 곡선의 각 점에서 그 곡선이 구부러진 정도를 표시하는 값이고, 관절면의 만곡 정도를 나타내는 수치이다. 곡률반경이 크면, 큰 원형을 그리기 때문에 곡선의 만곡은 완만하고, 곡률반경이 작으면 작은 원형을 그리기 때문에 곡선의 만곡은 심한 편이다(그림 10-13).

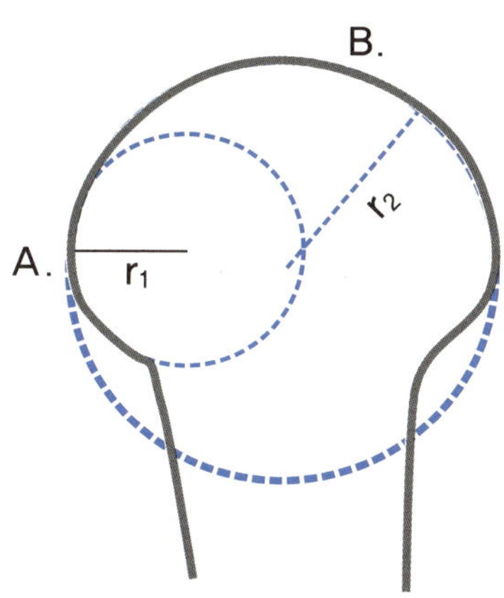

그림 10-13. 곡률반경과 원의 크기. A. 부위의 관절면은 만곡이 심하기 때문에 작은 곡률반경(r1)과 작은 원을 그리고, B. 부위의 관절면은 만곡이 완만하기 때문에, 큰 곡률반경(r2)과 큰 원을 그린다.

무릎관절의 넙다리뼈 가쪽 관절면은 안쪽 관절면 보다 곡률반경이 크기 때문에 정강뼈 위에서 폄할 때, 폄의 마지막에서 넙다리뼈를 안쪽돌림시킨다(그림 10-14).

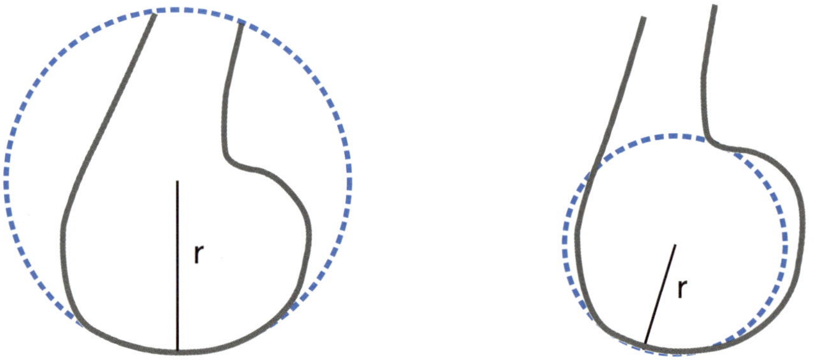

A. 가쪽관절융기 B. 안쪽관절융기

그림 10-14. 무릎관절의 넙다리뼈 관절면. 가쪽관절융기가 안쪽관절융기보다 곡률반경이 더 크다.

단원

III. 인체 운동학

11장

운동사슬

인체는 약 200여개 이상의 뼈들로 이루어져 있고, 이들 뼈 중에는 인체의 형태를 유지하고 지지해 주는 뼈대계(skeletal system)를 형성한다. 특히 척주와 팔다리의 뼈들은 고리 형태처럼 서로 이어져 있는 사슬(chain)을 형성한다(그림 11-1A). 그러나 인체는 뼈만으로 구성되어 있지 않고, 뼈 주위에 체중의 많은 부분을 담당하는 근육이나 지방과 같은 연부조직들도 존재하기 때문에, 운동사슬의 개념을 뼈대계만으로 적용할 수 없고, 새로운 개념인 사슬 시스템(linkage system)을 이용하는 것이다. 사슬 시스템은 인체를 간단하게 표현하는 시스템이고, 기본적으로 뼈대계를 이용해 만든 시스템이지만, 뼈대선은 특정 관절과 그 이웃한 관절의 중심들을 연결한 선이다(그림 11-1B). 예를 들어, 위팔뼈와 아래팔뼈는 직선 형태는 아니지만, 특히 아래팔은 두 개의 뼈로 이루어져 있지만, 여기에 해당하는 사슬 시스템은 직선이고, 하나의 선으로 표기된다. 또한 사슬 시스템의 길이는 뼈의 실제 길이로 표기되지 않는다. 예를 들어, 인체에서 가장 긴 넙다리뼈에 해당하는 사슬 시스템은 넙다리뼈 보다 짧게 표기되는데, 그 이유는 사슬 시스템이 엉덩관절과 무릎관절을 직선으로 표기되기 때문에 실제 뼈보다 짧다. 아래에 설명될 운동사슬도 사슬 시스템을 바탕으로 하고 있다. 인체 움직임을 그림으로 표현할 때 사슬 시스템을 이용하면, 단순화시킬 수 있다.

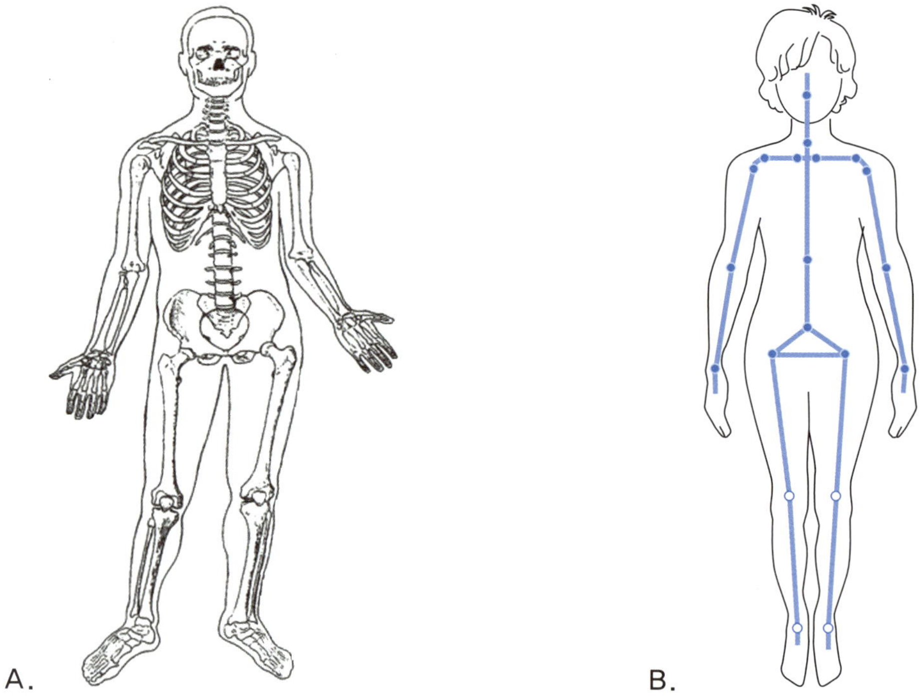

그림 11-1. A. 뼈대계. B. 사슬 시스템.

운동사슬(kinetic chain)은 여러 관절들이 복잡하게 연결되어 있는 시스템으로, 특정 관절의 움직임은 이웃한 관절의 움직임에 영향을 줄 수도 있고, 주지 않을 수도 있다. Steindler는 저항이 걸리지 않는 열린운동사슬과 저항이 걸리는 닫힌운동사슬로 분류했고, 열린운동사슬(open kinetic chain)은 말단 관절이 자유롭게 움직이는 경우이고, 닫힌운동사슬(closed kinetic chain)은 말단 분절에 무거운 저항이 걸려 움직임이 제한되거나 고정되는 경우이다. 열린운동사슬은 한 관절만 움직이거나 여러 관절들이 순차적으로 움직인다(그림 11-2). 닫힌운동사슬은 약간 복잡하며, 3가지 형태로 이루어진다(그림 11-3).

첫째, 상당한 저항을 이겨내고 움직이는 경우로서 예를 들면, 마트에서 카트를 밀거나, 역도 경기 동작이 해당한다. 둘째, 외적 저항이 절대적이어서 오히려 몸쪽 분절이 먼쪽 분절 쪽으로 움직이는 경우이다. 셋째, 몸쪽 분절과 먼쪽 분절이 모두 움직이지 않는 경우로써, 닫힌운동사슬이다. 앞의 3 경우를 보더라도 닫힌운동사슬은 먼쪽분절이 상당히 강한 저항을 접하게 된다.

Steindler가 설명한 운동사슬들의 정의는 애매하지만, 일반적으로 다리-골반-허리뼈 복합체는 닫힌운동사슬로 작용하고, 팔-어깨뼈-가슴우리 복합체와 목뼈는 열린운동사슬로 작용한다. 앞에서 설명된 닫힌운동사슬의 두 번째와 세 번째 경우는 열린운동사슬과 확연하게 구분되기 때문에 학습자들이 닫힌운동사슬을 이해하는데 큰 어려움이 없을 것으로 생각되지만, 닫힌운동사슬의 첫 번째 경우와 열린운동사슬은 이해하기가 쉽지 않다. 그래서 엉덩관절의 움직임을 통해 열린운동사슬과 닫힌운동사슬을 알아보자(그림 11-4). 그림 11-2에서 보듯이, 열린운동사슬은 특정 관절의 움직임이 이웃한 관절의 움직임에 영향을 주지 않지만, 닫힌운동사슬의 경우는 이웃한 관절이 동시에 움직인다. 이 개념은 열린운동사슬과 닫힌운동사슬을 구분하는데 매우 유용하다. 예를 들어, 특정 관절만 움직일 수 있는 경우는 열린운동사슬에 해당하고, 특정 관절만 움직일 수 없고 이웃한 관절까지 움직이게 되는 경우는 닫힌운동사슬에 해당한다.

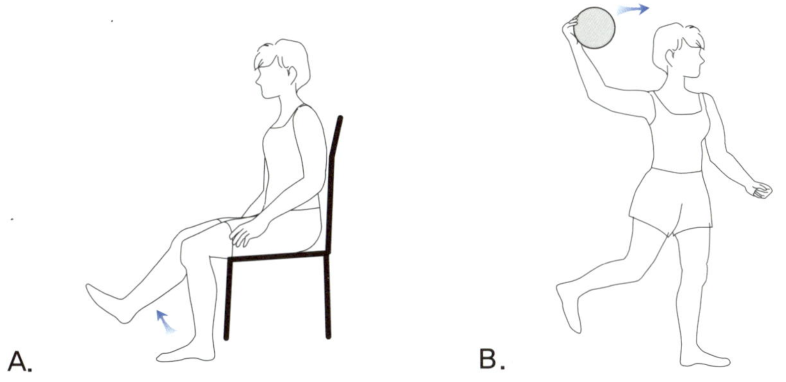

그림 11-2. 열린운동사슬의 예. A: 무릎관절의 폄. B: 공 던지기.

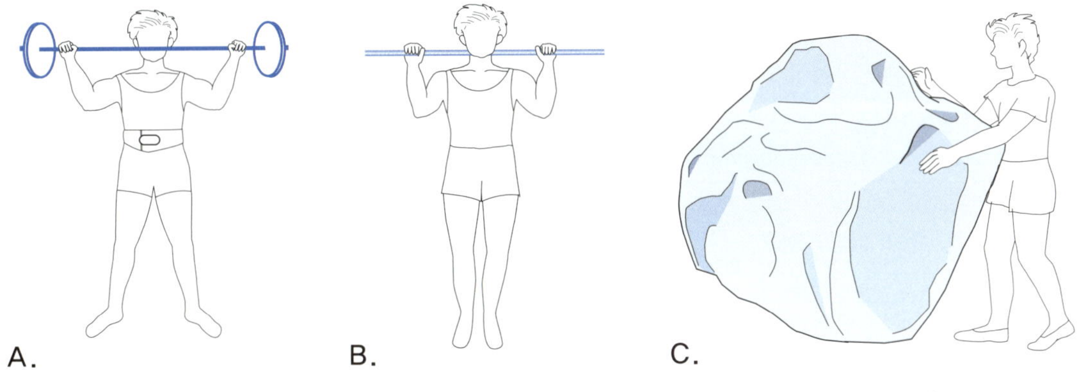

그림 11-3. 닫힌운동사슬의 예. A: 역기 들기, B: 턱걸이, C: 바위 밀기(등척성 운동).

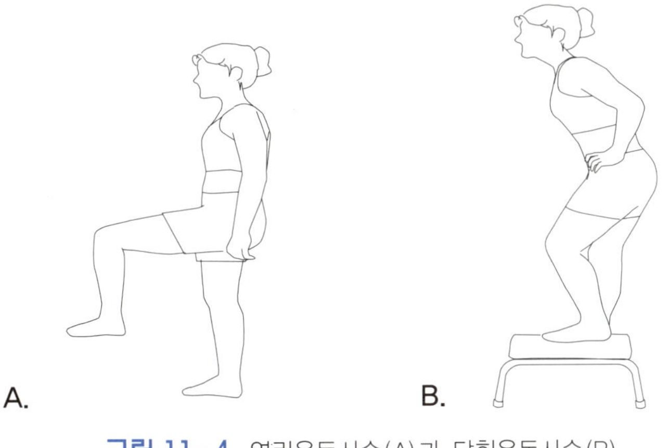

그림 11-4. 열린운동사슬(A)과 닫힌운동사슬(B).

위에서 설명했듯이, 초창기 열린운동사슬과 닫힌운동사슬의 개념은 저항의 유무로 나누었지만, 오늘날의 개념에서는 모든 운동사슬이 저항의 요소를 가지고 있다. 예를 들어, 등속성 운동은 상당한 저항을 이겨내고 이루어지는 열린운동사슬 활동이다. 운동기구나 운동방법의 발달로 인해, 어떤 운동이 열린운동사슬 활동인지, 닫힌운동사슬 활동인지 애매한 경우도 많다. 예를 들어, 자전거 타기, 슬라이드 보드(slide board), 스테핑 머신(stepping machine), 레그 프레스(leg press) 등이 이런 활동에 속한다. 그러나 이들 운동은 Steindler의 닫힌운동사슬의 예와 표 11-1의 특성에 따르면, 닫힌운동사슬에 속하는 것이 맞다.

임상으로 운동사슬의 개념은 자세 평가와 운동 처방에 매우 유용하다. 특정 관절 부위의 연부조직 기능장애는 이웃한 관절 주위의 연부조직에 영향을 주기 때문에, 운동사슬의 개념을 통해 자세를 평가할 수 있다. 치료사는 치료의 목적에 따라 열린운동사슬 활동을 처방하거나 닫힌운동사슬 활동을 처방한다. 일반적으로 재활 초기나 근운동감각(kinesthesis)을 훈련할 때는 열린운동사슬 활동을 처방하고, 재활 중기 이후나 균형 및 고유수용성 감각(proprioception)을 훈련할 때는 닫힌운동사슬 활동을 처방한다(표 11-1).

표 11-1. 열린운동사슬 활동과 닫힌운동사슬 활동의 특성 비교

열린운동사슬 활동	닫힌운동사슬 활동
먼쪽 분절이 자유롭다.	먼쪽 분절이 지지면에 고정되어 있다.
여러 관절들이 순차적으로 움직인다.	여러 관절들이 동시에 움직인다.
하나의 관절만 움직일 수 있다.	하나의 관절만 움직일 수 없다.
근육의 정작용만 이루어진다.	근육의 역작용이 일어날 수 있다.
단일 관절의 근육만 작용한다.	여러 관절의 근육들이 복합적으로 작용한다.
일반적으로 비체중부하 상태에서 이루어진다.	체중부하 상태에서 이루어진다.
근운동감각 훈련에 유리하다.	균형 훈련과 고유수용성 감각 훈련에 유리하다.
재활 초기에 적합하다.	재활 초기 이후에 적합하다.
돌림성 하중을 이용한다.	축성 하중을 이용한다.
먼쪽분절이 곡선을 그린다.	먼쪽 분절이 직선을 그린다.

돋보기: 열린운동사슬과 닫힌운동사슬

운동사슬을 Steindler의 정의에만 의지하기에는 많은 혼란이 발생한다. 그래서 열린운동사슬을 단독관절운동(joint isolation exercise)이라고 하고, 닫힌운동사슬을 여러 관절 운동(kinetic chain exercise)이라고 한다. 먼쪽분절이 고정되어 있든 그렇지 않든 간에, 그리고 저항에 제공되던 그렇지 않든 간에, 열린운동사슬은 단독관절이 움직이는 운동으로 정의할 수 있고, 또 닫힌운동사슬운동을 여러 관절이 동시에 움직이는 운동으로 정의할 수도 있다.

다른 관점에서 운동사슬을 생각해 보자. 인체 뼈대계 구조(그림 11-5)를 볼 때, 열린운동사슬에 해당하는 것은 팔, 다리, 척주 등 상대적으로 자유롭게 움직일 수 있는 구조물로서 모든 뼈들이 긴 막대 형태를 이루고 있고, 안정성(stability) 보다는 가동성(mobility)이 좋은 편이다. 닫힌운동사슬은 머리뼈(skull), 가슴우리(ribcage), 골반 및 단일 척추뼈 등이 모든 뼈들이 하나의 고리를 형성하는 모양이며, 이것은 가동성 보다는 안정성이 좋고, 또 뇌, 심장 및 폐, 골반 장기 등 인체 장기들을 보호해 주는 역할을 한다.

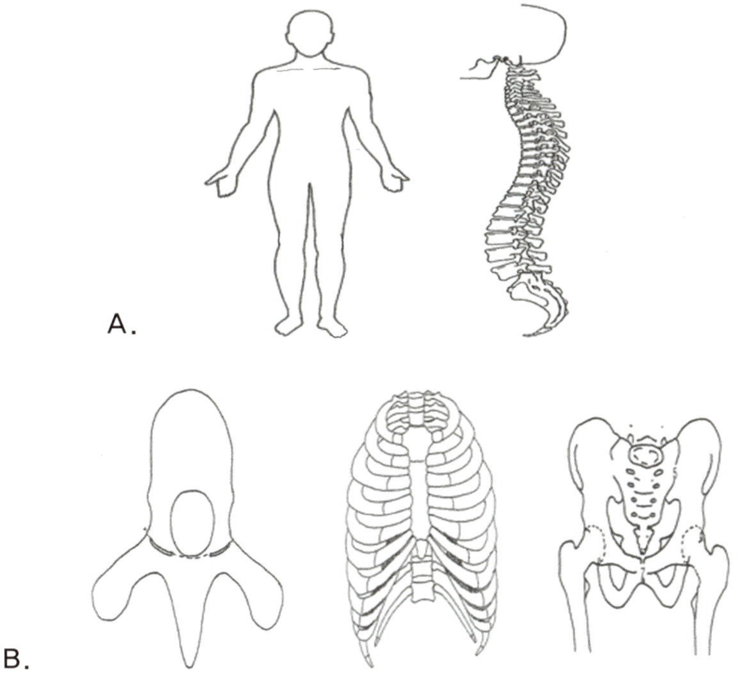

그림 11-5. 뼈대계의 열린운동사슬(A)과 닫힌운동사슬(B). 팔, 다리, 척주는 열린운동사슬이고, 척추뼈, 가슴우리, 골반 등은 닫힌운동사슬이다.

12장

짝운동

짝운동이란 2개의 움직임이 동시에 한 관절에서 발생하는 것을 의미한다. 그러나 상황에 따라 이들 2개의 움직임 간의 비율이 달라질 수 있다. 첫 번째 예, 중립위의 목뼈를 오른쪽으로 옆굽힘할 때, 얼굴이 약간 오른쪽으로 돌아가는 현상이 발생한다. 두 번째 예, 얼굴을 오른쪽으로 돌림할 때 목뼈가 약간 오른쪽으로 옆굽힘하는 현상이 발생한다. 임상에서는 위의 예에서 옆굽힘과 돌림을 모두 짝운동이라고 말하지만, 옆굽힘과 돌림의 비율을 고려하여 주력운동(main motion)과 짝운동(coupled motion)으로 구분하는 것이 바람직하다. 그래서 짝운동의 정의를 다시 내려보면, 짝운동이란 같은 관절에서 2개의 움직임이 동시에 일어나는 것으로써 주력운동이 일어날 때 동반되는 작은 비율의 움직임이다. 첫 번째 예의 주력운동은 옆굽힘하고, 짝운동은 돌림이다. 두 번째 예의 주력운동은 돌림이고, 짝운동은 옆굽힘이 된다.

이렇듯, 짝운동이 일어나는 대표적인 신체분절은 척주이다. 척주는 크게 목뼈, 등뼈, 허리뼈로 구성된다. 그러나 이들 척추뼈가 이루는 관절의 구조적 형태 때문에, 짝운동이 일어나는 방향이 달라진다. 짝운동의 방향이 달라지는 원인에는 많은 것이 있겠지만, 가장 대표적인 구조물은 관절돌기관절(facet joint)의 형태 때문이다. 먼저, 목뼈의 짝운동에 대해 다시 설명하겠다. 목뼈를 굽힘한 자세, 중립위, 폄한 자세 등 3가지 자세 모두에서 오른쪽으로 돌림해도, 항상 오른쪽으로 옆굽힘이 일어난다. 물론 목뼈를 왼쪽으로 돌림하면, 왼쪽으로 옆굽힘이 일어난다(그림 12-1). 등뼈의 경우는 부위에 따라 달라지는데, 위쪽 등뼈는 목뼈처럼 짝운동이 일어나고, 아래쪽 등뼈는 허리뼈처럼 짝운동이 일어나기 때문에 등뼈의 짝운동에 대해서는 생략하고, 허리뼈의 짝운동에 대해 설명하겠다. 짝운동 중에서, 허리뼈의 짝운동이 가장 복잡하다. 그 이유는 허리뼈의 자세에 따라 짝운동의 방향이 달라지기 때문이다. 폄된 자세와 중립위의 허리뼈의 짝운동은 동일하지만, 굽힘한 자세는 다르다. 이렇게 되는 이유는 관절돌기관절면이 충돌하기 때문이다. 목뼈의 모든 자세와 허리의 굽힘 자세에서는 이웃한 관절돌기관절면이 충돌하지 않기 때문에, 오른쪽으로 돌림하면 오른쪽으로 옆굽힘이 일어나게 된다. 그러나 허리뼈의 중립위와 폄된 자세에서 돌림을 하면, 관절돌기관절면이 충돌하게 되어, 짝운동의 방향이 달라진다. 예를 들어, 허리뼈를 오른쪽으로 돌림하면, 옆굽힘은 왼쪽으로 일어난다(그림 12-2). 허리뼈의 관절돌기관절면의 방향은 아래 분절로 내려갈수록 시상면에 대한 각도의 크기는 점차 커진다(그림 12-3).

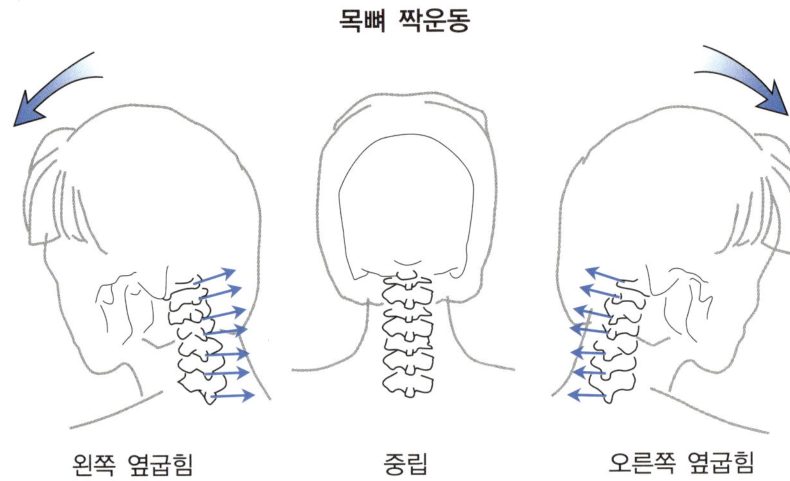

그림 12-1. 목뼈의 짝운동. 목뼈를 왼쪽으로 옆굽힘할 때, 얼굴을 왼쪽으로 돌리고, 오른쪽으로 옆굽힘할 때 오른쪽으로 머리를 돌림한다.

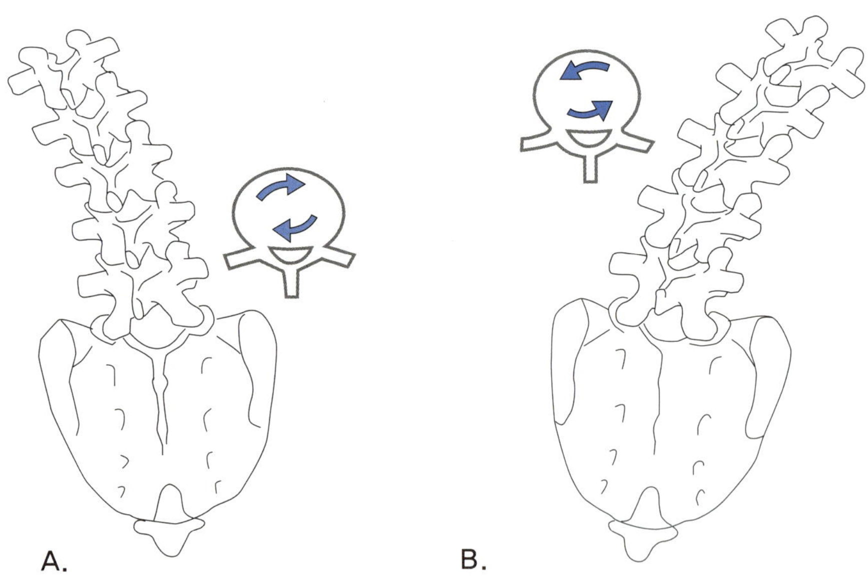

그림 12-2. 허리뼈의 짝운동. 중립위의 허리뼈 위치에서 왼쪽으로 옆굽힘할 때 허리뼈몸통은 오른쪽으로 돌림하고, 오른쪽으로 옆굽힘할 때 허리뼈몸통은 왼쪽으로 돌림한다.

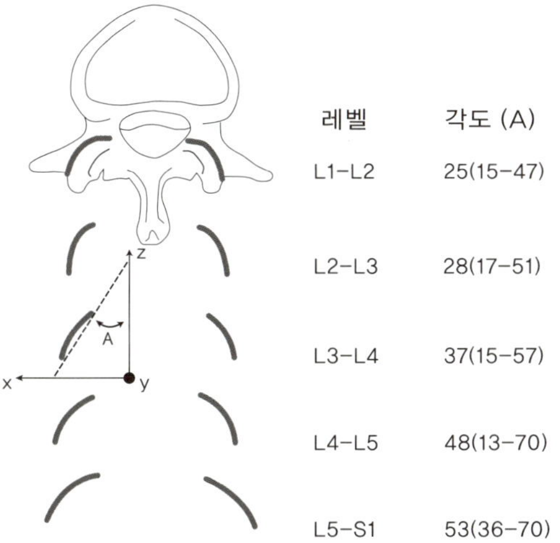

그림 12–3. 허리뼈의 레벨이 내려갈수록 관절돌기 관절면의 방향이 달라지고, 각도가 커진다.

돋보기: 척추뼈의 관절돌기 관절면 방향

관절돌기 관절면의 방향이 척추뼈의 짝운동 방향을 결정하는 주된 요소이다. 그래서 아래 그림을 통해, 각 척추분절의 관절돌기 관절면의 방향을 공부해 보자. 목뼈와 등뼈의 관절돌기 관절면은 거의 이마면에 위치하지만, 허리뼈의 관절돌기 관절면은 거의 시상면에 위치하여 좌우 관절면이 서로 마주보고 있다(그림 12–4). 목뼈와 허리뼈의 관절돌기 관절면의 곡률은 척추뼈 후방으로 그려지지만, 등뼈는 이와 반대로 앞쪽으로 곡률이 그려진다. 목뼈는 허리뼈에 비해 관절돌기 관절면의 곡률반경이 크다.

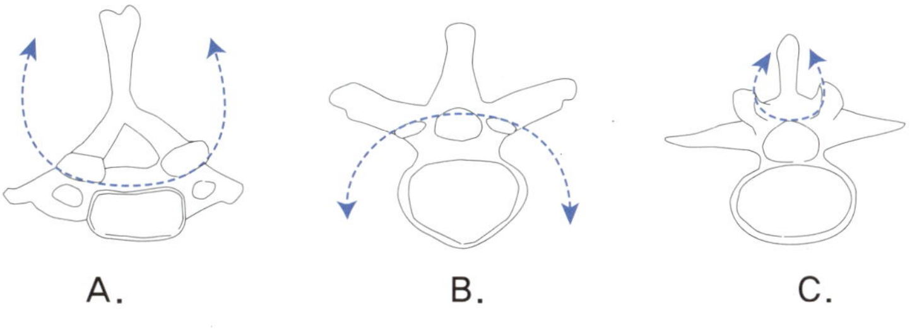

그림 12–4. 관절돌기 관절면의 방향: A. 목뼈, B. 등뼈, C. 허리뼈. 목뼈와 허리뼈는 뒤쪽으로 관절면의 곡률이 이루어지고, 등뼈는 앞쪽으로 곡률이 형성된다.

돋보기: 짝운동의 방향 결정 방법

짝운동 단락에서 오른쪽으로 머리를 돌릴 때, 오른쪽으로 옆굽힘하는 짝운동이 일어난다고 했다. 간혹 임상에서는 둘 다 오른쪽이기 때문에, 같은 방향이라는 표현을 쓰는데, 이것은 잘못된 표현이다. 같은 방향이 아니라, 반대 방향이 되는 것이다. 축과 면의 단락에서 공부했듯이, 각운동의 방향은 축을 중심으로 결정하는 것이다. 머리의 돌림은 +y축을 중심으로 일어나고, 옆굽힘은 +z축을 중심으로 일어난다. 그리고 오른쪽 돌림은 반시계방향의 각운동이고, 오른쪽 옆굽힘은 시계방향의 각운동이기 때문에, 서로 반대 방향으로 짝운동이 일어나야 한다고 표현해야 한다.

돋보기: 가시돌기 이동 방향을 통한 척추 문제 확인

치료사는 환자 뒤쪽에 서서, 환자의 자세를 중립위로 만든 후, 특정 가시돌기의 위치를 먼저 확인한다. 그 가시돌기가 다른 가시돌기와는 달리 정중앙에 위치하지 않고, 오른쪽으로 치우쳐 있다면, 그 척추뼈는 왼쪽으로 돌림된 상태이다. 이렇게 되는 가장 큰 원인은 오른쪽 돌림근(rotator)과 뭇갈래근의 단축이다(그림 12-5). 가시돌기가 정중앙에 위치되어 있다면, 환자를 오른쪽이나 왼쪽으로 옆굽힘시킨다. 그리고 가시돌기가 어느 쪽으로 치우치는지를 관찰한다. 환자가 왼쪽으로 옆굽힘했을 때, 허리뼈의 가시돌기가 왼쪽으로 이동한다면 정상적인 움직임이 일어나는 것이고, 오른쪽으로 이동한다면 병적 문제가 있다는 의미이다. 그리고 목뼈의 경우 왼쪽으로 옆굽힘했을 때 오른쪽으로 이동한다면 정상적인 짝운동이 일어나고 있다는 의미이다.

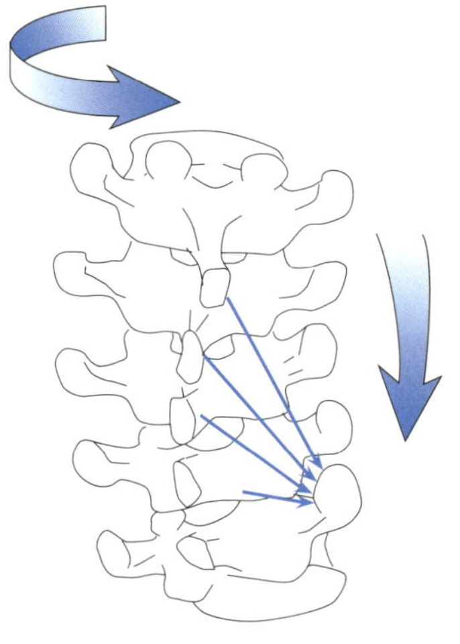

그림 12-5. 오른쪽 뭇갈래근이 수축하면 척추뼈의 가시돌기가 오른쪽으로 돌림되고, 오른쪽으로 옆굽힘된다.

13장

호흡

호흡(respiration)은 숨쉬기(breathing)이다. 그러나 이들 용어가 갖는 미묘한 차이점을 알 필요가 있어 간단하게 언급하고자 한다. 호흡은 내호흡과 외호흡으로 나누어지며, 내호흡(internal respiration)은 폐에서 이루어지는 산소와 이산화탄소의 가스 교환을 의미하고, 외호흡(external respiration)은 숨을 들여 쉬는 과정(inspiraton)과 내쉬는 과정(expiration)을 의미한다. 외호흡을 "breathing"이라고도 한다. 사람은 목적에 따라 다양한 방법으로 숨을 들여마시고 내쉴 수 있는데, 이런 과정을 외호흡라 한다. 예를 들어, 성악가는 의식적으로 숨을 크게 쉬면서 노래를 부르고, 운동을 할 때 운동의 움직임에 따라 들숨과 날숨을 교대로 하면서 운동을 하면 더 좋은 효과를 볼 수 있는 것이다.

본 단락은 호흡에 대한 기전과 근육 작용에 대해 설명할 것이다. 들숨(inspiraton)은 가로막이 내려가거나 가슴우리가 팽창하는 것이고, 날숨(expiration)은 들숨의 반대 과정이다. 앞의 정의에 따라, 들숨은 크게 두 가지로 분류된다. 먼저 가로막이 내려가는 들숨을 가슴 들숨이라고 하고, 가슴우리가 팽창하는 것을 갈비뼈 들숨이라고 한다. 이렇듯 가로막의 움직임을 기준으로 한 호흡을 가슴 호흡 즉, 복식

돋보기: 코를 통한 호흡과 입을 통한 호흡의 장점

1. 코를 통한 호흡의 장점
   : 난류현상을 통해 공기가 따뜻해진다.
   : 코 점막에 의해 공기가 촉촉해진다.
   : 코털과 점막에 의해 정화된 공기가 폐로 들어간다.
   : 코점막 효소에 의해 세균침입이 차단된다.
2. 입을 통해 호흡의 장점
   : 필요 시 많은 양의 공기를 흡입할 수 있다
   : 기도가 짧아 공기의 흡입이 쉽게 일어난다.
   : 강제 날숨을 할 때 필요하다.
   : 격렬한 운동을 했을 때 일어난다.

호흡이라고 한다. 그리고 갈비뼈의 움직임을 기준으로 한 호흡을 갈비뼈 호흡 즉, 흉식 호흡이라고 한다.

호흡에 참여하는 구조물

호흡에 참여하는 구조물은 다음과 같이 많지만, 본 단락에서는 근육과 폐의 역할에 대해서만 설명하겠다: 1. 뼈대, 2. 근육, 3. 폐, 4. 호흡 기관, 5. 복부장기 및 골반장기.

근육

호흡에 작용하는 주된 근육은 가로막이다. 그리고 가로막 이외에 많은 근육들이 작용하고 있다. 들숨근은 앞에서 설명했듯이, 가슴우리를 팽창할 때 작용하는 근육이다. 그래서 가슴우리를 위쪽으로 올림하는 근육이나 가슴우리를 옆쪽으로 팽창하는 근육이 모두 들숨근으로 작용한다. 반대로 날숨근은 가슴우리를 아래쪽으로 내림하는 근육이나 가슴우리를 좁게 만드는 근육이다.

- 들숨근: 목빗근, 목갈비근, 위뒤톱니근, 앞톱니근, 갈비올림근, 가로가시근, 큰가슴근, 작은가슴근, 바깥갈비사이근, 가로막
- 날숨근: 배곧은근, 배바깥빗근, 배속빗근, 배가로근, 가슴가로근, 허리네모근, 아래뒤톱니근, 속갈비사이근

돋보기: 호흡할 때 갈비사이근의 작용

A는 바깥갈비사이근이고, B는 속갈비사이근이다(그림 13-1). 바깥갈비사이근은 위쪽 갈비뼈의 아래면에서 시작해 아래쪽 갈비뼈의 위쪽면에 부착한다. 그래서 아래쪽 갈비뼈를 위쪽으로 당겨, 전체적으로 봤을 때 가슴우리가 위쪽으로 올라간다. 즉, 가슴우리를 올림하는 모든 근육은 들숨근이기 때문에 바깥갈비사이근은 들숨근이다. 반대로, 속갈비사이근은 아래쪽 갈비뼈 위쪽면에서 시작해 위쪽 갈리뼈 아래쪽면에 부착한다. 그래서 속갈비사이근은 갈비뼈를 아래쪽으로 내림하고, 전체적으로 봤을 때 가슴우리가 내림하기 때문에 속갈비사이근은 날숨근으로 작용한다.

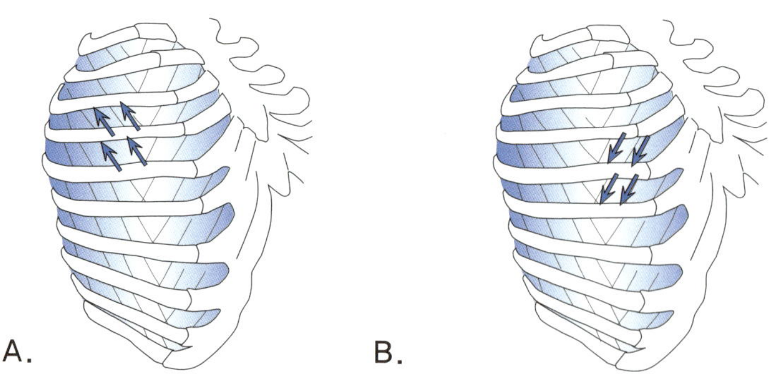

그림 13-1. 바깥갈비사이근(A)은 아래쪽 갈비뼈를 올림하기 때문에 들숨근으로 작용하고, 속갈비사이근(B)은 위쪽 갈비뼈를 내림하기 때문에 날숨근으로 작용한다.

가로막의 구조와 기능

가로막은 큰 섬유성과 근육성 막으로 된 돔형태의 구조물로써, 복강과 흉강을 연결하는 동시에 분리하고 있다. 가로막의 우측이 좌측보다 약간 높고, 볼록하다. 특히 강한 날숨을 쉴 때 이런 현상이 두드러진다. 가로막의 상단은 갈비뼈 4–5번 레벨이거나 칼돌기보다 약간 높은 위치이다. 그리고 뒤쪽 상단은 등뼈 7번 위치이다. 뒤쪽 하단은 허리뼈 3번 레벨이다.

독특한 형태의 근육으로서 그 모양은 낙하산 모양과 비슷하다.

가로막의 중심힘줄은 섬유조직으로 3잎 클로버 모양이고, 가쪽 잎이 2개이고, 중앙잎이 1개 이다. 근육조직은 복장뼈, 갈비뼈 및 허리뼈에 붙어 있다 (그림 13–2).

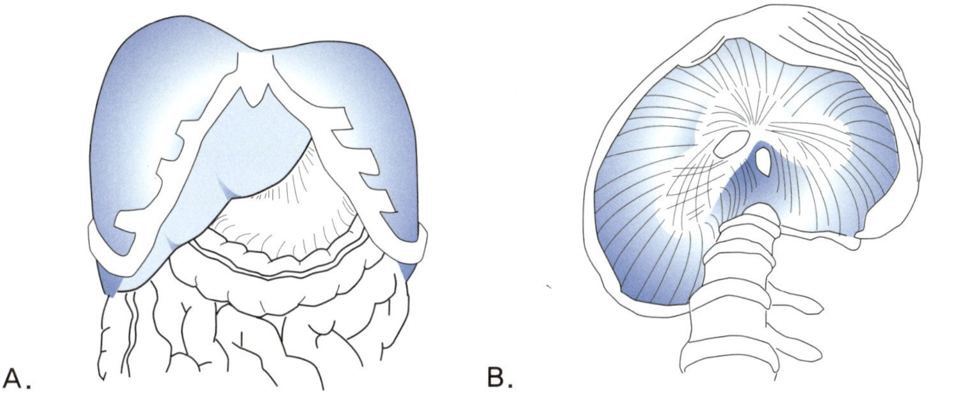

그림 13–2. A. 가로막의 위치, B. 아래쪽에서 바라본 가로막의 모양.

가로막은 복강과 흉강에 붙어 있는 근육으로서, 근수축을 통해 복부 장기에 직접적인 영향을 주고, 반대로 복부 장기의 움직임에 의해 영향을 받는다. 그리고 가로막의 운동을 폐로 전달한다. 가로막이 수축하면, 가로막이 아래쪽으로 내려가고, 이로 인해 흉강의 크기가 커지고, 복부 장기가 압박을 받게 되어 배가 앞으로 나오게 되는 가슴 들숨이 일어난다. 가슴 날숨은 가로막이 이완되면서 먼저 위쪽으로 올라가는 것이 아니라, 확장된 폐가 원래 크기로 돌아가면서 가로막을 위쪽으로 당기는 것이다.

돋보기: 호흡할 때 폐와 가로막의 생체역학적 관계

들숨을 쉴 때 폐가 가로막을 아래쪽으로 누르는 것이 아니라, 가로막이 폐를 아래쪽으로 당기는 것이고, 날숨을 쉴 때 가로막이 폐를 위쪽으로 미는 것이 아니라, 폐의 탄성 복원력에 의해 가로막을 위쪽으로 당기는 것이다.

갈비뼈

갈비뼈의 구조

갈비뼈는 12쌍으로서 뒤쪽의 등뼈와 앞쪽의 복장뼈와 관절을 이루어, 닫힌사슬 형태인 가슴우리(thoracic cage)를 형성한다(그림 13-3). 그리고 갈비뼈를 형태학적으로 전형적인 갈비뼈와 비전형적인 갈비뼈로 나누는데, 전형적인 갈비뼈로는 2-9번의 갈비뼈이고, 나머지는 1번과 10-12번 갈비뼈는 비전형적인 갈비뼈에 해당한다.

갈비뼈의 앞쪽끝은 연골과 관절을 이루고, 뒤쪽끝은 등뼈와 관절을 이루는데 앞쪽 끝에 비해 복잡한 형태를 띤다. 그리고 갈비뼈의 전반적인 모양은 길고, 납작하고 비틀린 형태를 띠어 생체역학적으로 높은 탄성을 가지고 있어 호흡에 중요한 역할을 한다(그림 13-4).

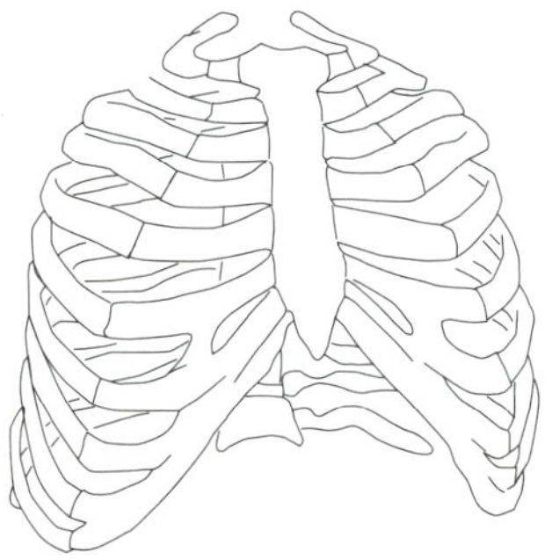

그림 13-3. 가슴우리. 갈비뼈는 연골을 통해 복장뼈에 관절을 이룬다.

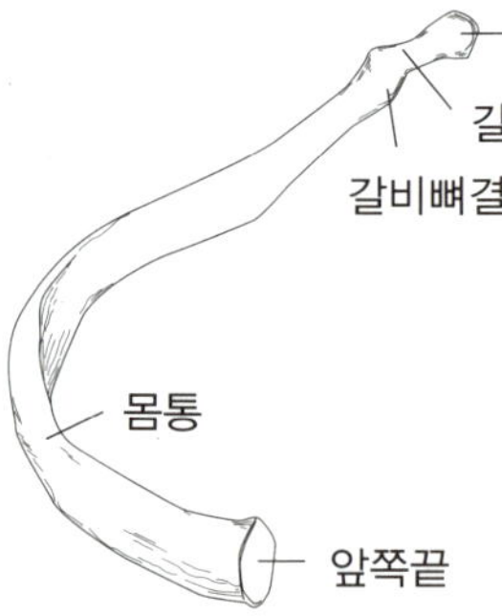

그림 13-4. 전형적인 갈비뼈의 모양.

그림 13-4에서 보듯이, 전형적인 갈비뼈의 뒤쪽끝은 갈비뼈머리, 갈비뼈목, 갈비뼈결절로 구성되며, 특히 갈비뼈머리는 2개의 관절면(facet)을 가지고 있고, 척추뼈몸통과 만나 갈비척추관절(costovertebral joint)을 형성한다. 예를 들어, 갈비뼈 4번은 등뼈 3번의 몸통과 등뼈 4번의 몸통과 만난다. 비전형적인 갈비뼈는 2개의 척추뼈몸통과 만나는 전형적 갈비뼈와 달리, 1개의 척추뼈몸통과 만난다. 갈비뼈와 척추뼈는 2개의 관절을 형성하는데, 앞에서 언급한 갈비척추관절 이외에, 갈비가로관절(costotransversal joint)이 있는데, 이 관절은 갈비뼈결절과 척추의 가로돌기가 형성하는 관절이다.

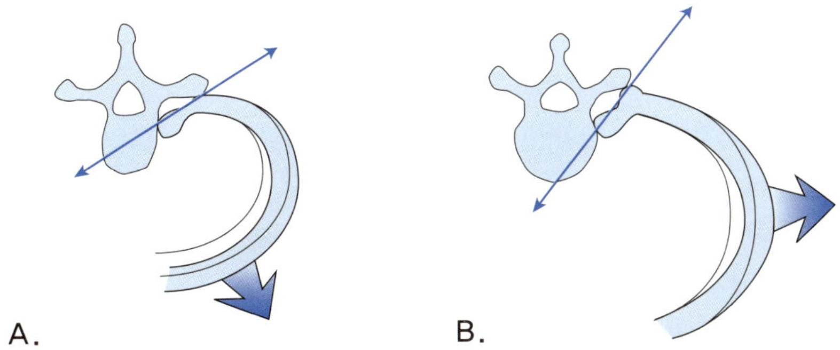

그림 13-5. A. 위쪽 갈비뼈의 관절. B. 아래쪽 갈비뼈의 관절.

갈비뼈의 움직임

갈비뼈의 레벨에 따라 갈비뼈와 척추뼈가 이루는 관절의 형태가 다르며, 이로 인해 갈비뼈의 운동축 방향이 달라진다. 위쪽 갈비뼈의 경우는 아래쪽 갈비뼈 보다 운동축의 방향이 상대적으로 가쪽 방향이기 때문에 가슴우리가 앞뒤로 움직이고, 아래쪽 갈비뼈의 운동축은 위쪽 갈비뼈 보다 뒤쪽으로 향하기 때문에 가슴우리가 가쪽으로 팽창한다 (그림 13-5).

대표적인 가슴우리의 움직임에는 양동이손잡이 운동과 펌프손잡이 운동이 있다.

1) **양동이손잡이 운동**(그림 13-6)

: 가슴우리가 이마면으로 움직이는 것으로, 가슴우리의 좌우 직경이 증가하고, 가슴우리의 아래쪽이 옆으로 벌어지면서 위쪽으로 올라간다.

2) **펌프손잡이 운동**(그림 13-7)

: 가슴우리가 시상면으로 움직이는 것으로, 가슴우리의 앞뒤 직경이 증가하고, 복장뼈가 앞위쪽으로 올라간다.

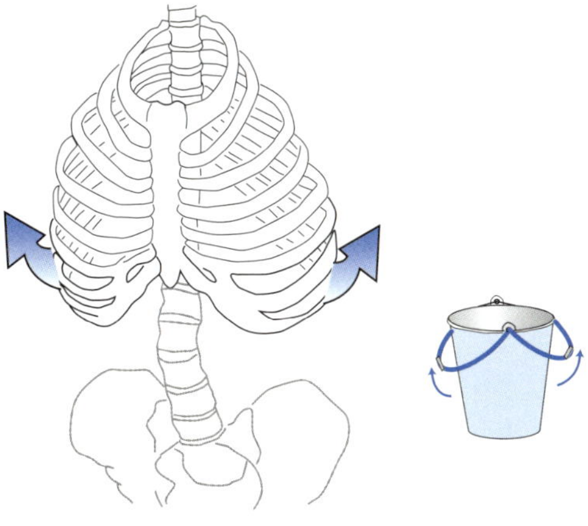

그림 13-6. 가슴우리의 양동이손잡이 운동.

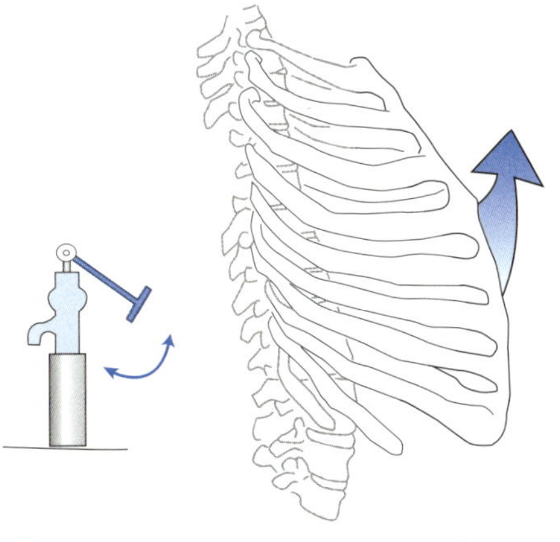

그림 13-7. 가슴우리의 펌프손잡이 운동.

폐

폐는 좌우 하나씩 존재하며, 생체역학적으로 폐는 탄성 물질이다. 폐는 탄성을 통해 공기를 들여 마시고, 내보내는 역할을 하지만, 잔기량을 유지하기 위해 공기의 배출을 억제하는 역할도 한다. 우리는 근육에 의한 호흡을 능동 호흡이라고 하고, 폐의 탄성에 의한 호흡을 수동 호흡이라고 한다.

폐의 기능을 알기 위해서는 먼저 폐용적과 폐용량에 대해 이해해야 한다. 폐용적에는 일회호흡량, 예비흡기량, 예비호기량 및 잔기량이 있고, 폐용적에는 총폐용량, 폐활량, 흡기량 및 기능적 잔기량 등이 있다(그림 13-8). 폐의 기본 단위는 폐포이다. 폐포를 풍선처럼 생각하고자 한다. 그림 13-9에서 일회호흡량은 3에 해당하고, 예비흡기량은 4, 예비호기량은 2, 잔기량은 1에 해당한다. 총폐활량은 1+2+3+4이고, 폐활량은 2+3+4, 흡기량은 3+4, 기능적 잔기량은 1+2이다.

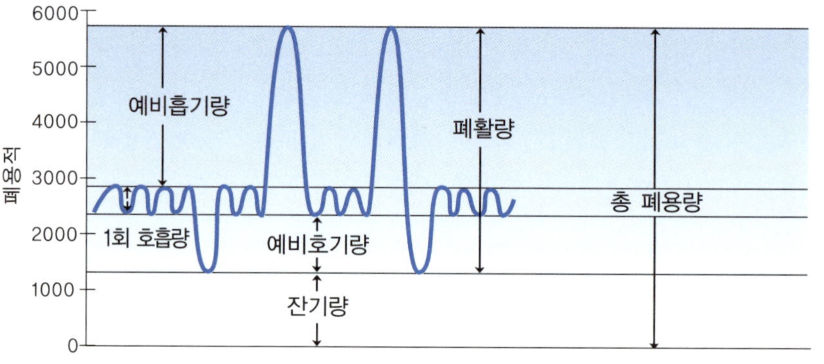

그림 13-8. 폐용적과 폐용량의 관계.

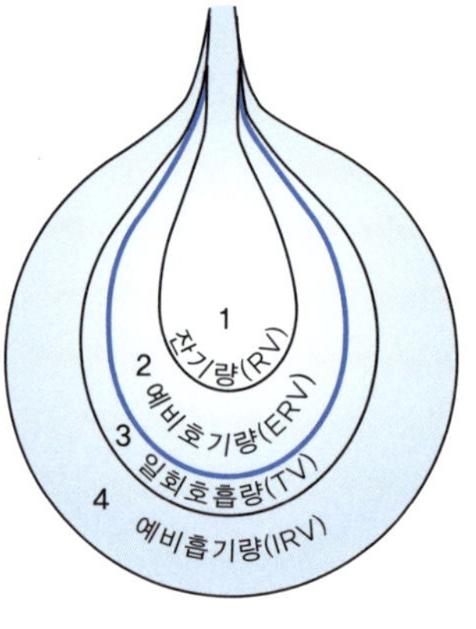

그림 13-9. 폐포의 호흡량. 굵은 선은 일회호흡량으로 날숨한 상태의 폐포 크기.

일회호흡량으로 호흡할 때 작용하는 힘

들숨을 쉴 때 : 가로막 수축, 폐의 팽창

날숨을 쉴 때 : 폐의 탄성

예비흡기량으로 호흡할 때 작용하는 힘

들숨을 쉴 때 : 모든 들숨근의 구심성 수축, 폐의 팽창, 날숨근 이완
날숨을 쉴 때 : 모든 들숨근의 원심성 수축, 폐의 탄성 복원력, 날숨근 이완

예비호기량으로 호흡할 때 작용하는 힘

들숨을 쉴 때 : 폐의 탄성 복원력, 갈비뼈의 탄성, 들숨근과 날숨근의 이완
날숨을 쉴 때 : 날숨근의 구심성 수축, 들숨근의 이완, 폐의 압박, 갈비뼈의 비틀림 및 내림

기이호흡의 기전

기이호흡(paradoxical breathing)은 들숨할 때 갈비뼈가 올라가고 배가 안으로 들어가고, 날숨할 때 갈비뼈가 내려오고 배가 앞으로 나온다(그림 13-9). 대개 복식호흡을 교육할 때 잘못 호흡하는 양상으로 나타나며, 복식호흡과 반대로 작용하는 호흡이다. 기이호흡의 장점은 들숨근을 강화시키는 효과가 있다.

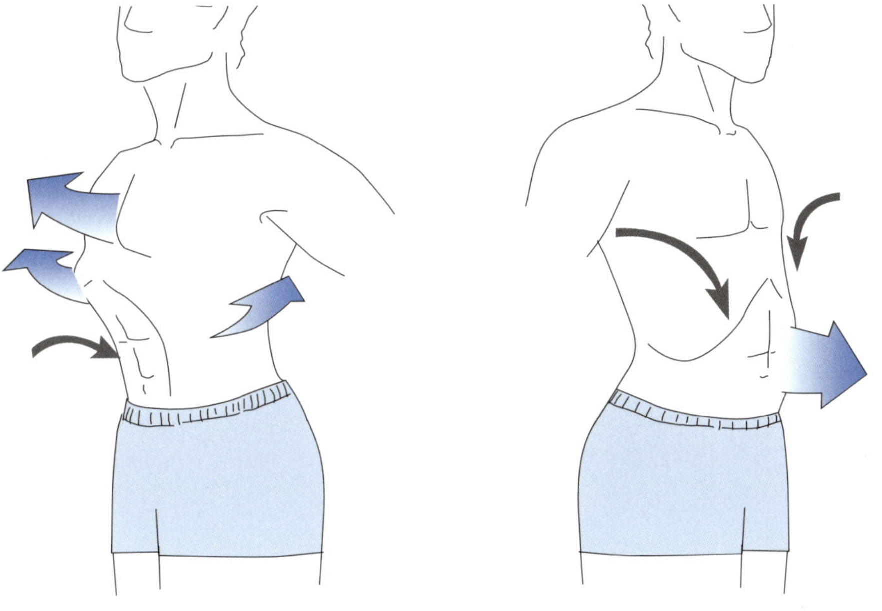

그림 13-10. 기이호흡의 패턴.

14장

자세

사람이 취할 수 있는 자세는 무수히 많지만, 본 단락은 서기 자세와 앉기 자세에 대해서만 설명하고자 한다. 그리고 서기 자세와 관련된 균형 전략, 자세 평가 및 앉기에서 서기로의 동작도 간단하게 설명하겠다.

서기 자세

그림 14-1에서 알 수 있듯이, 중력선은 봉우리돌기, 등뼈 뒷굽음의 앞쪽, 큰뼈돌기(엉덩관절 약간 뒤쪽), 무릎관절의 앞쪽(무릎뼈 뒤쪽), 발목관절의 앞쪽을 지나간다. 보행 시 발생하는 지면반발력과 마찬가지로, 중력선도 관절의 토크 생성에 중요한 역할을 한다. 즉, 중력선이 관절중심을 통과하면 토크가 발생되지 않지만, 관절중심(운동축) 옆을 통과하면 토크가 발생되어 관절의 안정성이 떨어진다. 이렇듯 관절 안정성이 떨어지면 원하는 자세를 취할 수 없게 되거나 자세를 취하는데 많은 에너지가 소모될 수 있다. 즉, 토크에 의한 관절 불안정을 보강하기 위해 근육의 작용이 필요하게 된다. 예를 들어, 선 자세를 취할 때 중력선이 엉덩관절 뒤쪽을 통과한다면, 엉덩관절의 폄 모멘트가 발생하고, 이를 상쇄하기 위해서는 엉덩관절 굽힘근의 작용이 필요하게 되는 것이다. 무릎관절과 발목관절에서도 마찬가지다. 중력선이 무릎관절의 앞쪽을 통과하기 때문에, 무릎관절의 폄 모멘트가 발생하고, 이를 상쇄하기 위해서는 무릎관절 굽힘근의 작용이 필요하게 된다. 그리고 발목관절의 경우도 중력선이 발목관절의 앞쪽을 통과하기 때문에, 발등굽힘 모멘트가 발생하고, 이를 상쇄시키기 위해, 발바닥굽힘근(종아리근육)의 작용이 필요하게 된다(그림 14-2).

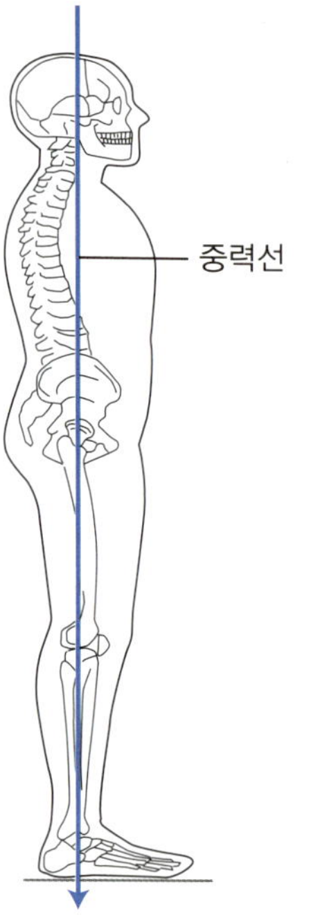

그림 14-1. 중력선의 통과하는 지점.

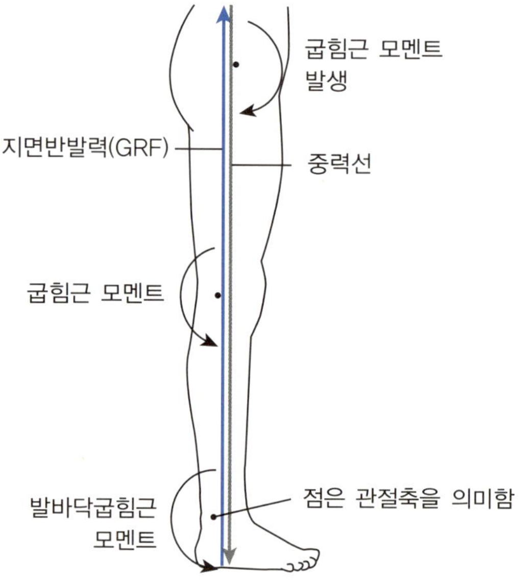

그림 14-2. 서기 자세에서 발생하는 모멘트와 근육의 작용.

몸통의 경우도 마찬가지다. 중력선은 목뼈 굽음, 등뼈 굽음 및 허리뼈 굽음의 오목한 쪽을 통과하기 때문에, 목뼈와 허리뼈의 경우는 폄 모멘트를 발생하고, 등뼈의 경우는 굽힘 모멘트를 발생한다. 결과적으로 똑바른 자세를 취하기 위해서는 목뼈와 허리뼈의 경우는 앞쪽에 있는 근육의 작용이 필요하고, 등뼈의 근육은 척주세움근의 작용이 필요한 것이다.

흔하게 볼 수 있는 자세 중의 하나는 굽은등 자세(swayback)으로써 머리가 앞으로 쏠리고 등뼈가 구부정해진다. 그리고 눈에 잘 띄지 않았지만, 가장 큰 특징은 골반이 뒤쪽 경사지고, 엉덩관절과 무릎관절의 젖힘된다(그림 14-3). 이 자세를 역학적으로 간단하게 분석해 보면, 머리는 앞으로 쏠리고 위쪽 목뼈의 폄이 더 심하게 일어난다. 이때 중력선이 통과하는 방향은 정상적인 서기 자세 때보다 목뼈로부터 더 많이 뒤쪽으로 통과할 것이다. 즉, 운동축으로부터 모멘트팔의 길이가 더 길어져서 폄 모멘트가 더 크게 발생하게 된다. 이를 상쇄하기 위해서는 목뼈 굽힘근의 작용이 더 많이 일어나야 한다. 그리고 등뼈의 경우도 마찬가지다. 등뼈로부터 모멘트팔 길이가 더 길어져서 굽힘 모멘트가 더 크게 발생하게 된다. 이를 상쇄하기 위해서는 등뼈 폄근의 작용이 더 많이 일어나야 한다. 골반이 뒤쪽경사되기 때문에, 엉덩관절의 앞쪽 인대들이 장력 스트레스를 받게 된다. 그리고 정상 자세보다 엉덩관절과 무릎관절의 폄 모멘트가 증가된다. 여기에서 고려해야 할 것은 근육의 작용이다. 근육의 작용이 더 많아지면 더 좋을 것 같지만, 근육의 피로가 쉽게 유발될 수 있기 때문에 좋지 못하다. 그리고 자세는 최소의 근육 작용으로 취하는 것이 바람직하다.

굽은등(swayback) 자세와 반대로, 골반이 앞쪽경사 되더라도, 머리가 앞쪽으로 쏠리고 등뼈가 구부정해지는 거북목 자세가 있다(그림 14-4).

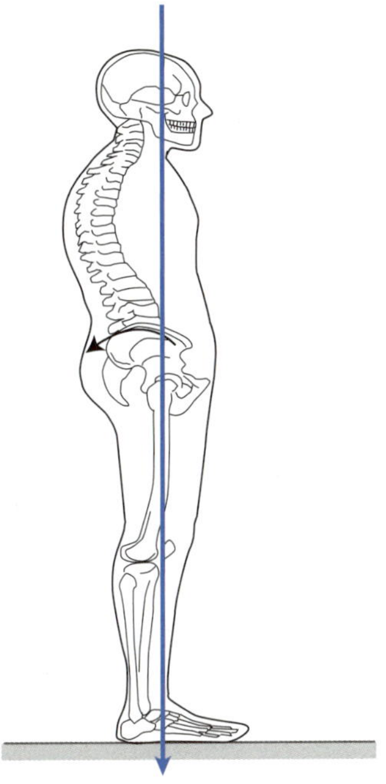

그림 14-3. 구부정한 자세를 취하는 굽은등(swayback) 자세. 머리는 앞으로 쏠리고, 목뼈의 폄과 등뼈의 뒤굽음이 심해지고, 허리뼈 앞굽음이 감소하고 골반이 뒤쪽 경사된다. 엉덩관절과 무릎관절이 젖힘된다.

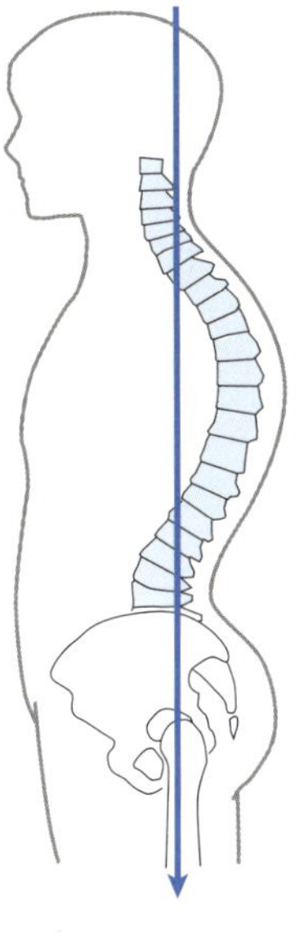

그림 14-4. 골반이 앞쪽경사되었을 때 발생하는 척추의 변화. 목뼈의 폄과 등뼈 뒤굽음, 허리뼈 앞굽음이 증가한다.

그리고 굽은등과 반대 현상을 보이는 편평등(Flat Back) 자세도 흔하게 나타나는 자세이고, 이것을 일명 "일자 허리"라고 한다. 편평등의 가장 큰 특성은 허리뼈 앞굽음이 감소되는 것이다(그림 14-5). 편평등은 엉덩관절이 폄되고, 골반이 뒤쪽경사되며, 허리뼈가 굽힘되어 허리뼈 앞굽음이 크게 감소된다. 그리고 등뼈가 폄되어 등뼈 뒤굽음도 감소된다. 그러나 목뼈의 경우는 굽은등의 자세와 똑같이 위쪽 목뼈는 폄되고, 중간 목뼈와 아래쪽 목뼈는 굽힘된다. 사람의 몸을 뒤쪽에 바라봤을 때, 쉽게 알 수 있는 자세 이상은 옆굽음증(scoliosis)이다. 옆굽음증의 형태는 "C"자형 과 "S"자형이 있으며, 원인에 따라 구조적 옆굽음증과 기능적 옆굽음증으로 나눌 수 있다. 먼저 구조적 옆굽음증은 척추뼈의 형태 변형으로 나타나는 옆굽음증임으로 수술적 처치를 통해 교정이 가능하다. 그러나 대부분의 옆굽음증은 기능적 옆굽음증이며, 가장 흔한 원인은 골반 높이 차이와 척주 주위 근육의 불균형이다. 골반 높이 차이의 주된 원인은 다리 길이 차이며, 사람은 한쪽 골반이 높으면, 이를 보상하기 위해 척주는 반대쪽으로 휘어지게 된다(그림 14.6). 옆굽음증의 경우, 척주가 볼록한 쪽으로 운동 제한(옆굽음, 돌림, 굽힘/폄)이 일어나고, 선 자세에서 몸통을 앞쪽으로 굽힘시켰을 때 볼록한 쪽의 갈비뼈가 돌출된 양상을 띤다.

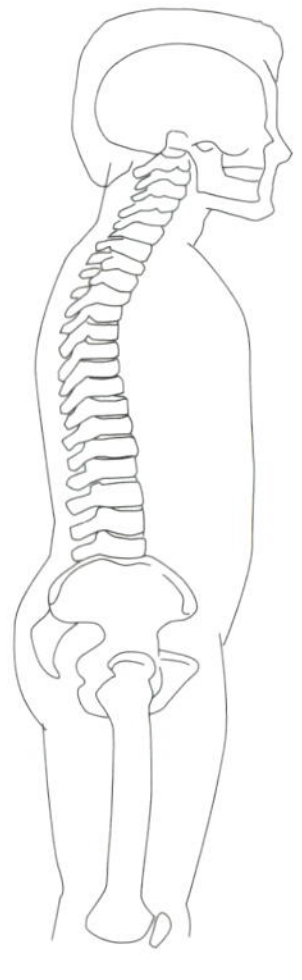

그림 14-5. 편평등 자세. 허리뼈가 거의 일자 형태로 변한다.

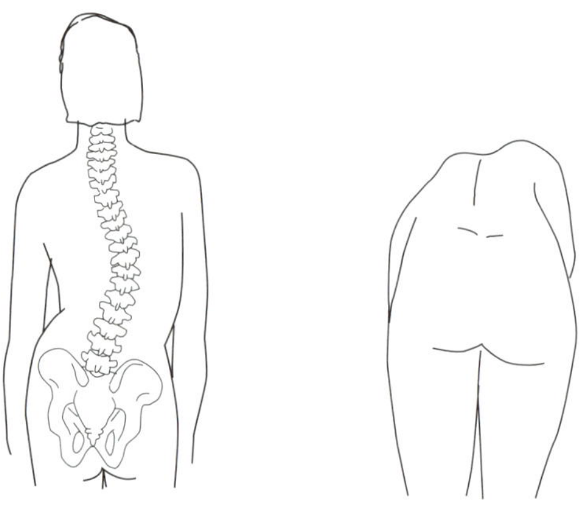

그림 14-6. 옆굽음증. 볼록한 척주뼈 쪽의 움직임이 제한되고, 몸통을 앞쪽으로 굽힘했을 때 등이 솟아 오른다.

서기 자세에서의 목 근육의 역할

머리의 무게중심은 고리뒤통수관절의 운동축에서 위쪽으로 1인치 지점에서 위치하기 때문에, 머리는 불안정 평형을 유지한다. 정상 자세일 때, 머리의 중력선은 굽힘과 폄의 운동축의 앞쪽을 지나간다(그림 14-7). 그러므로 평상시 선 자세와 앉은 자세에서는, 머리가 앞쪽으로 떨어지는 것을 막기 위해, 목뼈 폄근이 항상 활성화되어 있지만, 근육의 작용은 크게 일어나지 않는다. 그러나 장시간 스마트폰을 하거나 책을 읽을 때는 머리가 더욱 앞쪽으로 쏠리고 목의 굽힘이 증가되어, 평상시 보다 목뼈 폄근의 작용이 더 크게 일어난다. 머리가 뒤쪽으로 기울어지면, 중력선이 가로축의 뒤쪽으로 떨어지고, 머리의 움직임을 조절하거나 멈추기 위해 목의 굽힘근이 즉각적으로 작용할 것이다. 그리고 머리가 옆쪽으로 기울어지면 반대쪽 목의 근육이 작용할 것이다.

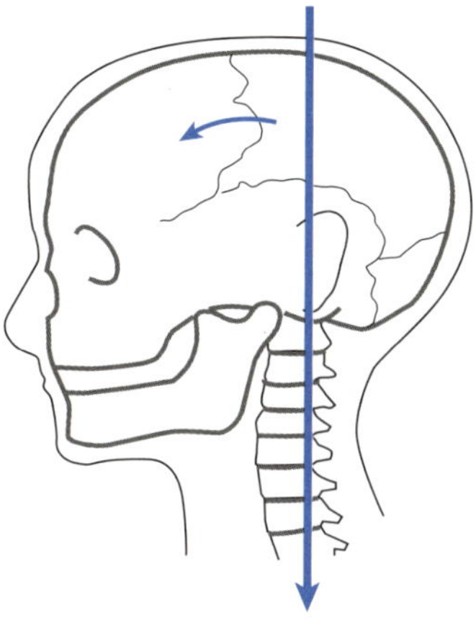

그림 14-7. 중력선은 머리의 굽힘과 폄의 운동축 앞쪽을 지나간다.

서기 자세 유지

어느 누구나 서기 자세를 취할 때 정도의 차이는 있겠지만 자세 요동(posture sway)이 반드시 일어난다. 자세 요동이 일어난다는 의미는 중력선의 통과지점이 달라질 수 있다는 의미이다. 예를 들어, 중력선은 서기 자세일 때 무릎관절의 앞쪽으로 통과하는데, 드물지만 무릎관절 뒤쪽으로 순간적으로 통과할 수 있다. 이런 경우 무릎관절의 굽힘 모멘트가 발생하고, 신체 재정렬을 위해 넙다리네갈래근이 순간적으로 수축하기도 한다. 그러나 발목관절의 경우는 자세 동요가 일어난다고 하더라도, 중력선이 항상 발목관절 앞쪽을 통과하기 때문에 가자미근이 지속적으로 수축하게 된다.

안정 한계

서기 자세를 그대로 유지하면서 움직일 수 있는 범위를 안정 한계(stability limit)라고 하는데(그림 14-8), 여기에 대해 간단하게 언급하고자 한다. 안정 한계는 자세 요동각과 밀접한 관련이 있다.

앞뒤 요동각(AP sway angle, θ, 그림 14-9)은 똑바로 선 자세에서의 무게중심의 수직선과 이동한 무게중심 사이의 각으로서, 발의 면적을 벗어나지 않고, 기저면 내에서 이루어진다. 즉, 최대로 이루어지는 앞뒤 요동각을 안정 한계라고 한다. 이론적으로 무게중심은 기저면 끝까지 이동할 수 있지만, 실제로는 그렇지 못하다. 그림에서 보듯이, 무게중심은 발목관절에서 볼 때 2.3° 기울어져 있다. 안정 한계는 발목관절에서 각도를 측정하는 것이 아니고, 중력선이 발에 떨어지는 지점에서의 각도이다. 실제 성인의 앞뒤 안정 한계 범위는 12° 이며, 앞쪽 범위가 뒤쪽 범위 보다 약간 더 넓고, 가쪽 안정 한계범위는 16° 로서 앞뒤 범위보다 약간 더 넓다. 안정 한계의 범위는 사람의 신장과는 관계없이 거의 비슷하게 나타난다.

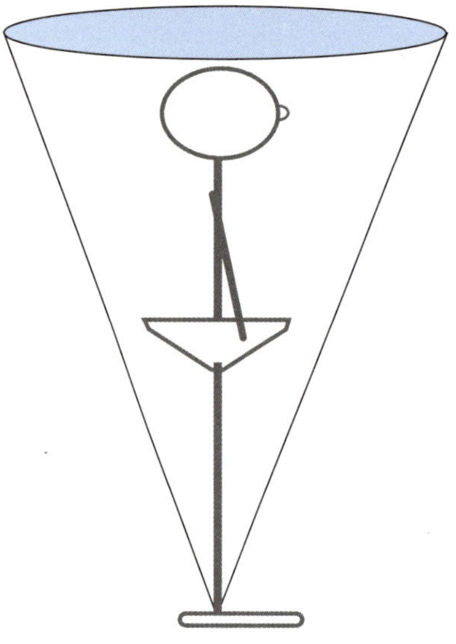

그림 14-8. 안정 한계.

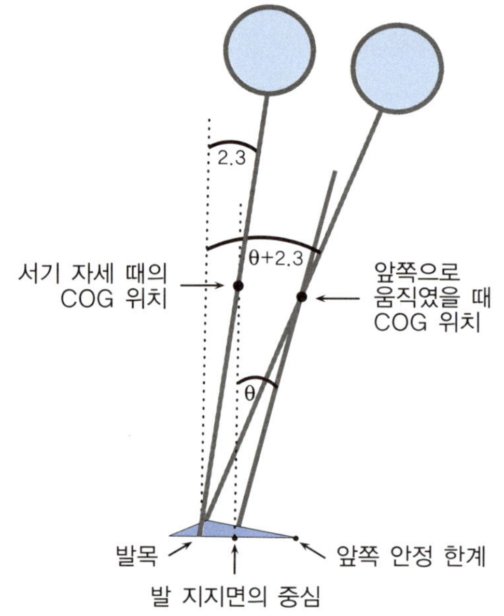

그림 14-9. 앞뒤 요동각.

사람은 여러 상황 속에서 다양한 서기 자세를 취하고 있다. 움직이는 버스 안이나, 많은 자동차들이 빠르게 달리는 도로의 한 가운데 지점이나, 군대에서 부동 자세로 서 있거나, 눈을 감고 서 있거나, 양팔을 앞으로 뻗고 서 있는 등 다양하다. 상황이 어떠하던 간에 자세의 요동이 크면 클수록, 자세를 유지하기 위해서 신체는 더 많은 노력을 해야 할 것이다. 그래서 서기 자세 유지나 균형 잡기를 위한 전략을 간단하게 언급하고자 한다: 발목관절 전략, 엉덩관절 전략 및 내디딤 전략으로 나누어진다.

발목관절 전략

발목에서 자세를 조절하는 전략으로써, 기저면내 무게중심을 유지시키는 앞뒤 요동의 자동조절이다(그림 14-10A). 발목관절 전략은 안정된 지면 상황에서 일어나는 전략이고, 발목관절 이외에 다리의 다른 관절에서는 움직임이 거의 일어나지 않는다. 요동이 적고 느릴 때 효과적으로 이루어지는 전략이다.

엉덩관절 전략

엉덩관절 전략도 발목관절과 마찬가지로 기저면 내에서 무게중심을 유지시키는 조절이다(그림 14-10B). 그러나 발목관절 전략과는 달리, 불안한 지면이나 움직이는 지면에서 일어나고, 요동이 크고, 빠르게 움직일 때 효과적으로 이루어지는 전략이다. 엉덩관절 전략은 엉덩관절 뿐만 아니라, 골반 및 몸통에서 이루어지는 전략이다. 경우에 따라 팔을 이용하기도 한다.

내디딤 전략

내디딤 전략(그림 14-10C)은 움직임의 변화가 매우 빠르거나 클 때 이용되며, 무게중심이 이동하는 방향으로 발을 내딛거나, 뛰거나 뻗음으로서 새로운 기저면에 무게중심을 재정렬하는 것이다. 이들 전략은 예상치 못한 상황으로 자세 변화가 필요하거나, 과도한 힘을 조절하거나, 물체와 함께 넘어질 때와 같이 갑작스런 변화가 있을 때 일어난다.

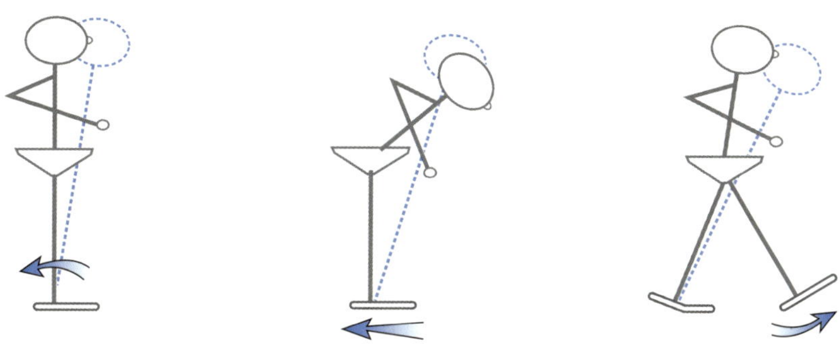

그림 14-10. A. 발목관절 전략, B. 엉덩관절 전략, C. 내디딤 전략.

돋보기: 무릎관절 전략

무릎관절 전략에 대해서는 연구가 거의 이루어지지 않아서, 다른 교재에서는 언급하지 않고 있다. 그러나 이론적으로 가능한 전략이기 때문에, 몇 가지 예를 들어 설명하겠다. 무릎관절 전략이 가장 많이 일어나는 경우는 알파인 스키와 모글스키 이다. 언덕을 넘을 때 무릎의 충격을 흡수하고 자세를 유지하기 위한 것이다. 그리고 버스가 요철 부위를 지나갈 때 무릎관절 전략을 이용하면 자세를 잘 유지할 수 있다.

돋보기: 팔 전략

엉덩관절 전략에서 팔의 사용을 설명했지만, 팔 전략만으로도 서기 자세를 유지하거나 균형 잡기에 많은 도움이 된다. 팔을 벌림으로써 기저면의 변화는 없지만, 신체 질량 분포를 넓게 할 수 있기 때문에 균형 잡기도 도움이 될 것이다. 팔의 움직임은 몸통과 다리의 자세에 영향을 미친다. 예를 들어 왼팔을 앞으로 향하고, 오른팔을 뒤쪽으로 향하면 몸통과 다리의 돌림을 일으킬 것이다. 그리고 팔의 위아래 움직임은 율동적인 리듬을 제공하여 자세 조절에 많은 도움이 된다. 특히 팔 전략은 지면이 좌우로 기울어질 때 큰 도움이 된다.

서기 자세 평가

서기 자세 평가는 생체역학적 개념을 바탕으로 이루어지기 때문에, 간단하게 언급하고자 한다. 사람의 자세 평가는 여러 측면에서 이루어지지만, 가장 많이 이용하는 측면이 뒤쪽에서 바라보는 관찰이기 때문에, 본 단락도 뒤쪽에서 바라본 자세를 평가하고자 한다.

발

발의 각도가 15° 정도이면 정상이고, 이것 보다 더 크면 팔자 형태(toe-out)이고, 더 작으면 안짱(toe-in)으로 된 것이다. 이런 발의 자세는 엉덩관절의 돌림과 밀접한 관련성이 있다. 팔자 형태는 엉덩관절이 가쪽돌림된 것이고, 안짱 발은 엉덩관절이 안쪽돌림된 것이다.

발목관절

발목관절은 지면에서볼 때, 신체의 첫째 관절이다. 이 관절의 자세가 비정상적이면, 이웃한 관절에도 영향을 줄 수 있다. 반대로 이웃한 관절에 의해 발목관절이 영향을 받을 수도 있다.

돋보기: 발목관절을 통한 서기 자세 평가

1. 환자에게 가장 편안한 서기 자세를 취하도록 주문한다.
2. 안쪽복사뼈와 가쪽복사뼈의 높이를 확인한다.
   - 정상의 경우는 안쪽복사뼈가 가쪽복사뼈 보다 약간 높다.
   - 밖굽이발(pes valgus)의 경우는 정상 보다 안쪽복사뼈가 가쪽복사뼈 보다 더 높게 올라가 있다.
   - 안굽이발(pes varus)의 경우, 정상 보다 안쪽복사뼈가 내려오거나, 양쪽 복사뼈의 높이가 비슷해진다.
3. 발꿈치 쪽에서 바라 봤을 때, 발가락이 몇 개가 보이는지를 확인한다.
   - 가쪽 발가락이 1개에서 2개 정도 보이면 정상이고, 그 이상 보이면 발이 엎침된 것이다(pes valgus).
   - 엄지발가락이 보이면 발이 뒤침된 것이다(pes varus).

무릎관절

먼저, 오금의 주름 높이를 확인하고, 그 다음 양쪽 오금주름의 깊이를 확인한다. 한쪽 오금주름이 더 깊다면, 그 사람은 그 쪽 무릎을 더 굽힘한 상태로 있는 경우이고, 오금주름이 약간 튀어 나와 있다면 그 사람은 무릎을 젖힘한 상태에 있는 것이다. 그 다음 무릎관절이 밖굽이무릎인지 안굽이무릎인지를 확인한다.

엉덩관절

엉덩이 주름의 높이를 확인한다. 엉덩이 주름의 높이는 다리길이와도 관련이 있다.

표 14-1. 골반 높이 변화가 이웃한 신체 부위에 어떤 영향을 주는가?

	오른쪽 골반이 올라간 경우	왼쪽 골반이 올라간 경우
허리뼈	보상작용으로 오른쪽으로 옆굽힘함	보상작용으로 인해 왼쪽으로 옆굽힘함
허리뼈 근육	오른쪽 허리네모근과 척주세움근이 단축됨	왼쪽 허리네모근과 척주세움근이 단축됨
엉덩관절	오른쪽 엉덩관절은 모음되고, 왼쪽 엉덩관절은 벌림됨	왼쪽 엉덩관절은 모음되고, 오른쪽 엉덩관절은 벌림됨
엉덩관절 근육	오른쪽 모음근과 왼쪽 벌림근이 단축됨	왼쪽 모음근과 오른쪽 벌림근이 단축됨

골반

엉덩뼈능선의 높이와 궁둥뼈결절의 높이, PSIS의 높이를 확인한다.

허리뼈

허리뼈가 똑바로 되어 있는지, 아니면 옆굽음증이 있는지를 확인한다.

허리의 주름은 관찰한다.

머리와 몸통

귀의 높이와 목뼈의 정렬을 확인한다.

어깨높이와 어깨뼈아래각의 위치를 확인한다.

등뼈의 정렬을 확인한다.

허리부위의 피부 주름을 확인한다.

팔

팔꿈치의 높이를 확인한다.

손의 높이를 확인한다. 손바닥의 방향을 확인한다. 한쪽 손바닥이 더 많이 보이면 그 쪽 팔이 안쪽돌림된 것이다.

앉기에서 서기로의 동작

의자에서 일어서기 동작은 서기 자세와 보행의 전 단계로서 일상생활에서 자주 발생하는 동작이다. 의자에서 일어서기는 넓은 기저면에서 좁은 기저면으로 바뀌지는 과정이다. 임상적으로 일어서기 동작 훈련은 서기 자세를 유지할 수 있는 환자에게 적용하는데, 그 이유는 서기 균형을 잡지 못하면 일어서기 동작 훈련의 의미가 사라지기 때문이다.

일어서기 동작은 2 단계로 이루어진다: 굽힘 단계(혹은 폄 이전 단계)와 폄 단계. 굽힘 단계는 시작 자세에서 수행되는 동작으로서, 먼저, 발을 무릎관절 보다 뒤쪽으로 이동한다. 즉, 발목을 발등굽힘하는 것이다. 가장 적절한 발등굽힘 각도는 15°이고, 대략 발을 뒤쪽으로 10㎝ 정도를 이동하는 것이다. 그 다음 닫힌사슬운동으로써 무릎과 엉덩관절, 몸통, 머리를 동시에 굽힘하면서 폄 단계로 넘어간다. 즉, 모든 관절을 폄하면서 몸을 수직으로 들어 올린다. 굽힘 단계를 무게중심의 수평 이동 단계라고 하면, 폄 단계는 수직 이동 단계에 해당한다(그림 14-11). 그리고 선 자세에서 앉은 자세로 변할 때는 반대 현상이 일어난다(그림 14-12).

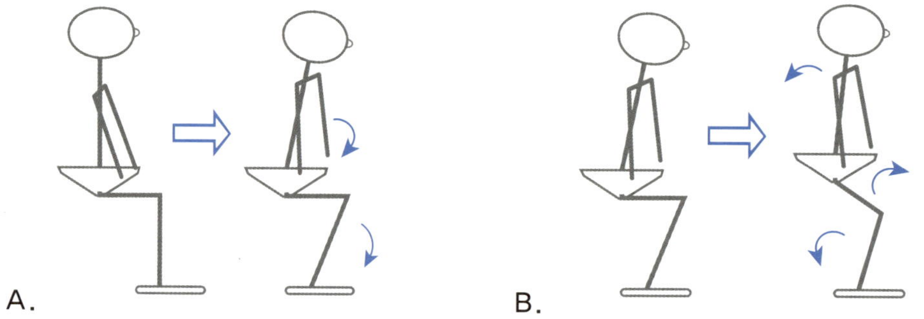

그림 14-11. A. 굽힘 단계: 무게중심이 수평으로 이동한다. B. 폄 단계: 무게중심이 수직으로 상승한다.

신체 분절의 움직임은 근육의 작용, 중력 및 관성에 의해 일어난다. 일어서기를 할 때 가장 크게 작용하는 힘은 넙다리뼈를 의자로부터 들어 올리는 근육이다. 일어서기 동작을 취할 때 가장 먼저 활성화되는 근육은 앞정강근이고, 이것은 발을 뒤쪽으로 뺄 때 작용하는 근육이다. 폄 단계로 진행되었을 때 엉덩관절 폄근과 무릎관절 폄근이 동시에 작용하여 넙다리뼈를 의자로부터 들어 올린다.

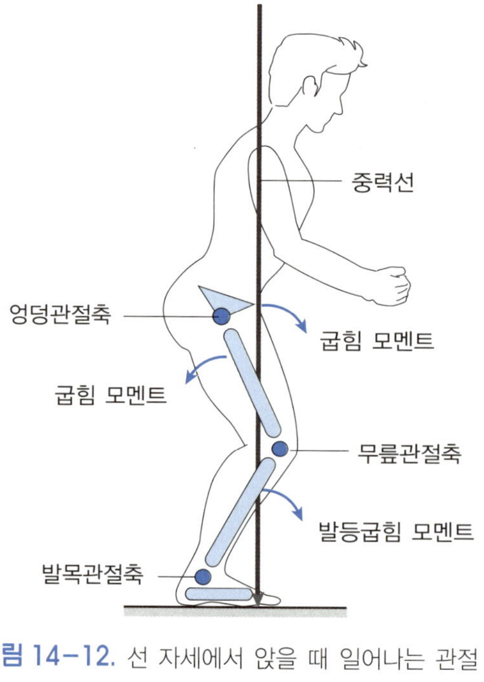

그림 14-12. 선 자세에서 앉을 때 일어나는 관절 모멘트.

앉기 자세

사람이 장시간 근무할 때 취하는 자세가 바로 앉기 자세이다. 많은 신체적 문제는 잘못된 서기 자세보다 잘못된 앉기 자세를 취했을 때 발생한다. 올바른 앉기 자세를 취했을 때 중력선은 궁둥뼈거친면을 통과하지만(그림 14-13A), 구부정한 자세를 취할 때는 중력선이 넙다리뼈를 통과하게 된다(그림 14-13B). 구부정한 앉기 자세는 정상 앉기 자세보다 중력선의 방향이 목뼈, 등뼈, 허리뼈로부터 멀리 떨어져 통과하고, 이로 인해 몸통의 굽힘 모멘트가 증가되며, 척추 근육의 작용이 강해진다. 정상적인 앉은 자세는 중력선이 허리뼈를 통과하기 때문에 오랫동안 자세를 취하면 척추사이원반에 강한 압력이 가해지는데, 이것은 선 자세일 때보다 약 50% 증가된다. 구부정한 앉은 자세의 경우는 선 자세때 보다 80% 정도 증가된다. 등을 기대고 앉은 자세를 취할 때는 정상 앉은 자세보다 척추사이원반에 가해지는 압력은 절반 이하로 줄어든다.

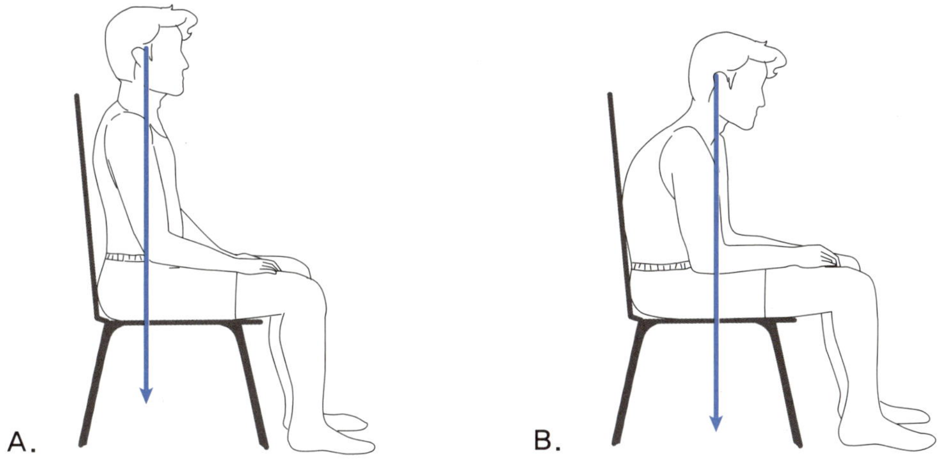

그림 14-13. A. 똑바른 앉기 자세. B. 구부정한 앉기 자세.

15장

보행

여러 관점에서 보행을 설명할 수 있지만, 본 단락은 보행과 관련된 용어를 중심으로 설명하고, 또 보행의 운동형상학적 측면과 운동역학적 측면에서 다루고자 한다. 먼저 보행과 관련된 용어는 다른 생체역학적 분야에서 사용되는 용어와는 다르고, 또 전문가들뿐만 아니라 누구나 생활 속에서 항상 쓰고 있는 용어들이기 때문에, 정확하게 표현하기가 어려운 편이다. 사람의 보행은 "균형 유지"와 함께 대표적인 자동반응 운동이다. 보행은 사람, 지면, 장애물의 유무와 손상 유무 등에 따라 다양한 패턴으로 일어나지만, 정상인은 대표적인 보행 패턴을 가지고 있다. 즉, 사람이 걸어갈 때 반복적으로 나타나는 일정한 패턴을 하나의 보행주기(gait cycle)로 간주한다. 임의적으로 보행주기를 한쪽 발의 발꿈치가 지면에 닿는 순간부터 걸음을 걸은 후, 다시 같은 쪽 발의 발꿈치가 지면에 닿은 순간까지를 의미하며, 보행주기를 백분율로 표시할 때 100%라고 한다. 보행주기와 동일한 의미의 용어로서 온걸음(stride)이 있다. 온걸음은 왼발의 걸음(step)과 오른발의 걸음(step)을 합쳐 놓은 것이다. 정상인이라 하더라도, 왼발의 걸음길이(step length)와 오른발의 걸음길이가 반드시 동일하지는 않는다. 여기에서 걸음길이는 한쪽 발의 발꿈치에서 다른쪽 발의 발꿈치까지의 거리이다. 좌우측 걸음길이의 합을 온걸음길이(stride length)라고 한다. 걸음폭(step width)이란 용어는 보행이 진행될 때, 양쪽 발꿈치의 중간지점 사이의 간격을 의미한다(그림 15-1).

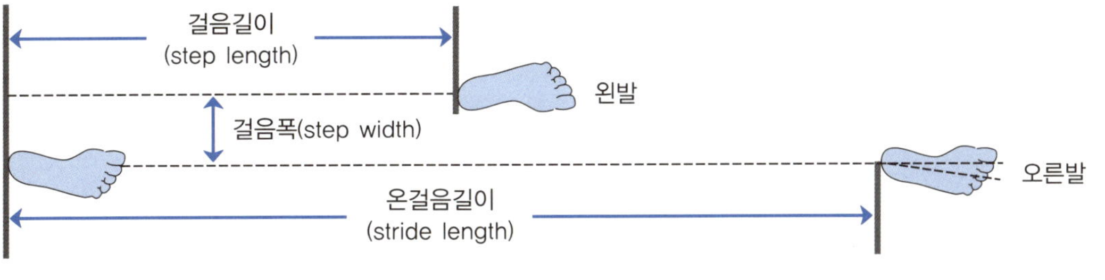

그림 15-1. 보행의 공간적 특성: 걸음길이, 온걸음길이, 걸음폭, 진행각도.

정상인과 여러 환자들의 보행 패턴이 동일할 수는 없고, 질환에 따라 독특한 보행 패턴을 갖는다. 그래서 임상가들은 환자의 보행 패턴을 관찰함으로서, 그 환자의 문제를 파악할 수 있다. 본 교재는 주로 보행주기의 단계와 관련하여 Rancho Los Amigos(RLA) 용어 체계를 사용하겠지만, RLA 용어 체계를 잘 이해하기 위해서는 고전적 보행 용어 체계를 아는 것이 큰 도움이 된다. 그래서 고전적 보행 용어 체계와 RLA 용어 체계를 비교 설명하겠다. 먼저, 입각기에 대한 고전적 보행 용어는 발 부위가 지면에 닿는 순간 시점을 기준으로 용어 체계를 만들며, RLA 용어 체계는 주로 고전적 용어 체계의 각 시점과 시점 사이의 간격을 기준으로 만들었다(표 15-1). 표 15-1은 고전적 용어 체계와 RLA 용어 체계의 관계를 잘 보여 주고 있다.

표 15-1. 고전적 시스템과 RLA 시스템의 보행주기 시점

	고전적 시스템	보행주기 시점	RLA 시스템	보행주기 시점
입각기	발꿈치닿기	0%	초기접지기	0-2%
	발바닥바닥	10%	부하반응기	2-10%
	중간입각기	30%	중간입각기	10-30%
	발꿈치들기	50%	종말입각기	30-50%
	발가락떼기	60%	전유각기	50-60%
유각기	가속기	60-73%	초기유각기	60-73%
	중간유각기	73-87%	중간유각기	73-87%
	감속기	87-100%	종말유각기	87-100%

보행에서의 다리 기능

보행 시 다리의 역할은 신체를 다른 지점으로 이동시키는 것이다. 이런 관점에서 볼 때 다리는 4가지 기능을 가지고 있다: 첫째는 추진, 둘째는 안정, 셋째는 감속, 넷째는 충격흡수이다. 추진은 가동성(mobiity)과 가속 활동을 의미한다. 가속 활동은 다시 근육의 구심성 수축으로 일어난다. 두 번째 다리의 기능은 안정이며, 이것은 안정성(stability)을 의미한다. 보행을 할 때 한쪽 다리의 안정성이 없으면, 반대쪽 다리를 지면으로부터 뗄 수 없게 될 것이다. 안정성은 크게 수동안정성과 능동안정성으로 구분된다. 다리 근육에 의한 안정성은 능동안정성이다. 능동안정성은 등척성 수축, 구심성 수축 및 원심성 수축을 통해 이루어진다. 그리고 세번째, 감속 기능은 충격흡수와 마찬가지로 원심성 수축을 통해 감속활동으로 설명된다. 감속 기능은 다리의 진행 속도를 늦춰서 초기접지기를 준비하는 과정이다. 네 번째의 충격흡수 기능이 없다면, 다리를 통해 이동은 가능하겠지만, 장시간 혹은 장거리의 보행은 불가능할 것이다. 예를 들어, 보행은 발이 지면에 닿은 후 떨어지고, 다시 닿는 형태로 이루어진다. 발이 지면에 닿을 때 근육의 감속활동이 있으면, 발과 지면의 충격량은 엄청 클 것이다. 이런 충격량이 반복적으로 발생하면, 발의 손상은 당연한 일이 된다.

이런 다리의 기능을 보행주기와 연결시켜 보면, 다음과 같다. 추진 기능은 Perry가 언급한 다리 진행(Limb advancement) 단계의 일부에 해당한다. Perry의 다리 진행 단계는 전유각기에서 종말유각기까

지 이르지만, 추진 기능은 전유각기에서 중간유각기까지이다(그림 15-2). 두 번째의 안정성 기능은 크게 볼 때 Perry의 한발지지기(single limb support), 즉 중간입각기와 종말입각기에 해당되지만, 추진 기능이나 충격흡수 기능에서도 안정성 기능이 필요하다. 예를 들어, 초기유각기 때 엉덩관절과 무릎관절은 추진 기능을 하지만, 발목관절의 앞정강근은 발바닥굽힘이 일어나지 않도록 안정 기능을 해야 한다. 이때 앞정강근은 등척성 수축을 한다. 감속 기능은 종말유각기에서 초기접지기까지, 충격흡수 기능은 초기접지기에서 부하반응기까지 이다(표 15-2).

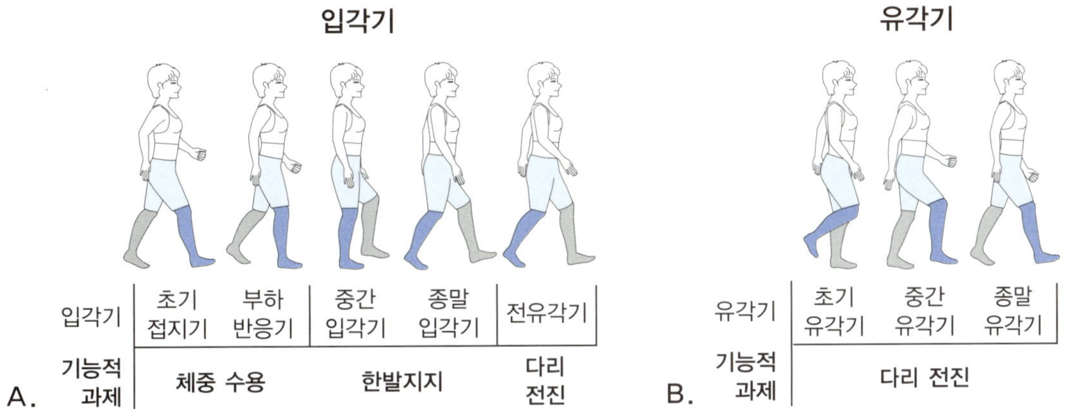

그림 15-2. 보행주기의 단계와 타이밍. A) 입각기: 1. 초기접지기; 2. 부하반응기; 3. 중간입각기; 4. 종말입각기; 5. 전유각기. B) 유각기: 1. 초기유각기; 2. 중간유각기; 3. 종말유각기.

표 15-2. 보행주기의 단계와 주요 작용 근육

보행 단계	세부단계	과제	작용 근육	비고
입각기	종말유각기 → 초기접지기	충격흡수	엉덩관절: 큰볼기근	원심성 수축
			무릎관절: 넙다리네갈래근	등척성 수축
			발목관절: 발등굽힘근	등척성 수축
	초기접지기 → 부하반응기	충격흡수	엉덩관절: 큰볼기근	원심성 수축
			무릎관절: 넙다리네갈래근	원심성 수축
			발목관절: 발등굽힘근	원심성 수축
	→ 초기 중간입각기	한발지지(안정)	엉덩관절: 큰볼기근	구심성 수축
			무릎관절: 넙다리네갈래근	구심성 수축
			발목관절: 장딴지근-가자미근	원심성 수축
	→ 말기 중간입각기	한발지지(안정)	엉덩관절: 없음	
			무릎관절: 없음	
			발목관절: 장딴지근-가자미근	원심성 수축
	→ 종말입각기	한발지지 (안정/추진)	엉덩관절: 엉덩근	원심성 수축
			무릎관절: 없음	
			발목관절: 장딴지근	구심성 수축

계속

표 15-2. 보행주기의 단계와 주요 작용 근육 - *계속*

보행 단계	세부단계	과제	작용 근육	비고
입각기	→ 전유각기	추진	엉덩관절: 엉덩근	구심성 수축
			무릎관절: 넙다리네갈래근(말기)	원심성 수축
			발목관절: 장딴지근	구심성 수축
유각기	→ 초기유각기	추진	엉덩관절: 엉덩근	구심성 수축
			무릎관절: 뒤넙다리근(두갈래근)	구심성 수축
			발목관절: 발등굽힘근	구심성 수축
	→ 중간유각기	추진/안정	엉덩관절: 엉덩근	구심성 수축
			무릎관절: 뒤넙다리근	구심성 수축
			발목관절: 발등굽힘근	등척성 수축
	→ 종말유각기	감속	엉덩관절: 큰볼기근	원심성 수축
			무릎관절: 뒤넙다리근	원심성 수축
			넙다리네갈래근	구심성 수축
			발목관절: 발등굽힘근	등척성 수축

- 입각기는 벌림근이 작용하는 반면, 유각기 때는 모음근이 작용한다.
- 뒤정강근은 입각기 내내 작용한다.
- 모음근은 입각기에서 유각기로 바뀔 때 작용한다.

보행의 운동형상학

보행의 운동형상학은 보행의 공간시간적 특성뿐만 아니라, 신체 분절이나 신체 전체가 공간에서 어떻게 움직이는지를 연구한다. 다음 단락은 운동형상학적 측면에서 정상 보행을 설명하고 있다.

보행의 공간시간적 특성

공간적 특성은 바닷가를 걸을 때 나타나는 발자국이나, 지면에 대한 보행패턴을 관찰함으로써 쉽게 연구될 수 있다. 공간적 특성으로는, 걸음길이, 온걸음길이, 걸음폭, 진행각도 등이 있다(그림 15-1 참고). 걸음길이(step length)는 한 발의 초기접지기와 반대발의 초기접지기 사이의 거리이다. 한편, 여러분이 오른발을 앞쪽으로 내디뎠을 때, 오른발의 걸음길이는 지면에 닿아 있는 왼발(대개, 발꿈치)에서 지면에 닿아 있는 오른발까지의 거리이다. 온걸음길이(stide length)는 한 발의 초기접지기에서 동일 발이 다시 내딛는 초기접지기 까지의 거리이다. 온걸음길이는 오른발 걸음길이와 왼발 걸음길이의 합이다. 일반적으로 여러분의 양쪽 발 걸음길이(step length)는 대부분 동일한데, 빠른 속도로 걸었을 때만 약간 차이가 날 수 있다. 그 이유는 우성 다리의 근력이 약간 더 강해 큰 추진력을 내기 때문이다. 병적 상태일 때, 양쪽 발의 걸음길이는 뚜렷하게 차이가 날 수 있다. 걸음폭(step width)은 두 발 사이의 가로길이로서, 한쪽 발꿈치의 중간지점에서 다른 발꿈치의 중간지점 간의 거리이다. 성인의 걸음폭은 대개 2-4인치(5-10㎝) 정도이다. 병적 상태가 있을 때는 걸음폭의 길이가 정상 범위를 유지 못할 수도 있다. 진행각도는 진행방향의 직선과 발의 이등분선이 이루는 각도이다. 발의 이등분선은 발꿈치 중간지점과 2번째와 3번째 발가락 사이를 잇는 선이다. 성인의 경우, 발가락이 바깥으로 돌아가는 각도(out-toeing)는 약 7° 이다.

보행주기 동안 위에서 바라봤을 때, 무게중심은 말기 중간입각기 때 좌우로 가장 크게 이동한다. 즉, 오른다리의 말기 중간입각기 때(보행주기 31%) 무게중심은 오른쪽으로 가장 크게 이동하고, 왼다리의 말기 중간입각기(보행주기 81%) 때 왼쪽으로 가장 크게 이동한다. 최대 이동범위는 4.5㎝ 정도된다(그림 15-3). 그리고 종말입각기(보행주기 50%) 때 무게중심은 사람 몸의 정중에 다시 위치하게 된다. 그리고 무게중심의 위아래 움직임은 부하반응기와 전유각기 때 가장 아래쪽으로 떨어지고, 중간입각기 때 가장 위쪽으로 올라간다(그림 15-4).

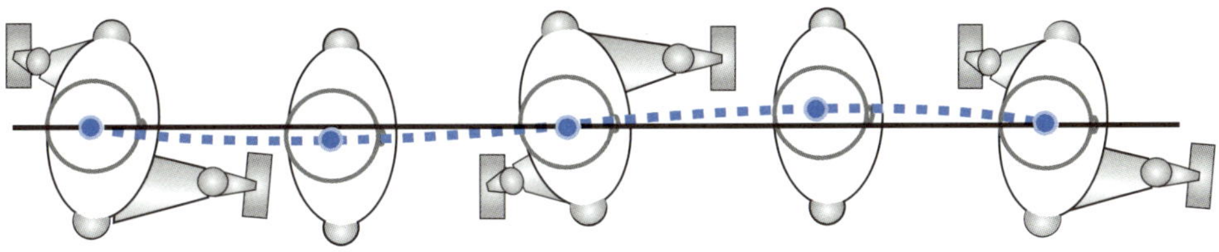

그림 15-3. 보행주기 동안 무게중심의 이동은 1번의 정현파형을 그린다.

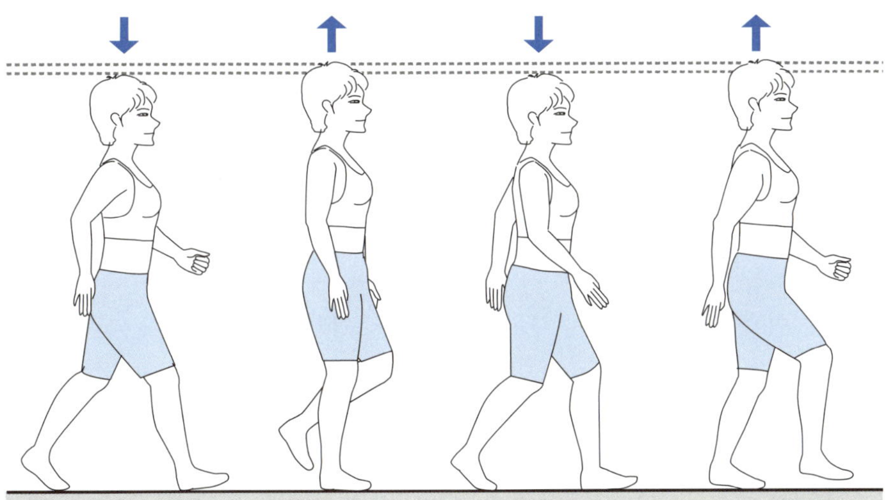

그림 15-4. 입각기 동안 사람의 수직 이동. 중간입각기 때 가장 무게중심이 높이 올라간다.

보행할 때 골반의 움직임이 크게 일어나는데, 이마면상의 가쪽경사는 4-7°, 한발지지기 동안 앞쪽경사는 4° 정도 일어나며, 앞뒤 돌림은 각각 5° 씩 전체 10° 가 일어난다. 그리고 입각기 동안 발가락의 움직임도 중요한데, 초기접지기때는 발등굽힘과 함께 발가락의 폄도 약간 일어난다. 발가락의 폄이 최대로 많이 일어나는 시기는 전유각기 때이다(그림 15-5).

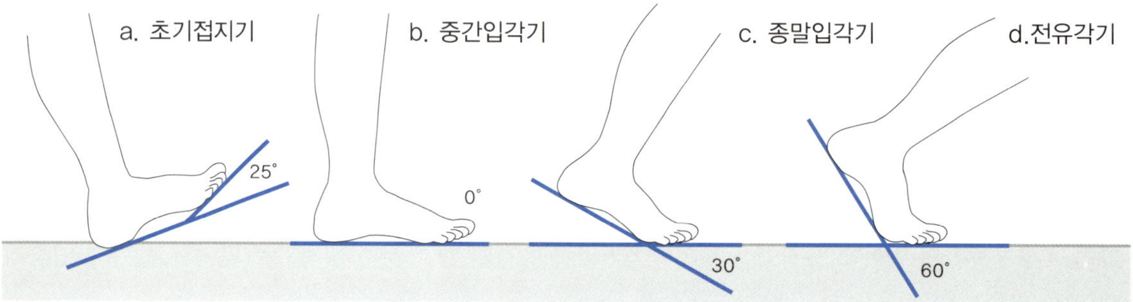

그림 15-5. 입각기 동안에 일어나는 발가락의 폄 각도 변화.

시간적 특성은 속도, 걸음기간, 그리고 분속수처럼 시간과 관련된 변수이다. 속도는 단위 시간당 이동하는 거리로서, 미터/분 혹은 마일/시간로 표기된다. 분속수(cadence)는 1분당 걷는 걸음의 횟수이다. 정상 보행 속도는 넓은 속력의 범위를 가지고 있다. 보행 속력이 큰 가변성을 가지고 있기 때문에, 보행패턴을 설명할 때 속도와 분속수를 이용한다. 성인의 분속수는 50에서 120-130까지 크게 나타난다. 평균 성인 보행속도는 약 80 m/분이다. 흥미로운 것은, 이런 정도의 속도가 평균 키를 가진 사람이 가장 효율적으로 걷는 속도이다. 이 속도보다 느리거나 빠르면, 근육의 작용과 에너지 생산이 더 필요할 것이다.

보행속력은 보행분석을 완벽하게 하는데 중요하다. 그 이유는 보행 속력이 시간 및 거리의 측정, 에너지 소비 및 근육 활동과 같은 다른 요소들에 영향을 주기 때문이다. 정상인은 자신의 보행 속도를 다양하게 변화시킬 수 있다. 그러나 보행분석을 할 때, 피검자는 적절한 에너지 소비를 위해 평지에서 자유보행이나 편안한 보행을 해야 한다. 피검자 사이의 가변성은 온걸음길이에 의해 좌·우되고, 온걸음길이는 사람의 다리길이에 좌우된다. 대개 자유보행 속도가 보행 연구에 이용되는데, 그 이유는 자유 보행이 각 피검사에 대한 적절한 효율성을 보이고, 보행 지면과 신발이 동일할 때 건강한 사람도 동일한 수치를 나타내기 때문이다. Perry의 연구에서, 온걸음길이는 평균적으로 1.4m이고, 평균 분속수는 113 걸음이었다. 성인의 자유 보행 시 평균 속도는 82 m/분 혹은 3 마일/시간이었다. 남성은 여성 보다 긴 온걸음길이와 빠른 속도로 걸었고, 분속수는 작았다. 남성의 분속수는 100-120 걸음/분이었고, 여성은 105-125 걸음/분이었다. 이들 속도보다 느리거나 빠른 속도로 걸으면, 느린 보행과 빠른 보행으로 분류된다. 보행의 속도가 증가하면, 다음과 같은 변화가 나타난다: 무게중심이 낮아지고, 온걸음길이가 길어지고, 분속수가 빨라지고, 입각기의 기간이 짧아지고, 유각기의 기간이 길어지고, 다리의 모든 관절에서 가동범위가 커진다. 보행 속도의 변화는 온걸음길이나 분속수의 변화에 의해 이루어진다. 정상인은 이들 변수를 변화시킬 수 있다. 속도의 증가는 보행주기의 단계(입각기, 유각기, 양발지지) 기간을 감소시킨다. 속도가 매우 빠르면 양발지지기의 기간이 "0"으로 감소되고, 유각기가 크게 감소된다.

보행의 운동역학

보행에서의 운동역학은 근육과 결합조직에 의한 내적 힘과 관성, 중력 및 마찰 등에 의한 외적 힘을 연구하지만, 주로 근전도를 통한 근육의 작용과 힘판을 이용한 지면반발력에 대한 연구로 이루어지고 있다.

보행 단계와 주요 다리 근육의 작용

보행 시 어떤 근육이 작용하는지를 이해하는 것은 물론이고, 그 근육이 원심성 수축을 하는지, 아니면 구심성 혹은 등척성 수축을 하는지를 이해하기란 매우 어렵다. 그렇다고 해서 근육의 작용을 다루지 않고 넘어갈 수도 없는 입장이다. 여러분께 근육의 작용을 쉽게 이해시킬 수 있는 좋은 방법은 앞 단락에서 언급한 다리 기능과 근육 작용의 관계를 이해하거나, 나중에 설명할 지면반발력의 방향과 연계시켜 이해하는 것이다. 다음은 보행 단계에 따라 발생하는 근육의 작용을 간략하게 설명하고 있다.

1. **초기접지기:** 발목관절이 발등굽힘되어야 하기 때문에, 앞정강근과 가쪽번짐근이 작용해야 하고 무릎관절이 펴되어야 하기 때문에 넙다리네갈래근이 작용해야 한다. 엉덩관절의 고정을 위해서 중간볼기근이 작용하고, 엉덩관절의 속도를 조절하기 위해 큰볼기근이 수축해야 한다.
2. **부하반응기:** 초기접지기와 마찬가지로 체중을 수용하는 단계로써 동일한 근육이 작용한다.
3. **중간입각기:** 초기 중간입각기 때는 지면반발력이 발목관절의 앞쪽, 무릎관절의 뒤쪽, 엉덩관절의 앞쪽을 지나가기 때문에, 반작용으로써 발목관절에서는 장딴지근과 가자미근이 작용하고, 무릎관절에서는 넙다리네갈래근이 작용하고, 엉덩관절에서는 큰볼기근이 작용한다. 그리고 말기 중간입각기 때는 지면반발력이 발목관절의 앞쪽과 무릎관절과 엉덩관절의 축을 통과하기 때문에 발목관절에서만 근육이 작용한다. 그리고 중간입각기는 한 발로 지지하는 시기이기 때문에, 엉덩관절을 고정하는 엉덩관절 벌림근들(중간볼기근, 작은볼기근, 넙다리근막긴장근)이 작용한다.
4. **종말입각기:** 말기 중간입각기와 마찬가지로 지면반발력이 발목관절의 앞쪽만 지나가고, 또 종아리의 추진 단계로서 무릎 굽힘과 발바닥굽힘을 동시에 일으키는 장딴지근이 작용한다.
5. **전유각기:** 입각기 단계이지만, 유각기와 마찬가지로 무릎관절과 발목관절의 추진 단계이다. 종말입각기와 마찬가지로, 지면반발력이 발목관절의 앞쪽을 지나가고 또 무릎 굽힘과 발바닥굽힘을 동시에 일으키기 때문에 장딴지근이 작용하고, 또 지면반발력이 무릎관절의 뒤쪽을 지나가기 때문에 넙다리네갈래근이 작용한다. 그리고 엉덩관절에서는 모음근이 작용한다.
6. **초기유각기:** 다리가 지면에 닫지 않기 때문에, 지면반발력이 발생하지 않는다. 이 시기는 다리 전체의 추진단계이면서, 발가락이 지면으로부터 떨어져야 하기 때문에, 발등굽힘근, 무릎관절 굽힘근과 엉덩관절 굽힘근이 작용해야 한다. 그래서 각각 앞정강근과 가쪽번짐근, 뒤넙다리근, 엉덩허리근 등이 작용한다.
7. **중간유각기:** 초기유각기에서는 더 이상 무릎관절을 굽힘할 필요가 없고, 오히려 무릎관절이 펴하는 단계이다. 그래서, 초기유각기와는 달리, 앞정강근과 가쪽번짐근, 엉덩허리근만이 작용한다.

8. 종말유각기: 이 시기는 초기접지기를 준비하는 감속하는 단계로서 앞정강근과 가쪽번짐근은 그대로 수축하면서, 다리 뒤쪽 근육이 원심성 수축을 한다. 즉, 큰볼기근과 뒤넙다리근이 원심성 수축한다.

입각기 동안 다리관절의 토크 변화

앞에서 설명했듯이, 다리 기능은 크게 안정성과 가동성이다. 이들 기능은 분리될 수 있는 것이 아니고, 항상 함께 고려되어야 한다. 한쪽 다리가 앞으로 나가려면 다른 쪽 다리는 지면에 견고한 안정성을 가지고 있어야 하는 것이다. 본 단락에서 설명하고자 하는 내용은 다리의 안정성에 대한 이야기이다. 안정성은 크게 능동 안정성과 수동 안정성으로 나누어진다. 여기에서 능동 안정성은 동적 안정성이라고도 하며, 근육의 작용에 의해 형성되는 안정성을 말한다. 그리고 수동 안정성은 상대적으로 정적 안정성이라고 하며, 인대나 관절주머니에 의해 형성되는 안정성이라고 한다. 가상의 예를 들어 설명해 보겠다. 보행을 하려면 무릎관절이 100%의 안정성을 가져야 한다. 즉, 50%의 수동 안정성과 50%의 능동 안정성을 가져야 한다고 가정해 보자. 곁인대 손상으로 수동 안정성이 30% 떨어졌다면, 100%의 안정성을 유지하기 위해 능동 안정성이 70%로 상승되어야 한다. 즉, 무릎관절 주위 근육의 작용이 더 강하게 일어나야 한다. 반대로 능동 안정성이 30% 떨어졌다면, 수동 안정성이 70%로 올라가야 한다. 그림 15-6은 입각기 동안 각 관절에서 일어나는 능동 안정성과 수동 안정성을 잘 보여 주고 있다. 그림에서 동그라미 부분은 지면반발력과 관절에서의 거리가 가장 큰 관절을 보여 주고 있다. 초기접지기 때는 엉덩관절에서 지면반발력과 관절 사이의 거리가 가장 크고, 부하반응기는 무릎관절에서 지면반발력과 관절사이의 거리가 가장 크고, 종말입각기 때는 발목관절에서 거리가 가장 크다. 초기접지기 때는 엉덩관절의 토크가 가장 크기 때문에 엉덩관절의 안정성을 유지하기 위해 엉덩관절 주위 근육의 작용이 필요하고, 부하반응기 때는 무릎관절의 토크가 가장 크기 때문에 무릎관절의 안정성을 위해 무릎관절 주위 근육의 작용이 필요하다. 종말입각기 때는 발목관절의 안정성을 위해 발목관절 주위 근육의 작용이 필요하다.

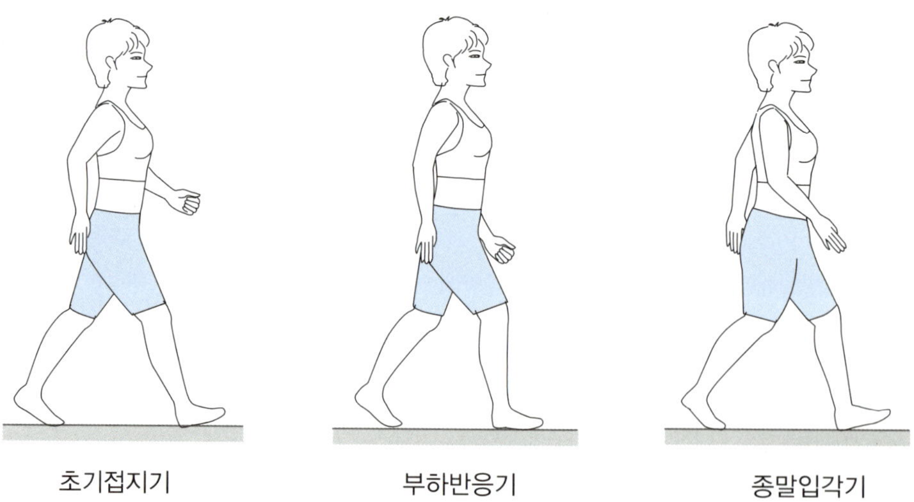

그림 15-6. 입각기 동안 각 관절에서 발생하는 토크(관절모멘트). 부하반응기는 무릎관절에서 지면반발력과 관절사이의 거리가 가장 크고, 엉덩관절에서도 지면반발력과 관절사이에 거리가 있다.

지면반발력

지면반발력은 힘판(force plate)을 이용하며, 뉴턴의 운동 3법칙인 작용과 반작용의 법칙을 따른다. 지면반발력은 다른 힘과 마찬가지로 합성의 힘이다. 그래서 지면반발력은 방향과 크기를 가지고 있고, 3 방향의 힘이 합성된 것이다: 수직 방향의 z축 힘성분, 앞뒤방향의 x축 힘성분, 안가쪽 방향의 y축 힘성분. 초기접지기 때 발이 지면에 닿으면, 발이 지면에 가해지는 힘과 동등한 크기의 지면반발력이 뒤쪽 방향으로 형성된다. 보행 동안에는 낙타 등처럼 생긴 비슷한 형태의 2개 수직 지면반발력이 발생한다(그림 15-7). 보행의 충격 힘은 체중의 1.3-1.5배이다. 지면반발력의 힘성분 중에서 가장 큰 힘은 수직의 힘이다. 수직의 힘성분은 앞쪽 움직임에 대한 가속 혹은 감속의 힘이다. 앞뒤방향의 힘성분에서 초기접지기 때 일어나는 앞쪽 방향의 힘은 지면의 뒤쪽 방향의 힘에 의해 반작용된다. 이런 반작용의 힘은 발이 앞쪽으로 미끄러지는 것을 막아주는 마찰력으로 작용한다. 그러나 이런 힘의 방향은 전유각기 때 역전된다. 안가쪽 방향의 힘성분은 전단력이고, 지면반발력 중에서 가장 작은 힘성분이다. 한쪽 다리에서 다른 쪽 다리로 움직일 때, y의 힘성분은 무게중심의 가쪽 움직임에 의해 좌우된다. 안가쪽 힘성분은 입각기 동안 주로 안쪽으로 많이 발생하지만, 전유각기 때 발이 뒤침되기 때문에 약간 가쪽 방향으로 발생하기도 한다.

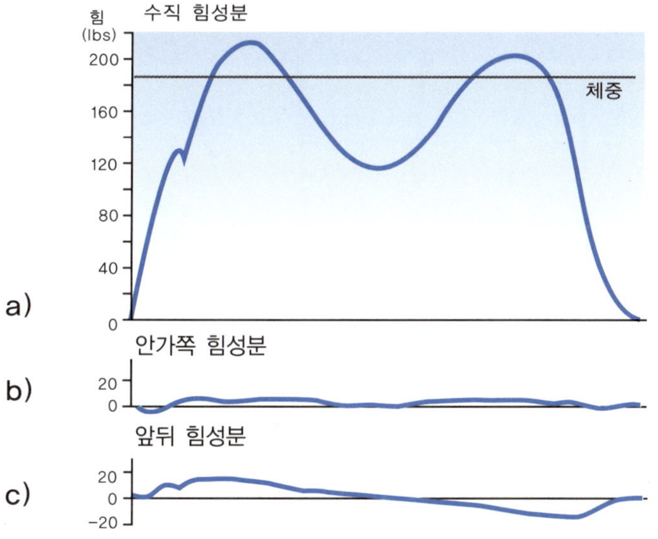

그림 15-7. 보행주기 동안 지면반발력이 그리는 패턴.

지면반발력의 방향을 잘 알면, 보행 단계 동안 어떤 근육이 작용하는지를 쉽게 이해할 수 있다. 초기접지기 때는 지면반발력이 발목관절의 뒤쪽에 위치하기 때문에, 발바닥굽힘 토크가 일어나고, 발등굽힘근의 원심성 수축에 의해 조절된다. 그리고 무릎관절의 축을 지면반발력이 통과하기 때문에, 무릎관절에서는 수동 안정성이 매우 커서 근육의 작용이 필요없게 된다. 그러나 엉덩관절에서는 지면반발력이 앞쪽을 지나가기 때문에, 엉덩관절 굽힘 토크가 발생하고, 이것은 엉덩관절의 폄근에 의해 조절된다. 부하반응기로 움직일 때, 지면반발력은 무릎관절의 뒤쪽에 위치하고, 이때 넙다리네갈래근이 무릎의 움직임을 통제하기 위해 원심성 수축을 한다. 중간입각기 때, 지면반발력은 발목관절의 축 앞쪽에 위치한다. 이 시기 때 지면반발력에 의해 발등굽힘 토크가 발생되고, 발등굽힘 토크는 장딴지근과 가자미근에 의해 조절된다.

돋보기: 지면반발력의 방향(그림 15-8)과 근육의 작용

지면반발력이 관절축을 통과하는 경우는, 수동 안정성이 좋아지기 때문에 능동 안정성이 필요하지 않을 것이다. 예를 들어, 지면반발력이 엉덩관절, 무릎관절, 발목관절의 축들을 모두 통과한다면, 각 관절에서 모멘트가 발생하지 않기 때문에 모든 다리 근육이 작용하지 않아도 된다. 그러나 무릎관절의 앞쪽을 지면반발력이 지나가면, 무릎관절 폄 모멘트가 발생하기 때문에 안정성을 유지하기 위해 뒤넙다리근의 작용이 필요할 것이고, 무릎관절의 뒤쪽을 지면반발력이 지나가면 무릎관절의 굽힘 모멘트가 발생하기 때문에, 넙다리네갈래근의 작용을 통해 무릎관절의 안정성이 회복될 것이다. 우리는 아래 그림을 통해 어떤 근육이 작용을 할 것인지를 알 수 있을 것이다.

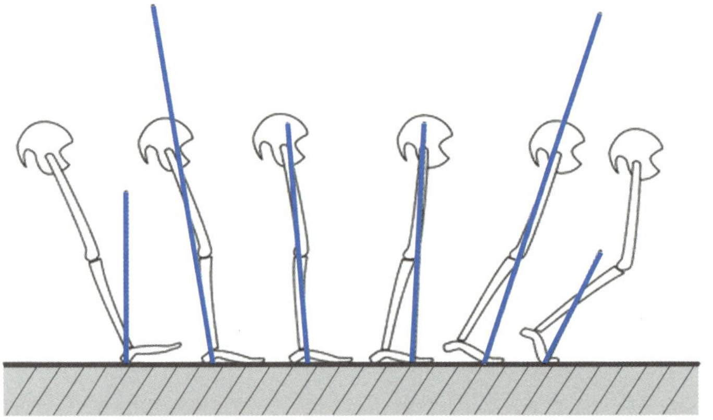

그림 15-8. 보행 단계와 지면반발력의 방향. 여기에서 검은 선의 길이는 지면반발력의 크기를 의미한다.

돋보기: 보행 시 팔과 몸통 근육의 역할

정상인이라 하더라도 팔의 움직임이 없거나 몸통의 돌림이 일어나지 않으면, 물리치료사가 아니더라도 이상하게 보행한다는 것을 누구나 알 수 있다. 그 이유는 팔과 몸통의 근육이 보행에 미치는 영향이 적지 않다는 것이다. 근전도를 이용한 연구에 따르면, 보행 시 뒤쪽어깨세모근과 중간어깨세모근이 중등도로 작용한다고 했다. 이들 근육은 특히 뒤쪽 스윙을 하기 직전에서부터 시작하여 뒤쪽 스윙이 완전하게 이루어질 때까지 작용한다.

초기접지기 때 작용하는 몸통 근육으로는 가로가시근, 척주세움근 및 허리네모근이 있다. 이들 근육은 감속활동으로 일어나는 몸통의 굽힘 모멘트에 반작용을 한다. 배곧은근, 배바깥빗근, 배속빗근은 보행속도에 영향을 받는데, 속도가 증가하면, 동원되는 배근육의 활성도 증가된다. 몸통 근육의 기능은 가속단계에서 감속단계로 바뀔 때 머리의 움직임을 최소화시킬 뿐만 아니라, 골반의 움직임을 도와준다.

병적 보행

사람은 여러 원인에 의해 비정상적인 보행을 하게 되며, 사람의 비정상적인 보행 패턴을 관찰함으로써 환자가 가지고 있는 병적 문제를 역으로 추론할 수 있다. 병적 보행은 크게, 정형외과적 보행과 신경학적 보행으로 나누어진다.

큰볼기근 약증 보행

큰볼기근 약증이 있으면, 몸통을 앞뒤로 크게 움직이면서 걷는 보행을 한다. 초기접지기 때 몸통을 뒤쪽으로 빠르게 움직이다(그림 15-9). 이 보행의 특징은 몸통을 앞뒤로 크게 움직이면서 걷는 것이다. 다른 보상작용으로는 중간입각기 때 손을 엉덩이 뒤쪽에 대고 앞쪽으로 강하게 밀어주면서 걷는 방법이다.

중간볼기근 약증 보행

약증이 있는 다리로 체중을 부하할 때 몸통이 그쪽으로 기울어지는 패턴으로 걷는다(그림 15-10). 건강한 쪽 골반이 아래쪽으로 떨어지는 것이 특징적이다. 다른 표현으로 Trendelenberg 보행이라고 한다.

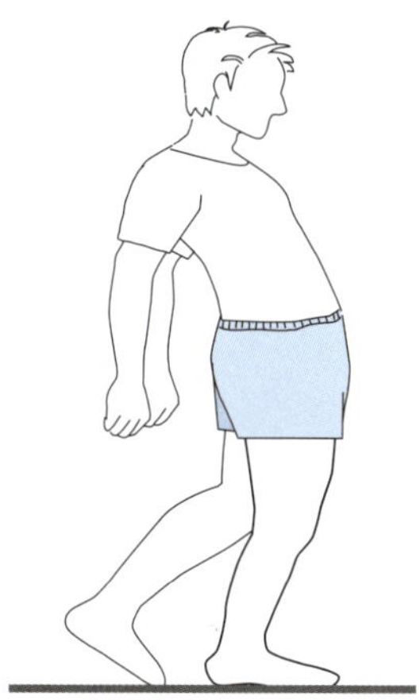

그림 15-9. 큰볼기근 약증 보행.

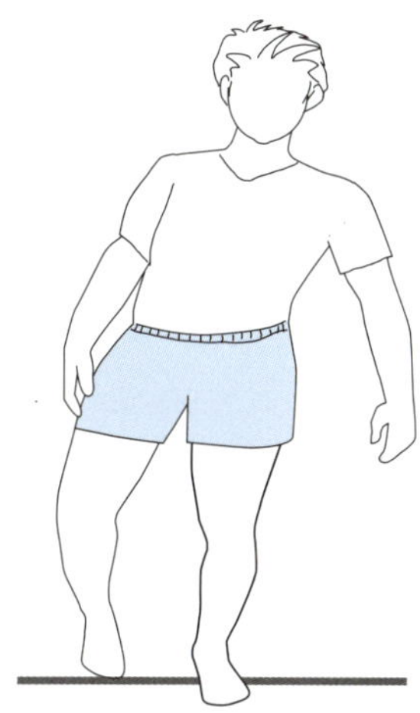

그림 15-10. 중간볼기근 약증 보행.

넙다리네갈래근 약증 보행

넙다리네갈래근이 약하면, 몇 가지 보상 작용이 일어날 수 있다. 가장 일반적인 보상 작용은 손을 이용하는 보행이다. 입각기 동안 무릎이 펴되지 않기 때문에 몸통이 앞쪽으로 이동하면서 손으로 무릎을 눌러 주면서 보행하는 방법이다(그림 15-11). 손을 이용하지 않을 때는 엉덩관절 폄근과 발바닥굽힘근을 수축하고, 초기접지기 이후에는 몸통을 앞쪽으로 빠르게 움직여 무릎관절의 폄을 유지한다.

뒤넙다리근 약증 보행

체중이 부하할 때, 무릎관절이 뒤쪽으로 젖힘되는 보행이다(그림 15-12).

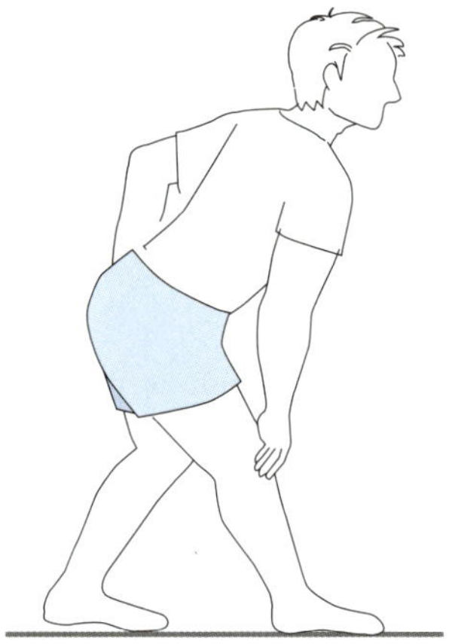

그림 15-11. 넙다리네갈래근 약증 보행.

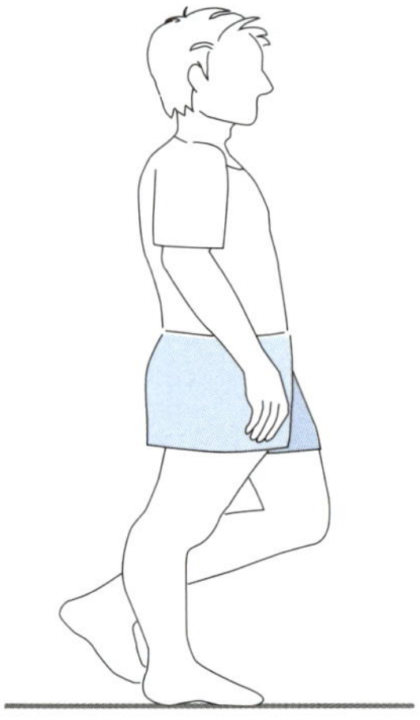

그림 15-12. 뒤넙다리근 약증 보행.

발등굽힘근 약증 보행

발등굽힘근이 약해서, 발이 아래쪽으로 처지게 된다. 초지접지기 때 발꿈치 보다 발가락이 먼저 지면에 닿게 되고, 유각기 때는 발가락이 닿지 않도록 무릎관절과 엉덩관절을 과도하게 굽힌한다(그림 15-13). 계단보행(steppage gait) 혹은 첨족 보행(equinus gait)이라고 한다. 종아리근육이 경직되어 있을 때도 이런 보행 패턴이 나타날 수 있다.

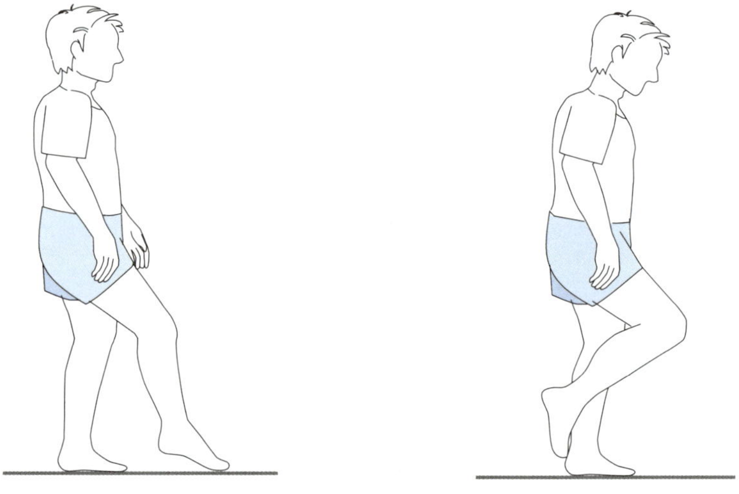

그림 15-13. 발등굽힘근 약증 보행.

엉덩관절 굽힘 구축 보행

손상 쪽 엉덩관절을 펌할 수 없기 때문에, 중간입각기 때 몸통을 젖힘할 수 없다. 그래서 보상작용으로 인사하듯이, 몸통을 앞쪽으로 굽힘한다(그림 15-14).

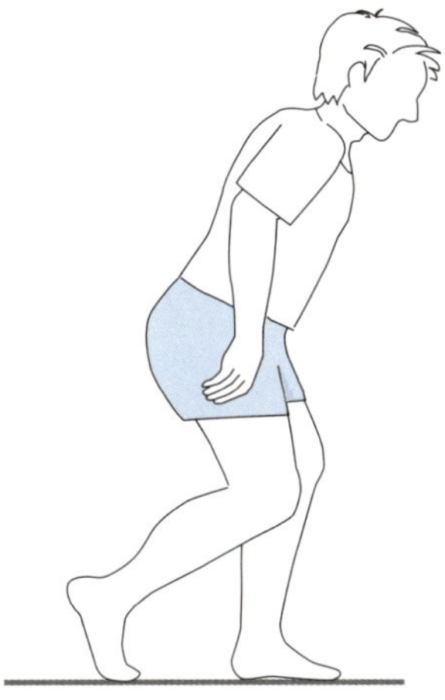

그림 15-14. 엉덩관절 굽힘 구축 보행.

무릎관절 폄 구축 보행

무릎관절이 완전하게 폄된 상태로 구축된 경우로, 무릎관절을 굽힘할 수 없다. 그래서 다리길이가 건측보다 길어지는 효과가 나타난다. 이런 경우, 대개 3 가지 보행 패턴을 보인다. 첫 번째는 환측 골반을 위쪽으로 들어 올리면서 걷거나(pelvic hiking), 두 번째 편마비 환자처럼 환측 다리를 휘돌림하면서 걷는다(circumduction gait). 마지막으로 건측 다리를 까치발로 들면서 걷는다(도약보행, vaulting gait)(그림 15-15).

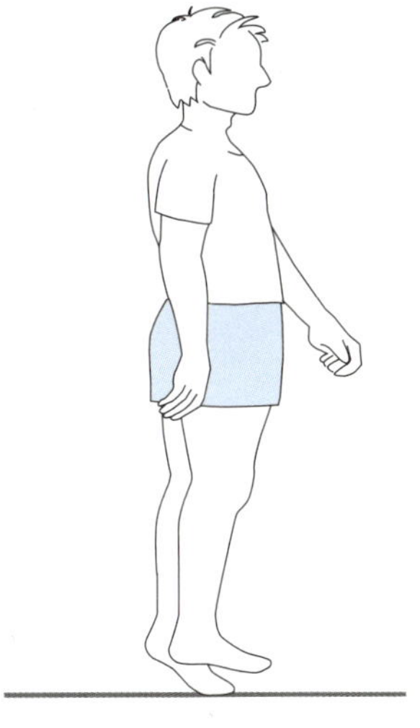

그림 15-15. 도약보행.

편마비 보행

편마비 환자는 크게 두 가지 보행 패턴을 보인다. 경직성 편마비 환자는 무릎관절 폄 구축 환자처럼 휘돌림 보행을 하면서, 팔에서 경직이 나타나기 때문에 환측 다리를 움직일 때 몸통이 건측 다리 쪽으로 기울어진다(그림 15-16). 이완성 편마비 환자는 무릎관절이 젖힘되는 보행을 한다.

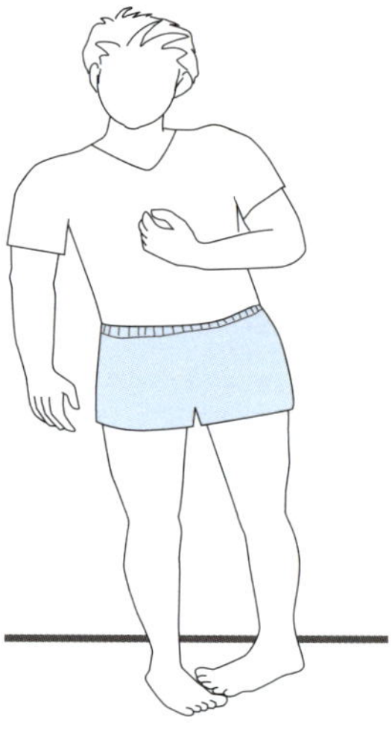

그림 15-16. 편마비 보행.

파킨슨 보행

운동 능력이 크게 떨어지는 것이 특징이고, 몸통과 다리가 굽힘된 자세를 취한다. 걸음길이가 매우 짧고, 발을 질질 끄는 듯한 보행을 한다(그림 15-17). 이들 환자는 방향 전환을 잘 하지 못한다.

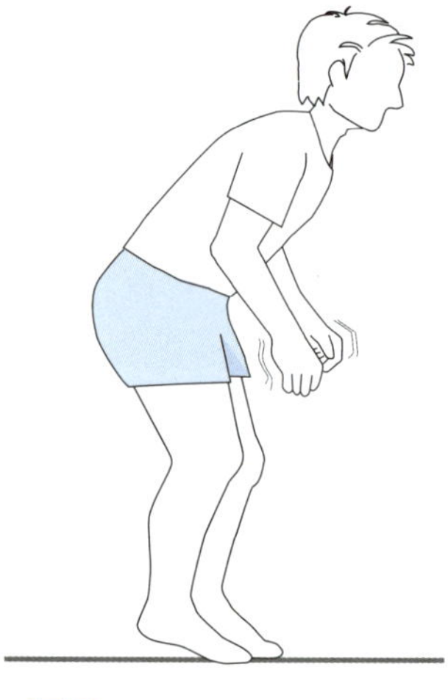

그림 15-17. 파킨슨 보행.

실조성 보행

소뇌 문제로 일어나는 보행으로 균형능력이 크게 떨어진다. 기저면을 넓게 하면서 걷고, 똑바로 걷지 못하고, 좌우로 비틀거리면서 걷는다(그림 15-18).

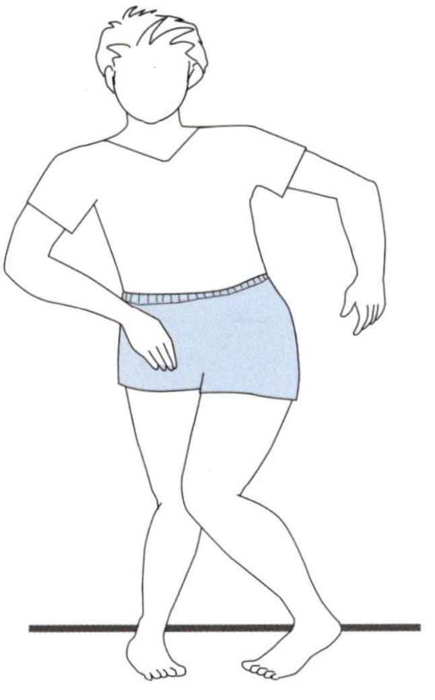

그림 15-18. 실조성 보행.

참고문헌

근골격계 생체역학(3판)(2003). 정형국외 7명(역). 영문출판사.

기본생체역학(2003). 정형국, 배성수, 김연희(역). 정담미디어.

바이오메카닉스 1(2005). 김봉옥과 장인수(역) 영문출판사.

바이오메카닉스 2 김봉옥과 장인수(역) 영문출판사.

생체역학(2003). 김창국(역). 대경북스.

생체역학(2010). 최재원 외 8명. 범문에듀케이션.

치료사를 위한 생체역학(2012). 정형국 외(역). 영문출판사

임상운동학(2004). 구봉오 외 6명. 현문사

의공학개론(1995). 김남균 외 12명. 여문각.

Anatomy of Movement(1993). Blandine Calais-Germain. Eastland Press

A Primer of Biomechanics(1999). George L. Lucas, Francis W. Cooke,ans Elizabeth A. Friis. Springer-Verlag.

Basic Biomechanics(1995). Susan J. Hall. Mosby.

Biodynamics. Circulation(1984). Y.C. Fung. Springer-Verlag.

Biomechanics(2013). Sean P. Flanagan. Jones & Bartlett Learning.

Brunnstrom's Clinical Kinesiology(5th ed.)(1996). Laura K Smith, Elizabeth L. Weiss & L. Don Lehmkuhl. FA Davis

Clinical Anatomy of the Lumbar Spine and Sacrum(1997). Nikolai Bogduk. Churchill Livingstone.

Clinical Kinesiology & Anatomy(5th ed)(2011). Lynn S. Lippert. FA Davis.

Functional Kinetics(1990). Susanne Klein-Vogelbach. Springer-Verlag.

Joint Structure & Function(4ht ed)(2005). Pamela K. Levange & Cynthia C. Norkin. FA Davis

Kinesioloy(1986). Gary L. Soderberg. Williams & Wilkins.

Kinesiology - Mechanics & Pathomechanisc of Human Movement(2004). Carol A. Oatis. Lippincott, Williams & Wilkins.

Kinesioloy of the Human Body(1974). Arthur Steindler. Charles C. Thomas

Kinesioloy of the Musculoskeletal System(2002). Donald A. Neumann. Mosby.

Mechanics of Human Joints(1993). Verna Wright & Eric L. Radin. Marcel Dekker, Inc.

Medical Physics(1978). John R. Cameron & James G. Skofronick. A Wiley–Interscience Publication.

Therapeutic Exercise(2011). Micheal Higgins. FA Davis.

Williams & Lissner' s Biomechanics of Human Motion(1992). W.B. Saunders Co.

찾아보기

【 ㅂ 】

【 ㅅ 】

【 ㅇ 】

【ㅈ】